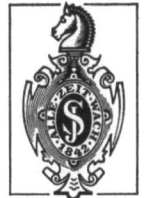

Die internationale Vereinigung gegen Krebs (UICC)
ist eine internationale, regierungsunabhängige Organisation, welche aus 210 Instituten und Nationalen Krebsvereinigungen mit wissenschaftlichen, medizinischen und Laienmitgliedern in 80 Ländern besteht:

- sie fördert und unterstützt die Kampagne gegen den Krebs mit all seinen Erscheinungen und Auswirkungen;
- sie stellt Programme in folgenden Gebieten auf:
  - Stipendien und persönlicher Austausch
  - experimentelle Onkologie
  - Epidemiologie
  - klinische Onkologie
  - Erziehung in Krebsfragen
  - Krebskampagne und Organisation
  - internationale Tätigkeit und Zusammenarbeit;
- sie organisiert und unterstützt internationale Kongresse, Konferenzen, Symposien, Studiengruppen, Arbeitsgemeinschaften und Kurse;
- sie publiziert das International Journal of Cancer, Monographien, Lehrbücher und Leitfäden, technische Rapporte und das UICC Bulletin;
- sie übernimmt die Verwaltung der American Cancer Society — Eleanor Roosevelt — International Cancer Fellowships, die Yamagiwa-Yoshida Memorial International Study Grants, das International Cancer Research Technology Transfer Project (ICRETT) und das Cancer Research Campaign International Fellowships Programme.

Klinische Onkologie
Leitfaden für Studenten und Ärzte

Herausgegeben
unter Mitwirkung der UICC

Mit 31 Abbildungen

Springer-Verlag
Berlin Heidelberg New York 1982

UICC

3, rue du Conseil-Général
CH-1205 Genf

Telefon (022) 20 18 11
Telegramm Cancerunion, Genf

Die englische Originalausgabe erschien 1978 im
Springer-Verlag unter dem Titel
Clinical Oncology
A Manual for Studies and Doctors
2nd edition fully revised and enlarged

CIP-Kurztitelaufnahme der Deutschen Bibliothek:
Klinische Onkologie: Leitfaden für Studenten u. Ärzte/hrsg. unter
Mitw. d. UICC. — Berlin, Heidelberg, New York: Springer, 1982
ISBN-13: 978-3-540-10896-2   e-ISBN-13: 978-3-642-96656-9
DOI: 10.1007/978-3-642-96656-9
NE: International Union against Cancer

Das Werk ist urheberrechtlich geschützt. Die dadurch begründeten
Rechte, insbesondere die der Übersetzung, des Nachdrucks, der Entnahme von Abbildungen, der Funksendung, der Wiedergabe auf photomechanischem oder ähnlichem Wege und der Speicherung in Datenverarbeitungsanlagen bleiben, auch bei nur auszugsweiser Verwertung, vorbehalten.
Die Vergütungsansprüche des § 54, Abs. 2 UrhG werden durch die „Verwertungsgesellschaft Wort", München, wahrgenommen.

© Springer-Verlag Berlin, Heidelberg 1982

Die Wiedergabe von Gebrauchsnamen, Handelsnamen, Warenbezeichnungen usw. in diesem Werk berechtigt auch ohne besondere Kennzeichnung nicht zu der Annahme, daß solche Namen in Sinne der Warenzeichen- und Markenschutz-Gesetzgebung als frei zu betrachten wären und daher von jedermann benutzt werden dürften.

Für Angaben über Dosierungsanweisungen und Applikationsformen kann vom Verlag keine Gewähr übernommen werden. Derartigen Angaben müssen vom jeweiligen Anwender im Einzelfall anhand anderer Literaturstellen auf ihre Richtigkeit überprüft werden.

2121/3020-543210

Erste englische Auflage, herausgegeben durch das Komitee für berufliche Ausbildung der UICC (1966—1970 und 1970—1974)

Umberto Veronesi,
   Präsident (Italien)
Felipe Alva-Ortega
   (Mexiko)
† Marcel Dargent
   (Frankreich)
Ismail El Sebai
   (Ägypten)
Arthur Jones
   (Großbritannien)
Hanna Kolodziejska
   (Polen)
A. Hamblin Letton
   (USA)

Kunio Oota
   Japan
Boris E. Peterson
   (UdSSR)
Bruno Salvadori
   (Italien)
† Moacyr Santos-Silva
   (Brasilien)
Charles D. Sherman Jr.
   (USA)
† Kenneth W. Starr
   (Australien)
Richard J. Walton
   (Kanada)

Zweite englische Auflage, revidiert und erweitert durch Mitglieder des Revisionskomitees des Leitfadens (1974 bis 1978)

Charles D. Sherman Jr.,
   Präsident
   (USA)
Ismail El Sebai
   (Ägypten)
François Eschwege
   (Frankreich)
Ivo Radovan (Jugoslawien)

Bruno Salvadori (Italien)
Carl Gottfried Schmidt
   (Bundesrepublik Deutschland)
Umberto Veronesi,
   Präsident des Krebsfortbildungs-Programmes,
   UICC (Italien)

Die vorliegende deutsche Ausgabe ist eine überarbeitete und angepaßte Übersetzung der zweiten englischen Ausgabe.

Mitglieder des deutschen Übersetzungs- und Anpassungs-Komitees:

Österreich

Univ. Prof. Dr. Erwin Deutsch-Kempny
Vorstand I. Medizinische Universitätsklinik,
Spitalgasse 23, 1090 Wien

Univ. Prof. Dr. Arnulf Fritsch
Vorstand I. Chirurgische Universitätsklinik
Allgemeines Krankenhaus, 1. Hof, 1090 Wien

Univ. Prof. Dr. Karl Heinz Kärcher
Universitätsklinik für Strahlenbiologie
Allgemeines Krankenhaus, 6. Hof, 1090 Wien.

Bundesrepublik Deutschland

Prof. Dr. D. K. Hossfeld
Universitätsklinikum der Gesamthochschule Essen,
Westdeutsches Tumorzentrum, Innere Klinik und
Poliklinik (Tumorforschung), Hufelandstraße 55,
4300 Essen

Prof. Dr. K. Musshoff
Medizinische Universitätsklinik, Strahlenabteilung,
Hugstetter Straße 55, 78 Freiburg im Breisgau

Prof. Dr. F. Linder
Direktor der Chirurgischen Universitätsklinik,
6900 Heidelberg.

Deutsche Demokratische Republik

Prof. Dr. G. Marx
Akademie der Wissenschaften der DDR,
Zentralinstitut für Krebsforschung, Lindenbergerweg 80,
1115 Berlin-Buch

Prof. Dr. A. Lessel
Akademie der Wissenschaften der DDR,
Zentralinstitut für Krebsforschung,
Lindenbergerweg 80, 1115 Berlin-Buch

Prof. Dr. S. Tanneberger
Direktor, Akademie der Wissenschaften der DDR,
Zentralinstitut für Krebsforschung,
Lindenbergerweg 80, 1115 Berlin-Buch

Schweiz

Prof. Dr. K. Brunner
Institut für Medizinische Onkologie, Inselspital, 3010 Bern

Prof. F. Gloor
Institut d'anatomie pathologique, Hôpital Cantonal,
9000 Saint Gall

Dr. P. Siegenthaler
Schweizerische Krebsliga, Wyttenbachstrasse 24,
3000 Bern

Prof. P. Veraguth,
Direktor, Klinik für Strahlentherapie der Universität,
Inselspital Bern, 3010 Bern

Vorwort

Kenntnisse und Wissen über die Krebskrankheiten haben in den vergangenen Jahrzehnten auf der ganzen Welt beträchtlich zugenommen. Die Verbesserung des Lebensstandards, des öffentlichen Gesundheitswesens und der medizinischen Diagnostik hat in den meisten Ländern die Bedeutung neoplastischer Erkrankungen als Ursache von Morbidität und Mortalität stärker in den Vordergrund treten lassen und zu einer Zunahme der relativen Häufigkeit dieser Krankheiten geführt. Damit stiegen aber auch die Erwartungen an die Medizin, sich mehr mit den Krebserkrankungen auseinanderzusetzen und die therapeutischen Ergebnisse schrittweise zu verbessern. Voraussetzung hierfür ist, daß sich die Ärzte allgemein nicht nur vermehrt mit dem klinischen Bild, sondern auch mit den wissenschaftlichen Grundsätzen der Diagnose und der Behandlung von Krebskrankheiten vertraut machen. Dabei sollten die Grundsätze schon in die vorklinische Ausbildung aufgenommen werden, damit sie später zum festen Bestandteil des Rüstzeugs der meisten Ärzte werden.
Früher erfolgte die ärztliche Beschäftigung mit der Krebskrankheit in erster Linie organbezogen. Folgerichtig lag denn auch die Behandlung in den Händen der entsprechenden Organspezialisten. Dies führte dazu, daß die allen Tumorarten zugrunde liegenden Gemeinsamkeiten bezüglich Entstehung, Wachstum und Ausbreitung sowie Früherfassung und Behandlung vernachlässigt wurden. Diese Aufsplitterung hat später zu einer Vereinheitlichung der Betrachtungsweise und zum Begriff der klinischen Onkologie geführt. Die integrierende Betrachtungsweise läßt aber nicht nur die allen Krebskrankheiten gemeinsamen Merkmale, sondern auch bedeutsame Unterschiede deutlicher in Erscheinung treten und bietet wichtige Anreize für weitere Forschung. Es ist heute unbestritten, daß Krebs ein multidisziplinäres Problem darstellt, welches eine intensive Zusammenarbeit von Allgemeinärzten, Internisten, Chirurgen, Strahlentherapeuten,

medizinischen Onkologen, Pathologen, Immunologen, Epidemiologen und Vertretern anderer Spezialgebiete notwendig macht. Häufig wird jedoch das weitere Schicksal eines Krebskranken vom erstkonsultierten Arzt bestimmt. Es ist daher notwendig, daß auf allen Stufen der ärztlichen Ausbildung ausreichende Kenntnisse in Onkologie bestehen.
Diese Aufgabe setzt sich der 1973 vom UICC-Komitee für berufliche Ausbildung im Springer-Verlag herausgegebene Leitfaden „Clinical Oncology" zum wichtigsten Ziel. Der Leitfaden betont alle jene Aspekte der verschiedenen Krebskrankheiten, die für alle Ärzte — unabhängig davon, in welchem Teil der Welt sie tätig sind — von Bedeutung sind. Geographische und andere Faktoren beeinflussen zwar die Inzidenz der verschiedenen Tumorarten erheblich; aber in diesem Buch geht es in erster Linie darum, die allgemeinen Prinzipien, die den verschiedenen Krankheitsprozessen zugrunde liegen, sowie die Grundsätze der Behandlung darzustellen und damit einen Gesamtüberblick über die klinische Onkologie zu vermitteln, der sich sowohl für den klinischen Unterricht der Medizinstudenten wie auch für die ärztliche Weiterbildung eignet.
Der große Erfolg dieses Buches und die seit 1973 stark gestiegenen Kenntnisse über neoplastische Erkrankungen hat eine Neuauflage notwendig gemacht, die in einer völlig überarbeiteten Fassung den aktuellen Stand der klinischen Onkologie widergibt. Neben der ursprünglichen englischen Ausgabe sind inzwischen auch Ausgaben in Italien, Japan, Polen, Jugoslawien und Spanien erschienen.
Die vorliegende deutsche Ausgabe wurde von einem gemeinsamen deutschsprachigen Redaktionskomitee der UICC-Mitgliedsorganisationen aus Österreich, der Schweiz, der Bundesrepublik Deutschland und der Deutschen Demokratischen Republik redigiert. Mit der Beteiligung von Vertretern aller deutschsprachigen Länder sollte gewährleistet werden, daß die Übersetzung allen Anforderungen genügt.
Die UICC hat sich zum Ziel gesetzt, mit lokalen, nationalen und internationalen Kommissionen zusammenzuarbeiten. Diese Kommissionen verfolgen das Ziel, die Ausbildung der Studenten und der Allgemeinpraktiker in klinischer Onkologie zu verbessern. In ihrem Programm für die berufliche Fortbildung legt die UICC besonderen Wert darauf, die Organisation der Ausbildung und die klinische Krebsfor-

schung auf allen medizinischen Hochschulen der ganzen Welt zu fördern. Um dieses Ziel zu erreichen, hält es die UICC für unerläßlich, daß an den Hochschulen besondere Abteilungen und Lehrstühle für Onkologie gegründet werden. Diese sollen die Ausbildung in der Onkologie koordinieren und in die vorklinischen und klinischen Semester integrieren. Alternativ wäre auch eine interdepartementale onkologische Arbeitsgruppe der verschiedenen Grunddisziplinen der Medizin an allen medizinischen Fakultäten denkbar.

Mehr als jedes andere Gebiet der Medizin verlangt die fächerübergreifende Onkologie nach einer besseren Koordination und Zusammenarbeit der verschiedenen medizinischen Spezialfächer. Der klinische Onkologe muß heute Kenntnisse auf zahlreichen Gebieten aufweisen und anwenden. Dazu gehören Kenntnisse in der Krebsentstehung, der Epidemiologie, der Grundsätze der vorbeugenden Untersuchungen, der Zellbiologie und des Zellmetabolismus, der Zytogenetik, der Pharmakologie zytostatisch wirksamer Substanzen etc.; darüber hinaus muß er die Grundlagen der chirurgischen Krebsbehandlung und der Strahlentherapie kennen.

In der allgemeinen Ausbildung in klinischer Onkologie geht es darum, größere Lücken und eine unnötige Aufsplitterung der verschiedenen Fachgebiete zu vermeiden. Für die Fort- und Ausbildung auf breiter Basis ist es wichtig, im Rahmen eines klar zu definierenden Planes angemessene Lehrmittel einzusetzen und Erkenntnisse über den Lehrerfolg zu sammeln. Eine gute Ausbildungsplanung im Rahmen eines integrierten Krebsprogramms ist Voraussetzung dafür, daß bestimmte Ausbildungsziele ohne unnötigen Zeitverlust erreicht werden. Lehrstühle für Onkologie und eine koordinierende Arbeitsgruppe für Onkologie an jeder medizinischen Fakultät sind wichtige Voraussetzungen dafür, daß das Ausbildungsprogramm an den medizinischen Hochschulen auf diesem Gebiet im notwendigen Maß verbessert wird.

Es ist unsere Hoffnung, daß die vorliegende deutsche Ausgabe des UICC-Handbuches über klinische Onkologie sich als wichtiges Lehrmittel und Nachschlagewerk im medizinischen Unterricht an allen deutschsprachigen Universitäten erweisen wird und damit mithilft, die Zielsetzungen der UICC auch in den deutschsprachigen Ländern zu fördern.

Prof. C. D. SHERMAN   Prof. K. BRUNNER

Inhaltsverzeichnis

Erster Teil. Allgemeine Aspekte ... 1

Einleitung und Überblick ... 3
   Induktionsphase ... 3
   In-situ Phase ... 4
   Invasionsphase ... 4
   Disseminationsphase ... 5
   Zusammenfassung ... 6

Epidemiologie ... 7
   Inzidenz und Mortalität ... 7

Ätiologie ... 12
   Strahlung ... 14
   Chemische Substanzen ... 16
   Iatrogene chemische Faktoren ... 18
   Persönliche Gewohnheiten ... 19
   Parasiten ... 24
   Viren ... 25
   Berufliche Faktoren in der Karzinogenese ... 25
   Genetische Faktoren ... 29
   Immundefizit und Krebs ... 31

Pathologie ... 33
   Definitionen ... 33
   Klassifizierung ... 33
   Tumorstruktur ... 37
      Bestimmung des Malignitätsgrades („Grading")
      der Krebse ... 43
      Klinisch-pathologische Zusammenhänge ... 45
      In-situ Läsionen und Präkanzerosen ... 48

Natürliche Entwicklung des Krebses ... 51
   Tumorwachstum ... 52
   Tumorausbreitung ... 53

Verhältnis Tumor — Wirt 56
Lokale Rezidive und Metastasen 58
Multiple Primärkrebse 59
Wirkungen einer Behandlung auf den natürlichen
   Verlauf 60
Faktoren, die die Prognose beeinflussen 60
Todesursachen 62
Spontane Regression 63

Massenuntersuchung (Screening) und Früherkennung . 65

Diagnose 70

Vorgeschichte (Anamnese) 70
Klinische Untersuchung 72
Spezielle Verfahren 72

Klärung der Tumorausbreitung 79

Klinische Stadienbestimmung 79
Pathologische Stadienbestimmung 82

Behandlungsprinzipien 83

Multidisziplinäre Krebsbehandlung 83
Adjuvante Therapie 83
Behandlungsplan 86
Behandlungsarten 89
Chirurgie 89
Strahlentherapie 96
Chemotherapie 101
Immuntherapie 110
Multimodale Therapie 112
Wahl der Therapie 114
Unterstützungstherapie des Krebspatienten 116

Psychologische Aspekte 124

Die Einstellung des Arztes gegenüber dem Krebs . . . 124
Die Einstellung des Patienten gegenüber seinem
   Krebs 125
Die Beziehung Arzt — Patient 126
Spezielle Probleme des „sterbenden Patienten" . . . 128
Aufklärung zur Krebsbekämpfung 130

Prognose 132

Zweiter Teil. Karzinome spezifischer Gewebe 137

Einführung zum zweiten Teil 138

Haut mit Ausnahme des Melanoms 139

Das maligne Melanom 144

Kopf und Hals 149
- Lippen, Mundhöhle und Oropharynx 150
  - Lippen 155
  - Zunge 156
  - Mundschleimhaut 158
  - Mundboden 159
  - Zahnfleisch 160
  - Gaumen 162
  - Rachenmandeln 163
- Nasen-Nebenhöhlen 164
- Nasopharynx 166
- Larynx 167
- Hypopharynx 170
  - Sinus piriformis 170
  - Hinteres Ringknorpelgebiet und Hinterwand . . . 172
- Speicheldrüsen 174
  - Große Speicheldrüsen 174
  - Kleine Speicheldrüsen 176
- Kiefer 176
  - Epulis (Zahnfleischgeschwulst) 177
  - Odontome 177
  - Adamantinom 177
  - Zentrale Kiefergeschwülste 178
- Schilddrüse 179

Augen 184

Lunge 187

Ernährungstrakt 192
- Oesophagus 192
- Magen 195
- Pankreas 199
- Leber 201

Gallenblase 202
Kolon, Rektum und Anus 203

Brust 209

Weibliche Geschlechtsorgane 219

Cervix Uteri 219
Massenuntersuchung (Screening) asymptomatischer
Frauen 222
Endometrium 225
Chorionkarzinom 228
Ovar 229
Vagina 233
Vulva 234

Männliche Geschlechtsorgane 238

Hoden 238
Penis 240

Harntrakt 242

Niere, Nierenbecken, Ureter 242
Nierenkarzinom 242
Karzinome des Nierenbeckens 243
Nephroblastom (Wilmsscher Tumor) 244
Blase 244
Prostata 247

Zentrales Nervensystem 249

Gliatumoren 249
Tumoren der Hirnhäute 251
Embryoplastische Tumoren 251
Mesenchymale Tumoren 252

Knochen 256

Myelom 256
Chondrosarkom 257
Weichteilsarkome 257

Lymphome 260

Hodgkinsche Krankheit 261

    Histologische Klassifizierung 261
    Nicht-Hodgkinsche Lymphome 267

Leukämien 274

Karzinome der Kindheit 281
    Nephroblastom, Wilmsscher Tumor 285
    Neuroblastom, Sympathikoblastom 286
    Rhabdomyosarkom 286
    Retinoblastom 288
    Knochentumoren 290
    Schlußfolgerung 290

Dritter Teil. Wissenschaftliche Grundlagenforschung in enger Beziehung mit der klinischen Onkologie 291

Einführung zum Teil III 292

Virologie 293

Biologie 295

Immuntherapie 299

Biologische Chemie 301

Biophysik 304

Literaturverzeichnis 305

Erster Teil
Allgemeine Aspekte

Einleitung und Übersicht

In der Vergangenheit richteten die meisten Kliniker ihr Augenmerk auf die Endstadien des menschlichen Krebses, das heißt auf die Diagnose und Behandlung einer nachgewiesenen Krebserkrankung, die normalerweise (in über 50% der Fälle) rasch bis zum Endstadium fortschritt. Dank neuer Erkenntnisse werden die klinischen Onkologen in den nächsten Jahren den Krebs auf breiterer Basis und mit mehr Verständnis als einen sich normalerweise über Jahre hin erstreckenden Prozeß betrachten müssen (siehe Abb. 1). Im besonderen werden die Kliniker mehr Verständnis für eine „präventive Onkologie" zeigen müssen.

Abb. 1. Moderne Beurteilung des Krebses als Langzeitprozeß

Induktionsphase	*In-situ* Phase	Invasionsphase	Disseminationsphase
Bis zu 15—30 J.	5—10 J.	1—5 J.	1—5 J.

Dieser Langzeitbegriff des Krebses stellt eine Synthese vieler Konzeptionen dar und ist von großer klinischer Bedeutung (siehe Text).

Induktionsphase

Wenn man alle beim Menschen bis jetzt mit Sicherheit identifizierten Krebsursachen überblickt, dauert die Induktionsphase im allgemeinen 15—30 Jahre (siehe Abb. 1). Gegenwärtig können wir die Ursachen der meisten Krebserkrankungen immer noch nicht mit Sicherheit identifizieren. Aber die Epidemiologen sind heute der Meinung, daß Umweltfaktoren für ungefähr 70—80% aller menschlichen Krebserkrankungen verantwortlich sind. Es bedarf gewöhnlich eines vieljährigen Kontaktes mit einem karzinogenen Agens, bevor sich eine progressiv verschlimmernde Dysplasie zu einem richtigen Krebs entwickelt. Es gibt aber Ausnahmen. Dies sind a) die strahlenbedingten Leukämien (bei denen die Induktionsphase nur 2 Jahre betragen kann); und b) die genetisch deformierten Krebserkrankungen im Kindesalter (bei denen der Krebs schon bei der Geburt besteht oder kurz nachher auftritt). Offensichtlich wird nicht jeder, der einem Karzinogen ausgesetzt ist, krebskrank. Zu den Faktoren, die mitbestimmen, wer einen Krebs bekommt, gehören folgende: die Art, Menge und Konzentration des karzinogenen Stoffes; der Ort oder die Orte, auf welche der karzinogene Stoff einwirkt; die Expositionsdauer; die Anwesenheit anderer Karzinogene oder Ko-Karzinogene sowie individuelle oder gewebespezifische Empfänglichkeit.

In-situ Phase

Während der letzten 25 Jahre wurden wichtige Erkenntnisse über Präkanzerosen und *in situ* Veränderungen des epithelialen Gewebes mit Hilfe zytologischer und pathologischer Untersuchungen der Zervis, der Mundhöhle, der Lunge, des oberen und unteren Gastrointestinaltraktes, der Harnblase, der Haut und seit neuerer Zeit auch der Brust gesammelt. Die Möglichkeiten einer Untersuchung von Präkanzerosen mesenchymalen Ursprungs hingegen können vernachlässigt werden. Aufgrund des starken weltweiten Interesses für die Zervix-Zytologie haben wir heute die besten Erfahrungen auf dem Gebiet der Pathologie des Muttermundes. Es scheint, daß sich eine progressiv verschlimmernde Dysplasie in einem hohen Prozentsatz aller Fälle ein Karzinom *in situ* verursacht. Hinzu kommt, daß nach einer Reihe von Jahren (bis zu 10) die meisten *in situ* Karzinome ein invasives Wachstum zeigen. Obwohl uns wenige Daten über andere Organe als die Zervis zur Verfügung stehen, scheint es fast sicher, daß der pathologische Prozeß, der zu einer sich progressiv verschlimmernden Dysplasie zu einem *in-situ* Krebs und schließlich zu einem invasiv wachsenden Karzinom führt, einen kontinuierlichen Verlauf über viele Jahre aufweist.

Invasionsphase

Während dieser Phase vermehren sich die nun bösartig gewordenen Zellen, befallen nach Durchdringen der Basalmembran die tiefer gelegenen Gewebe und erreichen so die Lymphkanäle und Blutgefäße. Es gibt einige Daten über diesen Invasionsprozeß beim Menschen. Es wurden jedoch eine ganze Reihe von Untersuchungen bei Tieren durchgeführt. Den im folgenden aufgeführten Faktoren wird einige Bedeutung zuerkannt:

1. Erhöhter Druck innerhalb des Tumors, verursacht durch aktive Vermehrung der Zellen;

2. vermehrte amöboide Bewegung der Zellen;
3. verminderte Kohäsion der Zellen, die vielleicht mit einer Verminderung des Kalziumionengehaltes in Zusammenhang steht oder die durch eine Veränderung der elektrischen Ladungen der Zellmembran verursacht wird;
4. Bildung lytischer Substanzen durch die Krebszellen;
5. Fehlen zellulärer „Verbindungsbrücken", die bei allen normalen Zellen nachzuweisen sind.

Je stärker die Geschwulst wächst und in die umgebenden Gewebe eindringt, um so mehr wird die direkte Ausbreitung durch verschiedene Gewebsarten mehr oder weniger stark gebremst (wie Faszien, Knochen, Knorpel, Arterien, Nerven). In der Speiseröhre und im Kolon z. B. dringt der Krebs oft einige Zentimeter in die Submukosa ein, weit über seine sichtbaren Grenzen hinaus, und man weiß von den Sarkomen, daß sie sich entlang der Faszien ausbreiten. Die Kenntnis solcher Tatsachen ist für die Klinik von Bedeutung.

Unter Umständen dringen Tumorzellen (oder klumpige Ansammlungen von Zellen) in die regionalen Lymphknoten und/oder in entferntere Regionen ein, wachsen dort wieder und bilden Metastasen; so verbreitet sich der Krebs überall. Die Zeit vom Beginn der Invasion bis zur Bildung der eigentlichen Metastasen kann von wenigen Wochen bis zu mehreren Jahren variieren.

Disseminationsphase

Wenn eine Geschwulst wächst und mehr und mehr die umgebenden Gewebe befällt, steigen die Aussichten der Metastasenbildung. In den frühesten Anfangsstadien der Dissemination, wenn die Metastasen immer noch mikroskopisch klein sind („Mikrometastasen") ist es für den Kliniker sehr schwer, sie zu diagnostizieren. In den 50er Jahren, als eine chirurgische Operation fast die einzige Heilungsaussicht für die meisten von soliden Geschwülsten befallenen Patienten darstellte, entwickelte fast die Hälfte der angeblich „radikaloperierten" Patienten (das heißt, bei denen es keine Anzeichen entfernter Metastasen gab), Metastasen. Obschon sich unsere Möglichkeiten, maligne Geschwülste frühzeitig zu erkennen, etwas verbesserten, haben auch heute noch ungefähr 50% aller Patienten zur Zeit der Diagnose und der Behandlung unerkannte Fern-Mikrometastasen. In einigen Fällen ist die Wahrscheinlichkeit einer subklinischen disseminierten Erkrankung viel höher als 50%, in anderen Fällen niedriger. Gegenwärtig nimmt man an, daß der lokalisierte (oder auf eine Region beschränkte) Krebs zunächst chirurgisch (und/oder strahlentherapeutisch) angegangen und dann die vermutete disseminierte Erkrankung entsprechend chemotherapeutisch gegen die mikroskopischen lokalen Residualherde) behandelt werden muß. Einige exprimentell und klinisch bewiesene Mechanismen der Metastasenentwicklung und Faktoren, die eine Metastasierung fördern oder verhindern, werden im Kapitel zur Tumorausbreitung besprochen (S. 53). Um es noch einmal zu wiederholen: die zwischen dem Beginn der Dissemination und dem Eintritt des Todes verflossene Zeit kann einige Wochen oder mehrere Jahre betragen.

Zusammenfassung

Das Konzept eines vierphasigen Verlaufs der Krebserkrankung unterstreicht die chronische Form des pathologischen Prozesses und ist eine Zusammenfassung der Ergebnisse aus der Grundlagenforschung und der Erfahrungen klinischer Onkologen. Auf den folgenden Seiten werden einige Aspekte dieser Phasentheorie detaillierter besprochen.

Epidemiologie

Inzidenz und Mortalität

Statistische Untersuchungen neoplastischer Erkrankungen stützen sich auf mortalitäts- und Inzidenzstatistiken.

Mortalität

Angaben zur Mortalitätsrate beruhen auf der Auswertung von Sterbeurkunden. Zu Beginn des 20. Jahrhunderts waren in den meisten Ländern Infektionskrankheiten, Tuberkulose und verschiedene andere Lungenkrankheiten die häufigsten Todesursachen. Die Abnahme der Letalität als Folge dieser Erkrankungen und besonders die Abnahme der Kindersterblichkeit veränderten die Todesursachen beim Menschen grundlegend. In den hoch entwickelten Ländern mit einem gut organisierten Gesundheitsdienst haben gegenwärtig die Herzerkrankungen und die bösartigen Geschwülste die höchste Todesrate. Auch in den Entwicklungsländern wird der Krebs mit zunehmender Häufigkeit erwähnt. Während der stetige Anstieg der offiziellen Krebstodesfälle in vielen Ländern wesentlich von demographischen Faktoren (höherer Anteil alter Menschen an der Gesamtbevölkerung) und von der vermehrten Verfügbarkeit diagnostischer Hilfsmittel sowie der Verfeinerung diagnostischer Maßnahmen abhängt, zeigen bestimmte Krebsformen, wie zum Beispiel der Lungenkrebs, eine wirkliche Zunahme. Es ist aber sehr wahrscheinlich, daß die offiziellen Statistiken in vielen Ländern nicht alle Krebstodesfälle berücksichtigen.

Die durchschnittliche Krebstodesrate ist in hoch entwickelten Ländern bei Männern höher als bei Frauen. Das höhere Todesrisiko beim Mann ist durch den Unterschied der anatomischen Verteilung des Krebses in beiden Geschlechtern bedingt. Beim Mann ist die Inzidenz bösartiger Geschwülste mit geringer Heilungschance höher (Lungenkrebs, Magenkrebs), während bei der Frau die häufig vorkommenden Krebs relativ gut heilbar sind (Brustkrebs, Gebärmutterkrebs).

Inzidenz

Die Fortschritte in der Krebsbehandlung und die daraus resultierende Verbesserung der Heilungsrate führt dazu, daß die Mortalitätsstatistiken die wirkliche Inzidenz der Erkrankungen nicht mehr richtig wiedergeben. Theoretisch sollten die Krebsregister die beste Informationsquelle zur

Krebsinzidenz sein. Das Führen solcher Register verlangt jedoch eine sehr sorgfältige Aufstellung der Daten aller neuen Krebsfälle, die in der zu untersuchenden Bevölkerung auftreten. In einigen Ländern (z. B. in Dänemark, Norwegen und Finnland) wurden Krebsregister für die gesamte Bevölkerung ausgewählter Gebiete aufgestellt.

Die Krebsinzidenz variiert innerhalb weiter Grenzen und ist vom Alter und Geschlecht des Patienten, sowie vom Ort der Krebsentstehung und von verschiedenen Umweltfaktoren abhängig.

Alter. Krebs kann sich in jedem Alter entwickeln. Für die Mehrzahl der maligenen Erkrankungen nimmt das Risiko mit fortschreitendem Alter zu. Die frühe Kindheit bildet eine Ausnahme. Während der ersten 5 Lebensjahre ist die Häufigkeit einer Erkrankung höher als in den nächsten zwei Fünfjahresperioden; Leukämien und Tumoren des zentralen Nervensystems sind dafür verantwortlich.

Die enge Beziehung zwischen Krebsinzidenz und zunehmendem Alter ist bekannt. Es ist offensichtlich, daß die Altersstruktur der Bevölkerung die durchschnittlichen Inzidenzwerte in den verschiedenen Ländern stark beinflußt. Wenn z. B. die Lebenserwartung in einem Land weniger als 50 Jahre beträgt, wird die Krebshäufigkeit relativ niedriger sein; wenn aber die Lebenserwartung über 70 Jahre beträgt, werden die bösartigen Geschwülste häufig auftreten.

Geschlecht. Die durchschnittliche Inzidenz ist in beiden Geschlechtern ungefähr gleich groß, im Gegensatz zur Mortalitätsrate, die beim Mann höher ist. Dagegen zeigt die mit dem Alter stetig steigende Inzidenz ein ungleiches Bild für die beiden Geschlechter. Bis zum 10. Lebensjahr ist die Häufigkeit einer Krebserkrankung beim männlichen Geschlecht, zwischen dem 20. und 60. Lebensjahr aber beim weiblichen Geschlecht höher. Dies gilt besonders für die Altersgruppe zwischen 35 und 50 Jahren. In dieser Zeit ist ein starkes Ansteigen der Krebsinzidenz des Collum uteri und der Mamma bei der Frau festzustellen. In der Altersgruppe der über 60jährigen ist die Inzidenz bei Männern deutlich höher als bei Frauen.

Entstehungsort. Die Häufigkeit im Auftreten der verschiedenen Neoplasmen ist in beiden Geschlechtern verschieden:

1. Bösartige Geschwülste des oberen Verdauungstraktes und der oberen Luftwege sind beim Mann wesentlich häufiger;
2. Krebserkrankungen des Magens, des retikuloendothelialen Systems und der hämatopoetischen Gewebe sind beim Manne häufiger, wenn auch nicht so ausgeprägt wie in der vorherigen Gruppe;

3. Die Karzinome der Mamma, der Geschlechtsorgane und der Schilddrüse sind bei den Frauen häufiger;
4. Für alle anderen Entstehungsorte ist die Häufigkeit für beide Geschlechter ähnlich.

Umweltfaktoren. Untersuchungen auf internationaler Ebene haben gezeigt, daß die Unterschiede in der Krebsinzidenz zum großen Teil von Umweltfaktoren, verbunden mit verschiedenen Lebensgewohnheiten (Alter bei der Heirat, Anzahl der Schwangerschaften, Stillzeiten, Rauchgewohnheiten), und verschiedenen Eßgewohnheiten (Alkoholgenuß) sowie vom sozialen Status abhängig sind. Im zweiten Teil dieses Buches werden einige Umweltfaktoren für die Inzidenz verschiedener Organkrebse verantwortlich gemacht. An dieser Stelle möchten wir nur betonen, daß die Erkennung des Zusammenhangs zwischen bestimmten exogenen Faktoren und dem Auftreten bestimmter Krebse sowohl für ätiologische Studien als auch für die Weiterführung des Kampfes gegen den Krebs eine große Bedeutung hat. Die Beseitigung solcher Faktoren aus unserer Umwelt soll mithelfen, die Inzidenz gewisser Krebserkrankungen zu senken. Eine signifikante Tatsache, für die immer mehr Beweise erbracht werden, ist die Beobachtung, daß ausgewanderte Gruppen einer Population — besonders in der zweiten und dritten Generation — eine ähnliche Verteilung neoplastischer Erkrankungen zeigen wie die Bevölkerung ihres Immigrationslandes.

Rasse. Die folgenden Daten wurden dem „Third National Cancer Survey" (Dritter nationaler Krebsbericht) entnommen, der in den Vereinigten Staaten erstellt wurde.

1. Krebs entsteht bei Männern häufiger als bei Frauen und häufiger in der schwarzen als in der weißen Bevölkerung:
Krebsinzidenz bei weißen Männern — 300 je 100000 Personen
Krebszinzidenz bei schwarzen Männern — 354 je 100000 Personen
Krebsinzidenz bei weißen Frauen — 252 je 100000 Personen
Krebsinzidenz bei schwarzen Frauen — 243 je 100000 Personen.
2. Für das männliche Geschlecht:
Farbige Männer zeigten ein höheres Risiko für Krebserkrankungen des Oesophagus, des Magens, des Pankreas, der Lunge und der Prostata sowie für Myelome.
Weiße Männer zeigten höhere Raten für Krebserkrankungen von Kolon, Harnblase, für Melanome, Lymphome sowie für Leukämien.
3. Für das weibliche Geschlecht:
Farbige Frauen zeigten ein höheres Risiko für Krebserkrankungen

des Oesophagus, des Magens, des Pankreas und eine ausgesprochen größere Häufigkeit für das Zervixkarzinom. Weiße Frauen zeigten höhere Raten für Krebserkrankungen an Brust, Endometrium und Ovar.

Geographische Verteilung

Jeder Tumortyp hat eine typische geographische Verteilung. Bestimmte Tumoren sind relativ gleichmäßig über die ganze Erde verteilt, während andere Tumoren in einigen Gebieten eine sehr hohe Inzidenz haben. Es ist offensichtlich sehr wichtig, ihre geographische Verteilung zu studieren, um die Ursachen verschiedener Neoplasmen zu identifizieren und so die Voraussetzungen für eine zukünftige Prophylaxe zu schaffen. Leider sind die zur Verfügung stehenden Daten nur fragmentarisch, da sie nach speziellen Studien der Krebsinzidenz, nach nationalen Todes-Statistiken und nach klinisch pathologischen Untersuchungen zusammengestellt wurden. Abbildung 2 zeigt einige bemerkenswerte Unterschiede der Krebshäufigkeit am Beispiel ausgewählter Krebsarten aus verschiedenen Teilen der Welt.

Abb. 2. Diese tabellarische Darstellung zeigt einige außerordentliche Unterschiede der Krebsinzidenz bestimmter Organe in verschiedenen Teilen der Welt. In einigen Gebieten kann im Vergleich zu anderen das 200fache der Krebsinzidenz erreicht werden

Tumorbefall	Kommentar
Oesophagus	Ausgedehnte Zonen mit Oesophaguskrebs erstrecken sich über Zentralasien, Saudi-Arabien, von der Ost-Türkei bis nach Nord-China. Diese Krebsart ist ein besonderes Problem in Ost-Afrika, bei den Negern in den Vereinigten Staaten, sowie in Frankreich und in der Schweiz Hohe Inzidenz: 77 in Bulawayo Niedrige Inzidenz: 0,6 in den USA
Magen	Im Verschwinden begriffen in den USA und in West-Europa. Stellt immer noch ein Hauptproblem in Ost-Europa, Rußland, Japan und Südamerika dar. Hohe Inzidenz 95 in Miyagi Niedrige Inzidenz 8 in Ibadan
Dickdarm	Zunehmend in Industriegebieten, aber immer noch selten in vielen Ländern der Welt Hohe Inzidenz: 36 bei den Chinesen auf Hawai Niedrige Inzidenz: 1,2 in Ibadan
Leber	Hauptproblem in Afrika und Südostasien; mögliche Zunahme in Europa Hohe Inzidenz: 47 in Bulawayo Niedrige Inzidenz: 0,5 in Bombay

Abb. 2. (Fortsetzung)

Tumorbefall	Kommentar
Pankreas	Wahrscheinlich Zunahme in Industriegebieten. Hohe Inzidenz: 12 bei den Chinesen auf Hawai Niedrige Inzidenz: 1,4 in Ibadan
Larynx und Hypopharynx	Der Kehlkopfkrebs nimmt in Westeuropa zu. Die Krebserkrankung dieser beiden Organe ist ein Hauptproblem in Assam, Burma, Nord-Thailand und in Ägypten Hohe Indizenz: 14 in Bombay Niedrige Inzidenz 1,1 in El Paso
Brust	Zunahme in den westlichen Ländern und wahrscheinlich auch bei Völkern, die heute noch eine verhältnismäßig niedrige Inzidenz aufweisen. Hohe Inzidenz: 63 bei der weißen Bevölkerung von Hawai Niedrige Inzidenz: 8,1 in Israel (Nicht-Israeliten)
Zervix Uteri	Sehr verbreitet in Asien, Latein-Amerika, Afrika. Hohe Inzidenz: 80 in Bulawayo Niedrige Inzidenz: 3 in Israel (in Israel geborene Einwohner)
Prostata	Gegenwärtig der häufigste Krebs in Schweden, noch selten in China und Japan; wird mit höherer Lebenserwartung der Bevölkerung ansteigen. Hohe Inzidenz: 65 bei den Negern von Alameda Niedrige Inzidenz: 3 in Israel (Nicht-Israeliten)
Harnblase	Häufigster Befall durch eine bösartige Geschwulst in Ägypten und in einigen Regionen des Irak und Sudan Hohe Inzidenz: 57 in Rhodesien Niedrige Inzidenz: 0,3 in Szoboke Szatnar

Nach: Muir in Fraumeni, Persons at high risk of cancer. Academic Press, 1975.

Ätiologie

Für 85—90% der menschlichen bösartigen Tumoren kennen wir die Ursache (oder Ursachen) nicht. Die in diesem Kapitel aufgeführten spezifischen Ursachen gelten nur für 10—15% aller Tumoren. Die epidemiologische Forschung identifiziert mit Sicherheit mehr und mehr karzinogene Faktoren in unserer Umwelt. Die verschiedenen Studien zeigen, daß Emigranten an den Krebsarten erkranken, die für die Länder charakteristisch sind, in die sie auswandern. Das zeigt sich besonders in der zweiten und dritten Generation. Aufgrund dieser und anderer Daten sind die meisten Epidemiologen davon überzeugt, daß Umweltfaktoren als Ursache der meisten Krebse eine dominierende Rolle spielen.

Die „Induktionsphase" für die meisten identifizierbaren Ursachen ist lang (15—30 Jahre), wie man es aus der Abb. 1 ersehen kann. Man möchte hoffen, daß diese lange Induktionsphase es uns erlaubt, die karzinogenen Stoffen ausgesetzten Personen oder Gruppen zu identifizieren und Gegenmaßnahmen zu ergreifen. Daß eine Ausschaltung des Karzinogens das Fortschreiten der Tumorentwicklung stoppen kann, wird durch die Tatsache belegt, daß Raucher, die das Rauchen aufgeben, ihr Krebsrisiko vermindern können. Nach 10jährigem Nichtrauchen ist ihr Risiko einer Lungenkrebserkrankung auf das eines Nichtrauchers gesunken. Andererseits kann eine *einmalige* Exposition (z. B. gegenüber Strahlen einer Atombombe) eine Kettenreaktion auslösen, die 15—20 Jahre später eine signifikante Erhöhung der Krebsrate bedingt.

Wenn es sich bewahrheitet, daß Umweltfaktoren in 75% der menschlichen Krebserkrankungen eine bedeutende Rolle spielen, ist eine stärkere epidemiologische Forschung zur Identifizierung dieser karzinogenen Faktoren erforderlich, in der Hoffnung, vorbeugende Maßnahmen treffen zu können. Es ist aber außerordentlich schwierig, ein bis jetzt unbekanntes Karzinogen mit einer Induktionsperiode von 10—30 Jahren bei Völkern mit einem Krebsrisiko von 1—40 Fällen pro 100000 im Jahr (je nach Sitz des Tumors) zu identifizieren. Dies ist einer der Gründe dafür, daß Versuche unternommen werden, Gruppen mit „hohen Risiken" für weitere epidemiologische Forschungen zu bestimmen.

Informationen über Ursachen menschlicher Krebserkrankungen werden hauptsächlich von drei Forschungsrichtungen geliefert:

1. Studien zur Krebsepidemiologie, die dazu dienen, Unterschiede der Verteilung möglicher ätiologischer Faktoren aufzudecken;
2. Experimentelle Studien mit dem Zweck, die Karzinogenität eines gegebenen Agens der menschlichen Umwelt in Tierexperimenten nachzuweisen und den Vorgang der Karzinogenese zu rekonstruieren;
3. Untersuchungen zur Bestimmung der Natur eines Agens und Suche nach Möglichkeiten der Identifizierung des Agens in der Umwelt.

Es gibt verschiedene Karzinogentypen. Unterschiedliche Karzinogene können additive oder verstärkende Wirkungen auch in unterschwelligen Dosen und bei langen Intervallen haben. Jeder Kontakt mit einem Karzinogen kann einen irreversiblen Effekt haben. Sogar winzige Mengen solcher Substanzen in der Umwelt können eine Gefahr darstellen. Zur Prophylaxe einer primären Krebserkrankung müßte jeder Kontakt mit karzinogenen Substanzen vermieden werden. Eine solche Prophylaxe ist bis jetzt nicht möglich, weil karzinogene Substanzen überall vorkommen. Was man gegenwärtig tun kann, ist die Identifizierung aller karzinogenen Eigenschaften der in der Umwelt vorhandenen Substanzen und die Ausarbeitung eines Planes zur Beseitigung der wichtigsten karzinogenen Ursachen.

Es konnte gezeigt werden, daß bestimmte Karzinogene, je nach Eintrittspforte und Verteilung im Organismus, auf verschiedene Organe einwirken. In einigen Fällen konnte eine topographische Beziehung zwischen der Exposition gegenüber einem bestimmten Karzinogen und dem Tumorsitu nachgewiesen werden: bronchopulmonale Krebse bei Zigarettenrauchern, Mundhöhlenkrebs bei Tabakkauern und Hautkrebse bei Teerarbeitern sind dafür gute Beispiele. In anderen Fällen manifestiert sich der karzinogene Effekt erst in einiger Distanz von der Eintrittsstelle, wie z. B. beim Blasenkrebs von Arbeitern, die karzinogenen aromatischen Aminen ausgesetzt sind. In solchen Fällen wird der Tumorsitz durch den Verteilungsmodus des Karzinogens, die Art seiner Metabolisierung und Ausscheidung, sowie durch eine Organ- oder Gewebssensibilität bestimmt.

Sobald ein Umweltfaktor mit Bedeutung in der Genese eines oder mehrerer Krebstypen bekannt wird, ist es wichtig, seine Natur möglichst genau zu definieren und herauszufinden, ob und wie er eliminiert werden kann. Im Falle des Tabakrauchs und des Teers hat man Interesse daran herauszufinden, welche Bestandteile der Mischung für die Karzinogenität verantwortlich sind und ob karzinogenfreie Zigaretten und Teere hergestellt werden können. Eine strikte Befolgung der Vorsichtsmaßnahmen könnte jedoch — z. B. bei einer Vernichtung aller mit karzinogenen Stoffen (Aflatoxinen) kontaminierten Getreidevorräten — in einigen Teilen der Welt zu einer katastrophalen Lebensmittelknappheit führen.

Strahlung

Ionisierende Strahlung

Die Kenntnis der biologischen Effekte ionisierender Strahlung und die Möglichkeiten, diese Strahlung in der Umgebung zu messen, erlauben es, das Strahlenrisiko für den Menschen ziemlich genau abzuschätzen. Ausgehend von der Annahme, daß die Dosis-Wirkungs-Kurve linear verläuft, hat die Internationale Kommission für Strahlenschutz (International Comission für Radiological Protection) berechnet, daß bei Erwachsenen eine Ganzkörperbestrahlung von 1 rad pro Jahr zu 20 Leukämiefällen und 20 weiteren Fällen anderer Tumorerkrankungen pro einer Million Menschen (4 pro 100000) pro Jahr erzeugt. Die Strahlenwirkung hängt jedoch nicht nur von der Dosis, sondern auch von der Exposition ab. Es ist sicher, daß Leukämie die wichtigste durch ionisierende Strahlen induzierte Krebserkrankung ist.

Der beste Beweis für die Karzinogenität ionisierender Strahlen ist die Anzahl der Krebsfälle als Folge einer Exposition am Arbeitsplatz. Man weiß heute, daß es sich bei der seit dem 16. Jahrhundert beobachteten Lungenerkrankung der Grubenarbeiter von Joachimstal (Tschechoslowakei) und Schneeberg (Deutschland) um ein bronchopulmonales Karzinom handelte, das durch radioaktive Substanzen in den Bergwerken induziert wurde. Weitere neuere Beweise lieferten die Strahlenschäden nach den Atomexplosionen in Japan und Forschungsarbeiten an Patienten, die zu diagnostischen und therapeutischen Zwecken langfristig ionisierender Strahlung ausgesetzt waren. Versehen mit diesen Erkenntnissen können Ärzte und Radiologien einfache Vorsichtsmaßnahmen treffen um die Risiken einer Bestrahlung in der Medizin zu verringern.

Forschungsarbeiten über die Konsequenzen des Bombenabwurfs auf Hiroshima haben einen deutlichen leukämieerzeugenden Effekt bewiesen. Für mindestens 14 Jahre nach der Explosion war die Inzidenz der akuten und chronischen myeloischen Leukämien innerhalb eines Umkreises von 1,5 km vom Explosionsherd (Epizentrum) signifikant erhöht. Die Leukämieninzidenz erreichte ein Maximum 6—8 Jahre nach der Explosion. Die Inzidenzrate der chronischen lymphatischen Leukämie hingegen stieg nicht signifikant an. Obwohl die Latenzperiode für die meisten Krebse lang ist (Abb. 1), betrug die kürzeste Latenzzeit für eine Leukämieauslösung nur 2 Jahre. Die Latenzperiode für andere, durch die Atombombe induzierte Krebse lag im üblichen Bereich von 15—20 Jahren bei den Individuen, die 100 oder mehr rad ausgesetzt worden waren. Man nimmt an, daß folgende Umstände in späteren Lebensjahren zu erhöhtem Krebsrisiko führen: diagnostische Untersuchungen während des Fötallebens, Bestrahlung des Medistinums wegen Thymushyperplasie oder Lymphadenitis während der ersten 2 Lebensjahre und Bestrahlung der Wirbelsäure wegen einer ankylosierenden Spondylarthrose (Bechterew). In Großbritannien durchgeführte Untersuchungen deuten darauf hin, daß eine Bestrahlung zu diagnostischen Zwecken während des Fötallebens zu einem 50—100% größerem Krebsrisiko im Kindesalter führt. Diese Aussagen konnten indessen bis heute nicht bestätigt werden. Obwohl der Krebs oft als eine Erkrankung des mittleren oder des vorgerückten Alters betrachtet wird, haben Studien sowohl am Menschen als auch Experimente an Tieren bewiesen, daß sich im Wachstum befindliche Organe höchst empfindlich auf onkogene Stimuli reagieren. Es wurde geschätzt, daß eine bestimmte Strahlendosis während des fötalen Lebens zu einer 2—10 mal höheren Leukämiehäufigkeit führt verglichen mit der gleichen Dosis beim Erwachsenen. Die hohe Karzinogenität erstreckt sich auf die ersten 2 Lebensjahre, wie man es in verschiedenen Studien bei bestrahlten Patienten wegen Thymusvergrößerung der Lymphadenitis nachgewiesen werden konnte. Man nimmt allgemein an, daß eine Wirbelsäulenbestrahlung wegen einer ankylosierenden Spondylarthrose mit großem Risiko behaftet ist. Als Todesursachen wurden aplastische Anämien und myeloische Leukämien angeführt, die 29,4 resp. 9,5mal häufiger bei den wegen dieser Erkrankung bestrahlten Patienten als bei der Allgemeinbevölkerung auftraten. Nach verschiedenen Berichten steigt die Leukämiehäufigkeit mit der Gesamtdosis der Bestrahlung fast linear an. Es ist noch nicht bekannt, ob eine bestimmte Dosisschwelle besteht. Die Gefahr der Entstehung einer Leukämie zeigt ihr Maximum 3—8 Jahre nach der Behandlung und nimmt dann stetig ab. Die Inzidenz anderer Geschwülste an stark bestrahlten Körperregionen erreicht 6 oder mehr Jahre nach der Strahlentherapie eine über dem Normalniveau gelegene Höhe.

Radioaktive Elemente

Am wichtigsten in diesem Zusammenhang ist die Problematik der Verwendung von ^{131}J zu therapeutischen und diagnostischen Zwecken. Es besteht ein leichter Verdacht einer Korrelation mit der ansteigenden Leukämiehäufigkeit und Schilddrüsenkrebsen. Diesem Verdacht entgegen stehen die unbestrittenen Vorteile des ^{131}J, und es ist unwahrscheinlich, daß auf die Verwendung dieses Radioisotops verzichtet wird.

Zu diagnostischen Zwecken ist es sicher angebracht, mit sehr niedrigen Dosen zu arbeiten: ^{131}J sollte bei jungen Leuten (unter 40) nicht zur Therapie eingesetzt werden.
Die Grundstrahlung natürlicher oder künstlicher Herkunft in der Luft, in der Erde und im Wasser muß als mögliche Krebsursache beim Menschen berücksichtigt werden. In vielen Ländern (z. B. in Großbritannien) beträgt die Grundstrahlung ungefähr 0,1 rad pro Jahr. Die Anzahl der durch eine solche Dosis induzierten Krebse ist sicher unwesentlich im Vergleich zur Summe aller anderen Ursachen. Eine Ausnahme sind die Leukämien, bei denen vielleicht 10% aller Fälle strahlenbedingt sind.

Ultraviolettbestrahlung

Zu Anfang dieses Jahrhunderts wurde beobachtet, daß Hautkarzinome besonders bei den Menschen auftreten, die im Freien arbeiten, und zwar an den der Sonne am stärksten ausgesetzten Körperteilen. Später wurde nachgewiesen, daß Strahlen mit einer Wellenlänge von 2900 bis 3300 Å karzinogen wirken. Man nimmt an, daß praktisch alle Hautkrebse des Gesichts, zumindest bei weißrassigen Menschen, durch Ultraviolettstrahlen verursacht werden. Bei der Genese der Melanome spielt das Sonnenlicht eine weit geringere Rolle.

Chemische Substanzen

Luftverschmutzung

Die Luftverschmutzung ist einer für den Anstieg der Lungenkrebserkrankungen im 20. Jahrhundert beschuldigten Faktoren. Man hat die genaue Rolle der Luftverschmutzung im Vergleich zum Rauchen, zur Exposition am Arbeitsplatz oder zu anderen noch unbekannten Faktoren bisher nicht festlegen können. Eine Vergleichsstudie zur Inzidenz des Lungenkrebses unter der Landbevölkerung (geringe Luftverschmutzung) und Stadtbewohnern hat gezeigt, daß die Lungenkrebshäufigkeit bei den Landbewohnern, vor allem unter den Nichtrauchern gering ist. Bei den starken Rauchern gibt es keine Unterschiede mehr, vielleicht weil der durch starkes Rauchen erzielte Effekt eventuell durch Luftverschmutzung verursachte Effekte überdeckt. Eine Tatsache spricht gegen die Luftverschmutzung als Hauptfaktor der steigenden Inzidenz von Krebserkrankungen der Luftwege während der letzten Jahrzehnte: die weitaus höhere Mortalität bei Männern.
Schadstoffe in der Luft findet man in Form von Partikeln und Gasen. Sie gehören verschiedenen chemischen Gruppen an. Nicht alle konnten identifiziert werden. Die 3 Hauptquellen der Luftverschmutzung sind: Hausheizung, Industrieabgase und Auspuffabgase der Kraftfahrzeuge.

Heute kennt man eine ganze Anzahl aromatischer/polyzyklischer Kohlenwasserstoffe, die die Luft verschmutzen und sich in einem oder mehreren Tierexperimenten als Karzinogen erwiesen haben. Es gibt weiterhin einige Luftschadstoffe, für die keine Karzinogenität erwiesen ist, die aber eine Reizung und Schädigung des Flimmerepithels der tracheobronchialen Schleimhaut bewirken und so für ein Eindringen und Verbleiben karzinogener Substanzen verantwortlich sein können.

Alimentäre Faktoren

Es ist logisch, die geographischen Unterschiede in der Verteilung der Krebserkrankungen teilweise mit den mannigfaltigen Eßgewohnheiten in Zusammenhang zu bringen; Beweise für diese Annahme gibt es nur wenige. Überdies deutet die verschiedene geographische Verteilung der Karzinome der Speiseröhre, des Magens und des Darms, sowie die während der letzten Jahrzehnte festgestellte Abnahme der Magenkrebse und die gleichzeitige Zunahme der Oesophagus- und Darmkarzinome auf eine Beteiligung verschiedener ätiologischer Faktoren für jeden Tumorsitz im Verdauungstrakt hin. Der Magenkrebs kommt in Japan, Island, Finnland und Chile sehr viel häufiger vor als in anderen Ländern, eine Tatsache, für die es keine allgemein gültige Erklärungsmöglichkeit gibt. Geographische und zeitliche Unterschiede der Inzidenz des Magenkrebses haben zur Suche nach parallelen Veränderungen der Umweltfaktoren geführt. Ein Übermaß oder ein Mangel an verschiedenen Faktoren, vor allem diätischer Art, wurde als mögliche Erklärung dieser Erscheinung angeführt. In Gebieten häufigen Vorkommens hat man den hohen Konsum von Zitrusfrüchten und Gemüsen, Milch und Milchprodukten sowie die Vitamine A, B_{12} und C als mögliche auslösende Faktoren der Magenkrebsentwicklung erwogen.

Bei der Lebensmittelkontrolle auf in Tierversuchen als krebserzeugend nachgewiesene Substanzen geht es vor allem um den Nachweis von Additiva (Zusatzmittel), Färbemitteln und Pestiziden. Die meisten Länder verfügen über Listen der erlaubten Additiva: Es handelt sich meist um Listen, die von internationalen Behörden wie der WHO empfohlen werden, und die sich auf Humanpathologie und Experimentalpathologie stützen, einschließlich karzinogenetischer Tierversuche. Trotz der Schwierigkeiten, experimentelle Daten auf den Menschen zu extrapolieren, wird dieses System wahrscheinlich den Zusatz stark karzinogener Substanzen zur menschlichen Nahrung zu verhindern helfen. Man hat kürzlich entdeckt, daß einige Naturprodukte oder ihre Nebenprodukte krebserzeugende Stoffe aufweisen oder während ihrer Zubereitung oder Lagerung entwickeln können. Einige dieser Substanzen sind stark karzinogen für manche Tierarten, sogar in relativ schwachen Dosen, und

man hat allen Grund zu der Annahme, daß sie auch beim Menschen ähnliche Wirkungen haben.
Die wichtigsten alimentären Karzinogene sind Aflatoxine, durch den Pilz Aspergillus flavus produzierte Laktone, die verschiedene pflanzliche Produkte verseuchen können, wenn sie bei warmem und feuchtem Wetter gelagert werden. Besonders anfällige Produkte sind Erdnüsse, Baumwollsamen, Sojabohnen, Mais, Weizen, Reis etc. Die Aflatoxine in Erdnüssen werden bei der Verarbeitung zerstört. Bei Ratten verursacht die orale Verabreichung dieser Aflatoxine Leber- und Magenkrebse, während die subkutane Injektion Krebse an der Injektionsstelle erzeugt. Da die Aflatoxine überall vorkommen und die für die Kontamination anfälligen pflanzlichen Produkte billig sind, werden große Mengen solcher verseuchter Produkte überall in der Welt konsumiert.
Es gibt jedoch einen automatischen Abwehrmechanismus: die Aufnahme von Proteinen verursacht eine starke Magensaftsekretion, die das karzinogene Agens stark verdünnt und dessen Ausscheidung fördert. So beobachtet man in Bevölkerungsschichten, die große Mengen gegrilltes Fleisch genießen, eine niedrige Magenkrebsinzidenz.
In den letzten Jahren wurden auch die Nitrosamine einer genauen Prüfung unterzogen, weil sie in der menschlichen Nahrung häufig vorkommen und bei Tieren stark karzinogen wirken. Bis jetzt hat man aber noch keine Gefahr für den Menschen nachweisen können.

Iatrogene chemische Faktoren

Das früher als Kontrastmittel verwendete Thorotrast hat sowohl in Tierversuchen als auch beim Menschen Karzinome erzeugt. Ein anderes bis vor kurzem gegen Polycythaemia vera gebrauchtes Mittel, das Chlonaphazin, wurde bei einigen Patienten für die Entstehung von Blasenkrebs verantwortlich gemacht. Flüssiges Paraffin und Teerpräparate stehen im Verdacht Magendarm- resp. Hautkrebs hervorzurufen.
Es zeigt sich mehr und mehr, daß die meisten chemotherapeutischen Krebsmittel das Risiko der Entstehung eines Zweitkrebses erhöhen und mit anderen karzinogenen Substanzen Wechselwirkungen eingehen können. Patienten, die wegen einer Hodgkinschen Krankheit behandelt werden, haben nach alleiniger Strahlentherapie ein 3,8mal höheres Risiko, einen Zweitkrebs zu bilden, ein 4,3mal höheres Risiko nach alleiniger Chemotherapie, und ein 29mal höheres Risiko nach einer kombinierten Behandlung.
Andere Drogen haben bei Tieren Krebse induziert, während ihre Karzinogenizität beim Menschen nicht nachgewiesen werden konnte. Beispiele dafür sind Urethan und Isoniazid. Urethan sollte wegen seiner in einigen

Tierspezies stark kanzerogenen Wirkung endgültig aufgegeben werden, obschon die Humanpathologie keine Anhaltspunkte für die Karzinogenizität dieser Substanz erbrachte. Isoniazid verhält sich anders. Nach einer täglichen Verabreichung von 1 mg (25—50 mg/kg) während einer Zeit von mehr als 3 Monaten hat es bei verschiedenen Mäusestämmen, aber nicht bei Ratten, ein Lungenadenom erzeugt. Bis jetzt hat man noch keine Korrelation zwischen einer Isoniazidbehandlung und der Entstehung eines Lungen- und Bronchuskrebses nachweisen können. Die therapeutische Wirksamkeit dieser Tuberkulosemittel steht außer Zweifel und es kann nicht ersetzt werden; seine prophylaktische Anwendung wird aber in Frage gestellt (vor allem bei Kindern) außer bei den Personen, die nachweislich einer Tbc-Gefahr ausgesetzt sind. Immunsuppresive Drogen (z. B. nach Organtransplantationen) erhöhen das Krebsrisiko ungefähr 35fach (s. Kapitel „Genetische Faktoren" auf Seite 29).

Hormone

Die therapeutische Anwendung von Hormonen und ihr Gebrauch zur Geburtenkontrolle bedingt eine lange Expositionszeit. Es ist deshalb wichtig, Erfahrungen über die potentielle Karzinogenizität routinemäßig verwendeter Hormone zu sammeln. Dies gilt vor allem für Thyreostatika, Oestrogene und Progesterone. Die Thyreostatika werden seit einigen Jahrzehnten gebraucht, und es gibt keine Anhaltspunkte für eine Karzinogenizität beim Menschen. Epidemiologische Studien über Langzeiteffekte der Oestrogentherapie haben wenige Evidenzen für einen eventuellen Einfluß auf die Zunahme des Mammakarzinoms erbracht. Zufällige klinische Beobachtungen eines seltenen Tumors (Adenokarzinom der Vagina) führten indessen zu der Schlußfolgerung, daß diese Geschwulst durch die pränatale Verabreichung von Stilböstrol an die Mutter der Patientin verursacht wird. Man besitzt jetzt genügend Beweise dafür, den Oestrogengebrauch als einen verantwortlichen Faktor zur Entwicklung des Endometrialkrebses zu bezeichnen. Zur Rolle oraler Ovulationshemmer sind verschiedene prospektive Studien im Gang; die Resultate stehen vorläufig nicht zur Verfügung. Man kann bis jetzt nur sagen, daß es keine Anhaltspunkte für irgendeine karzinogene Wirkung gibt.

Persönliche Gewohnheiten

Rauchen

„Vieles, was über Krebs gesagt worden ist, ist umstritten, wegen Mangel an sicheren Beweisen, wegen sich widersprechender Evidenzen aus unterschiedlichen Untersuchungen, oder wegen unterschiedlicher Interpretationen der Ergebnisse. Ganz anders verhält es sich mit dem Einfluß des

Tabaks auf die Krebsentstehung in verschiedenen Körperregionen. Dieses Thema wurde während der letzten 25 Jahre sehr gründlich und umfassend behandelt. Die Übereinstimmung der Resultate ist wirklich beachtenswert, wenn man die verschiedenen verwendeten Methoden und vor allem die Tatsache berücksichtigt, daß viele Studien von Wissenschaftlern durchgeführt wurden, die die Ergebnisse ihrer Vorgänger sehr skeptisch beurteilten." Diese Aussage eines berühmten Wissenschaftlers unterstreicht die Bedeutung des Rauchens bei der Krebsentstehung und dient als Einleitung zu diesem Thema. Abbildung 3 zeigt sehr drastisch die Epidemiologie des Lungenkrebses an.

Die Korrelation zwischen Zigarettenrauchen und der Zunahme des Lungenkarzinoms wurde in diesem Jahrhundert zuerst in einer 1939 durchgeführten retrospektiven Studie erörtert. Seit dieser Zeit wurden etwa 30 retrospektive Studien zur Hälfte bei Männern, zur Hälfte bei beiden Geschlechtern durchgeführt. Alle Studien bei Männern und alle Studien (außer einer) bei Frauen zeigten — verglichen mit Kontrollgruppen — einen höheren Prozentsatz auf als Nichtraucher: Lungenkrebs (10,8mal); Bronchitis und Emphysem (6,1mal) Kehlkopfkrebs (5,4mal); Krebs der Mundhöhle (4,1mal); Speiseröhrenkrebs (3,4mal); Blasenkrebs (1,9mal); Erkrankungen der Koronararterien (1,7mal); Nierenkrebs (1,5mal); andere Krebse (1,4mal). In der Tat hat man in den USA behauptet, daß 40% aller Krebstodesfälle beim Mann dem Rauchen zuzuschreiben sind. Der höchste Prozentsatz an Lungenkrebs zeigte sich beim männlichen Ärztepersonal in Großbritannien, an und für sich ein Land mit hoher Krebsinzidenz. Überdies hat man nachweisen können, daß zwischen der Lungenkrebsmortalität und folgenden Faktoren eine Abhängigkeit besteht: Anzahl der pro Tag gerauchten Zigaretten, Anzahl der Jahre, in denen der Patient geraucht hat und Alter, in dem der Patient angefangen hat zu rauchen (siehe Abb. 4).

Korrelation beinhaltet nicht unbedingt einen Zusammenhang zwischen Ursache und Wirkung und man hat sogar behauptet, daß Rauchgewohnheit einerseits und Krebserkrankung der Lunge und Bronchien andererseits eine gemeinsame eventuell genetische Ursache haben. Aber die Ansicht, daß zwischen Ursache und Wirkung ein Zusammenhang besteht, wird durch die kürzliche Senkung der Lungenkrebsinzidenz der englischen Ärzte bestärkt, die größtenteils das Rauchen aufgegeben haben, während die Gesamtbevölkerung eine zunehmende Häufigkeit der Erkrankung aufweist. Die Daten sind wie folgt: die Lungenkrebsletalität bei den männlichen Ärzten Großbritanniens fiel von 1,09% in den Jahren 1954—1957 auf 0,76% in den Jahren 1962—1964, verglichen mit einem Anstieg von 1,49% auf 1,86% bei der Gesamtbevölkerung während der gleichen Untersuchungsperiode.

Abb. 4. Drei für die Lungenkrebstodesfälle verantwortliche Faktoren

Faktor	Zunahme der Sterblichkeitsrate im Vergleich zu Nichtrauchern
A. Anzahl der gerauchten Zigaretten	
1—9 Zigaretten pro Tag	4,6
40 Zigaretten oder mehr pro Tag	18,77
B. Inhalation	
Rauch nicht inhaliert	8,0
Rauch inhaliert	17,0
C. Alter bei Beginn des Rauchens	
Beginn des Rauchens nach dem 25. Lebensjahr	4,08
Beginn des Rauchens vor dem 15. Lebensjahr	16,77

Ein anderer Krebs, der Speiseröhrenkrebs, zeigt eine Korrelation zum Zigarettenrauchen. Eine Beurteilung ist aber wegen der häufigen Assoziation von Alkoholismus und Nikotinabusus schwierig. Eine weitere Korrelation besteht, wenn auch weniger signifikant, zum Blasenkrebs. Es ist die Frage, welche Bestandteile des Zigarettenrauches auf die Blasenschleimhaut einwirken. Im Zigarettenrauch wurden bisher mehrere Substanzen gefunden, die wegen ihrer Karzinogenizität in Tierexperimenten bekannt sind.

Die Sterblichkeitsraten sind bei den Ex-Rauchern niedriger als bei den Rauchern. Je größer die Anzahl Jahre nach Einstellung des Rauchens, desto niedriger ist die Todesrate. Sie nähert sich der normalen Sterblichkeitsrate 10 Jahre nach der Einstellung des Rauchens. Die histologischen Befunde des Bronchialepithels stimmen mit diesen epidemiologischen Beobachtungen überein. Die American Cancer Society schätzt, daß 11% der starken Raucher schließlich an einem Lungenkrebs sterben (abgesehen von anderen „rauchbedingten" Krebsen — kardiovaskulären Erkrankungen und vom Emphysem.

Die wichtigsten unter diesen Substanzen sind die polyzyklischen Kohlenwasserstoffe, die in den Tabakblättern nicht vorhanden sind, sich aber während der Verbrennung bilden. Man schätzt die Benzpyrenmenge, die von einer 20 Zigaretten pro Tag rauchenden Person inhaliert wird, auf ungefähr 0,32 µg/Tag. Nach einem neueren Bericht in N-Nitrosopiperidin, ein weiteres stark wirksames Karzinogen, ebenfalls im Tabakrauch vorhanden. Viele experimentelle Untersuchungen haben gezeigt, daß man mit verschiedenen, aus Zigarettenrauch gewonnenen Mischungen von Substanzen bei Tieren Krebs induzieren kann.

Man hat den häufigsten Lungenkrebstyp des Menschen, den Plattenepithelkrebs der Bronchien, bei mit einer Tracheotomie versehenen Hunden unter ähnlichen Bedingungen wie bei der Exposition der Raucher reproduzieren können. Zahlreiche retrospektive Studien haben eine Korrelation zwischen dem Pfeiferauchen und dem Krebs der Lippen oder der Mundhöhle bewiesen. Prospektive Studien zeigen bei Zigarren- und Pfeifenrauchen eine 3,4mal höhere Mortalität an Krebsen der Mundhöhle als bei Nichtrauchern.

Alkohol

Es besteht eine Korrelation zwischen Alkoholkonsum und der Entstehung von Karzinomen des Mundes, des Pharynx, des Larynx und des Oesophagus. In manchen Ländern hat man bei Arbeitern, die alkoholische Getränke verarbeiten, und in Gebieten mit hohem Alkoholkonsum eine höhere Inzidenz dieser Tumoren festgestellt.

Eine Studie hat erhöhte Risikofaktoren für die Entstehung von Mundkrebsen erwiesen, und zwar ein 2,3fach höheres Risiko für starke Trinker, ein 2,4fach höheres Risiko für schwere Raucher, und ein 16,0fach höheres Risiko für die Personen, die gleichzeitig starke Trinker und starke Raucher sind. In bezug auf den Krebs des Hypopharynx weisen die starken Trinker ein 10mal größerers Risiko auf als die Nichttrinker; für den Speiseröhrenkrebs ist das Risiko 25mal höher. Der Alkohol ist wahrscheinlich eher ein Ko-Karzinogen als ein primäres Karzinogen.

Es fällt schwer, ein endgültiges Urteil zu fällen, weil der Alkoholismus so häufig mit Nikotinabusus einhergeht und durch unzureichende Ernährung und Vitaminmangel, deren Rolle in der Krebsätiologie noch unbekannt ist, kompliziert wird. Der Hauptschuldige ist vielleicht auch nicht der Alkohol selbst, sondern irgend ein Zusatz in alkoholischen Getränken.

Sexualleben

Hier ist es angezeigt, das mit der Sexualhygiene zusammenhängende Krebsrisiko von einem wahrscheinlich hormonal bedingten Risiko zu trennen.

Das Kollumkarzinom ist bei jungfräulichen Frauen seltener als bei verheirateten Frauen. Es ist bei Frauen, die ihr Sexualleben spät beginnen, seltener als bei Frauen, die früh und mit mehr Männern Geschlechtsverkehr haben. Das Kollumkarzinom ist häufiger bei den Pluriparae. Dieser Einfluß der Geburtenzahl nimmt ab, wenn Gruppen von Frauen verglichen werden, die ihr Sexualleben im gleichen Alter begonnen haben. Es scheint also, daß die für die Krebsentstehung verantwortlichen Faktoren eher mit dem Koitus als mit der Schwangerschaft in Zusammenhang stehen. Indessen läßt eine Studie vermuten, daß die durch die Schwangerschaft bedingten Veränderungen die Zervix während dieser Zeit besonders „empfänglich" für durch den Geschlechtsakt ausgelöste Krebsfaktoren macht. Die Häufigkeit des Kollumkarzimoms in Israel beträgt nur 1/6 der Häufigkeit in Schweden. Sie ist ganz allgemein sehr niedrig bei Juden und in Gemeinschaften, in denen Männer, auch wenn sie nicht beschnitten sind, eine strenge Sexualhygiene pflegen.

Die Korrelation zwischen Krebs und Geschlechtserfahrung ist im Falle des Brustkrebses gerade umgekehrt zur Korrelation beim Kollumkarzinom. Die an Brustkrebs leidenden Frauen haben im allgemeinen später geheiratet, sind auch später schwanger geworden und haben weniger Kinder geboren als Frauen ohne Brustkrebs. Auch die Stillzeit scheint einen gewissen „Schutz" gegen Brustkrebs zu gewähren, obschon dieser Schutz nicht sehr bedeutend scheint, wenn man bedenkt, daß die Abnahme der Brusternährung in den meisten Ländern in den letzten Jahrzehnten nicht von einer drastischen Zunahme der Brustkrebsinzidenz begleitet wurde. Diese Tatsache bringt für die Durchführung von Screening-Programmen besondere Probleme mit sich, da Frauen mit einem hohen Kollumkarzinom-Risiko einer anderen Gruppe angehören als die Frauen, die ein hohes Brustkrebsrisiko haben.

Zirkumzission

Karzinome des Penis sind bei den Juden, die eine Zirkumzission schon am 8. Lebenstag vornehmen, und in anderen Gemeinschaften, in denen diese Operation in den ersten 2 Lebensjahren durchgeführt wird, praktisch unbekannt. Die Tatsache, daß die Zirkumzission bei der Geburt auch ein Schutz gegen Peniskrebse ist, die nicht an der Vorhaut lokalisiert sind, läßt vermuten, daß dieser Schutz nicht einfach der Entfernung der Vorhaut, an der sich ein Tumor entwickeln könnte, zu verdanken ist. Bei Individuen, die erst während der Pupertät beschnitten werden, ist die Schutzwirkung geringer, und ein Peniskrebs kann sich viele Jahre später entwickeln. Der Mechanismus dieser Schutzwirkung gegen die Entstehung eines Peniskrebses ist nicht geklärt, steht aber sehr wahrscheinlich mit einer besseren lokalen Hygiene in Zusammenhang.

Parasiten

Der Zusammenhang zwischen einer parasitären Erkrankung und einer Krebsentstehung ist am besten bekannt für die Schistosomiasis und den Blasenkrebs, den man in Ägypten, im Irak und im Sudan antrifft. Verschiedene Untersuchungen haben in überzeugender Weise gezeigt, daß der Blasenkrebs bei den mit Schistosomen infizierten Bewohnern dieser Länder viel häufiger vorkommt als bei den nicht infizierten Individuen. Wahrscheinlich sind eine ganze Reihe von Ko-Faktoren, wie zufällige bakterielle Infektionen und auch Nitrasosamine, mitverantwortlich.

Viren

Der Nachweis einer viralen Ätiologie verschiedener Krebse bei einigen Tieren, vor allem der lymphoretikulären Karzinome und der Brustkrebse, sowie die experimentelle Krebsauslösung durch die Inokulation von Viren, haben viele Forschungsarbeiten beeinflußt und eine mögliche virale Ätiologie für die Krebsentstehung vor allem der Leukämien und der Geschwülste der lymphatischen Gewebe beim Menschen vermuten lassen. Die Entdeckung von Viruspartikeln in menschlichen Tumorgeweben ist kein wirklicher Beweis, da die Viren einen durch andere Ursachen erzeugten Krebs nachträglich infiziert haben können. Sogar die Tatsache, daß einige Adenoviren menschlicher Herkunft unter gewissen experimentellen Bedingungen karzinogen sind, beweist nicht, daß sie unter natürlichen Bedingungen die gleiche Wirkung haben. Der unter dem Gesichtspunkt einer möglichen viralen Ätiologie am besten untersuchte Krebs des Menschen ist der Burkitt-Tumor. Erste Vermutungen legte die geographische Verteilung der Erkrankung auf die endemischen tropischen und subtropischen Gebiete Afrikas und Neu-Guineas nahe; eine Korrelation zu bestimmten Insekten der Umgebung, die möglicherweise Virusvektoren sind, wurde vermutet. Später wurden im Tumor verschiedene Viren nachgewiesen, unter anderem einer der Herpesviren und das Reovirus 3. Was man bisher über diese Viren weiß, ist jedoch nicht ausreichend, um ihre Karzinogenität zu beurteilen. Darüber hinaus wurde das ganze Problem durch Publikationen noch kompliziert, die das Vorkommen der Krankheit auch außerhalb der endemischen Gebiete beschrieben.

Berufliche Faktoren in der Karzinogenese

Die Karzinogenese, die eine Bedeutung für die Genese berufsbedingter Krebse haben, sind ionisierende Strahlen und chemische Karzinogene (siehe Abb. 5). Eine große Anzahl chemischer Substanzen kann epithe-

Abb. 5. Karzinogene Substanzen, Zielorgane, Inkubationszeit und relativer Risikofaktor

Karzinogene Substanz	Zielorgane	Inkubationszeit[a] (Jahre)	Relatives Risiko[b]
Aromatische Kohlenwasserstoffe, Kohlen- und Erdölprodukte, Benzol, Anilin	Lunge, Haut, Blase, Larynx	20 +	2−6mal (90 für die Blase)
Senfgas	Larynx, Lunge	10−25	2−36mal
Vinylchlorid	Leber (Angiosarkom)	20−30	200mal
Arsen, 6wertiges Chrom	Haut, Lunge Nasenhöhlen	10 + (Arsen) 15−25 (Chrom)	3−8mal (3−40mal für die Nasenhöhlen)
Nickel	Haut, Lunge	15−25	5−10mal (Lunge) 100 + (Nasenhöhlen)
Asbest	Lunge	4−50	2−12mal
Ultraviolett-Strahlen	Haut		
Rö-Strahlen	Haut, hämatopoetische Organe	3−10	

[a] Die mittlere Inkubationszeit ist lang, d. h. 10−30 Jahre.
[b] Wenn das Durchschnittsrisiko 1 pro Million und pro Jahr beträgt, und die Exposition das Risiko verfünffacht (5mal), ist die praktische Signifikanz immer noch minimal.

liale Tumoren oder Sarkome bei Versuchstieren induzieren. Die Substanzen aber, die berufsbedingte Krebserkrankungen beim Menschen verursachen, sind relativ selten.

Der Berufskrebs befällt meist die Haut, die Harnwege und den Respirationstrakt, das heißt die in direktem Kontakt mit den karzinogenen Substanzen oder ihren aktiven Metaboliten stehenden Systeme. Die Exposition geschieht entweder während der Absorption (Haut, Respirationstrakt) oder während der Exkretion (Harnwege).

Ein generelles Problem bei der Aufstellung von Daten über beruflich bedingte Krebse ist die lange Latenzzeit zwischen dem Beginn der Exposition (und eventuell auch Abbruch der Exposition) und dem späteren Auftreten der Erkrankung. Krebsfälle, die erst im Ruhestand oder nach einem Arbeitswechsel auftreten, können unbeachtet bleiben — so daß die Krebsinzidenz fälschlicherweise niedrig erscheint.

Pott (1775) war der erste, der von der hohen Inzidenz von Skrotumkarzinomen bei Kaminfegern Notiz nahm, eine mögliche Korrelation zum Beruf andeutete und den Ruß als Ursache bezeichnete. Teer, Pech und ihre Derivate wurden später als Karzinogene beschuldigt, dann auch Mineralöle. Die letzten gelten als verantwortlich für die hohe Inzidenz an Hautkarzinomen unter den Schleifarbeitern und Maschinisten, die an mit Mineralöl verschmutzten Geräten arbeiten. Diese Öle enthalten vom Anthracen abgeleitete aromatische Kohlenwasserstoffe. Man beobachtet Hautkrebse auch bei Arbeitern in Fabriken, in denen Wachs aus Rohöl hergestellt wird. Die durch Arsen verursachten Hautkrebse sind schon seit langem bekannt. Sie kommen im allgemeinen multipel vor, und es gehen der Krebserkrankung andere Zeichen einer chronischen Arsenvergiftung voraus. Ionisierende Strahlen verursachen Hautkrebs bei Radiologen, vor allem an den Fingern und Handgelenken. Die Latenzzeit vom Beginn der Exposition bis zum Auftreten des Krebses beträgt 9 bis 22 Jahre.

Der durch aromatische Amine verursachte Blasenkrebs ist zweifellos eine Berufskrankheit von Arbeitern in der Kautschukindustrie. Seit dem Beginn der Kautschukverarbeitung in der Mitte des 19. Jahrhunderts, entwickelte sich die Azofarbstoffindustrie sehr schnell. Um die Jahrhundertwende traten die ersten Blasenkrebsfälle unter den Arbeitern auf, die mit Anilinfarbstoffen in Berührung gekommen waren. Anilin selbst ist weder für Menschen noch für Tiere karzinogen. Möglicherweise enthielt das im 19. Jahrhundert verwendete Anilin das Karzinogen 4-Aminodiphenyl als Verunreinigung. Die wichtigsten für die Blase als karzinogen bekannten Substanzen, die in der Fabrikation der Anilinfarbstoffe gebraucht werden, sind Benzidin, 2-Naphthylamin und 4-Aminodiphenyl. 1-Naphthylamin ist wahrscheinlich an und für sich nicht karzinogen, aber es enthält immer in geringen Mengen 2-Naphthylamin. Deshalb sind die diesem Stoff ausgesetzten Arbeiter gefährdet. Auch Arbeiter der kautschukverarbeitenden Industrie sind diesen Substanzen ausgesetzt, ebenso wie Arbeiter, die mit Gummi überzogene elektrische Kabel herstellen, Gasfabrikarbeiter und Personen, die mit der Herstellung und Bearbeitung von aromatischen Aminen beschäftigt sind. Eine lange Exposition erhöht das Risiko. Man hat aber auch Fälle von Blasenkrebs bei einer Expositionsdauer von weniger als einem Jahr beschrieben. Eine interessante Studie zeigt, daß das Risiko für das Auftreten eines Blasenkrebses besonders hoch ist, wenn die berufliche Exposition vor dem 25. Lebensjahr beginnt.

Das mittlere Alter beim Auftreten von Harnwegserkrankungen liegt bei 45 für beruflich exponierte Individuen, bis 55 für die Allgemeinbevölkerung. Die durch die aromatischen Amine ausgelösten Harnwegs-

krebse sind meist multiple Papillome und Karzinome, die ebenfalls oft multipel auftreten können. Man beobachtet sie am häufigsten in der Harnblase, oft im Trigonumgebiet, aber man kennt auch Krebse der Ureteren, des Nierenbeckens und der Nieren.
Eine Exposition gegenüber 6wertigen Chromverbindungen, vor allem Chromat und Bichromat, ist eine anerkannte Ursache für Lungenkrebse. Das Risiko an Lungenkrebs zu erkranken ist für Cromarbeiter 13—30mal größer als für die Allgemeinbevölkerung.
Zu den häufigsten beruflich bedingten Krebsen zählt heute das Karzinom der Luftwege bei Asbestose. Der Gebrauch von Asbest hat in den letzten 40 Jahren stark zugenommen. Die Inhalation von Asbeststaub führt zu einer Lungenfibrose, zur sogenannten Asbestose. Es handelt sich um eine interstitielle Fibrose, die durch eine Verdickung der Pleura und durch das Vorkommen von Asbestfasern (Asbestkörper) im Lungenparenchym gekennzeichnet ist. Diese Asbestkörper sind mit Protein überzogen und enthalten Eisen. In den Lungen, vor allem im Epithel der Bronchiolen, treten ausgesprochen metaplastische Veränderungen auf. Untersuchungen aus verschiedenen Gebieten der ganzen Welt zeigen, daß bei den an Asbestose gestorbenen Arbeitern in 20—50% der Fälle ein Lungenkrebs vorlag, mit einem beträchtlichen Anteil an Mesotheliomen der Pleura. Die Mesotheliominzidenz unter den Asbestarbeitern liegt viel höher als in der Allgemeinbevölkerung. Dieser Tumor kann sich schon nach einer relativ kurzen Exposition entwickeln. Karzinogen können die Asbestfasern selbst, die Mineralöle, die sich in den Fasern des blauen Asbestes befinden oder, im Falle anderer Typen, die Mineralöle sein, die durch die Jutefasern der Säcke, in denen sie verpackt sind, absorbiert werden. Die erwähnten Befunde wie auch der enorme Anstieg des Asbestkonsums in der ganzen Welt scheinen zu beweisen, daß alle Methotheliome (deren Inzidenz stetig zunimmt) auf irgend eine Weise mit der zufälligen Inhalation von Asbestfasern in Zusammenhang stehen. Postmortale mikroskopische Untersuchungen haben tatsächlich Asbestkörper in den Lungen von 40—50% der Erwachsenen nachgewiesen, die in bestimmten Gebieten lebten.
Man darf nicht vergessen, daß der Lungenkrebs bei Asbestarbeitern fast ausschließlich bei Rauchern auftritt. Die langfristige Inhalation von Benzol kann toxische Effekte auf das Knochenmark haben, die zu einer Anämie, zu einer Panzytopenie oder sogar zu einer akuten Leukämie führen können. Die Leukämieinzidenz unter exponierten Arbeitern ist 20mal größer als in der Allgemeinbevölkerung. Die durch Benzen verursachte Leukämie ist gewöhnlich akut, oft leukopenisch und geht mit einer mehr oder weniger ausgeprägten Milzvergrößerung einher. Das Knochenmark wird durch undifferenzierte Zellen, hauptsächlich Mikrohämo-

zytoblasten ersetzt. Aplastische Anämien und Leukämien treten gewöhnlich bei Leuten auf, die dem Benzol noch unmittelbar ausgesetzt sind, sie können aber auch erst viele Jahre nach der Exposition manifest werden.
Das Osteosarkom bei Malern von Zifferblättern hat als Berufskrankheit nur noch historisches Interesse. Die Leuchtfarbe der Zifferblätter enthält eine kleine Menge Radium und Mesothorium, die von den Arbeiterinnen geschluckt wurden, weil sie die Farbpinsel mit ihren Lippen befeuchteten. Diese radioaktiven Substanzen setzen sich bevorzugt in den Knochen ab, wo sie Sarkome verursachen können. Der Gebrauch von Leuchtziffern hat stark zugenommen. Trotzdem haben die heutigen Vorsichtsmaßnahmen und die strikte Überwachung der Arbeiter diese Krebsursache ganz zum Verschwinden gebracht.

Genetische Faktoren

Man muß immer wieder betonen, daß wir nur einen kleinen Teil der Ursachen für menschliche Krebserkrankungen kennen, obwohl wir *vermuten,* daß Umweltfaktoren für die Verursachung der meisten Karzinome die Hauptrolle spielen. Das bedeutet nicht, daß genetische Faktoren unwichtig sind — wir besitzen nur mehr Informationen über Umweltfaktoren als über genetische Faktoren. Wahrscheinlich spielen in den meisten (wenn nicht in allen) Situationen sowohl Umwelt- *als auch* genetische Faktoren eine wichtige Rolle. Zum Beispiel haben neuere Forschungen ergeben, daß das Vorkommen des Enzyms Aryl-Kohlenwasserstoff-Hydroxylase in der Luft (AHH — Aryl Hydrocarbon Hydroxylase) (das für die Umwandlung des im inhalierten Tabakrauch anwesenden Benzols in ein Karzinogen notwendig ist) genetisch durch ein einziges Gen mit gepaarten Allelen (High und Low) kontrolliert wird. HH-Personen sind 36mal stärker gefährdet, einen Lungenkrebs zu entwickeln als LL-Personen. Wir sehen also, daß sogar beim Lungenkrebs (bei weitem der wichtigste „durch Umweltfaktoren bedingte" Krebs) eventuell ein signifikanter genetischer Faktor eine Rolle spielt. Auf der anderen Seite haben kürzliche Beobachtungen gezeigt, daß bei *Xeroderma pigmentosum* (eine klassische genetisch bedingte Erkrankung) ein Schutz vor Sonnenstrahlen die Entwicklung eines Hautkrebses verhindern kann.
Es gibt eine Anzahl hereditärer Neoplasmen, bei denen 80—90% der Individuen, die das schädliche Gen tragen, ein Karzinom entwickeln werden. Der Wilms Tumor, das bilaterale Retinoblastom und die Krebse

der an familiärer Polypose erkrankten Patienten sind Beispiele für Tumoren, die nach den Mendelschen Regeln als autosomale dominate Merkmale übertragen werden. Diese erblichen Neoplasmen können die einzige Manifestation eines genetischen Defektes (z. B. das bilaterale Retinoblastom), oder aber Teil einer systemischen Störung mit multiplen Neoplasmen oder Entwicklungsdefekten (z. B. das Basalzellnaevoid-Syndrom) sein.

Außer den oben erwähnten Neoplasmen gibt es eine weitere Gruppe hereditärer präneoplastischer Syndrome (genetisch übertragene Entwicklungsstörungen), von denen sich im allgemeinen weniger als 10% zu manifesten malignen Neoplasmen entwickeln. Man hat sie in vier Kategorien eingeteilt.

1. Hamartomatöse Syndrome (multiple Neurofibromatose, tuberöse Sklerose, von Hippel-Lindausche Krankheit, multiple Exostosen und das Peutz-Jeghersche Syndrom): autosomal dominante Merkmale mit tumorähnlichen Mißbildungen in verschiedenen Organen, die zu einer fehlerhaften Differenzierung führen und zur Bildung verschiedener Neoplasmen neigen.

2. Genodermatosen (Xeroderma pigmentosum, Albinismus, Epidermodysplasia verruciformis, polydysplastische Epidermolysis bullosa, Dyskeratosis congenita und Wernersches Syndrom): autosomal rezessive Merkmale, bei denen Hautdefekte zur Bildung von Hautkrebsen prädisponieren.

3. Syndrome mit vermehrter Chromosomenbrüchigkeit (Bloomsches Syndrom und aplastische Anämie von Fanconi): autosomal rezessive Merkmale, welche zur Leukämie prädisponieren.

4. Immunodefizienz-Syndrome, die primär zu lymphoretikulären Neoplasien prädisponieren (Wiskott-Aldrichsches Syndrom, ein geschlechtsgebundenes, rezessives Merkmal; Ataxa-Telangiektasia, ein autosomal rezessives Merkmal; und andere seltene kongenitale Anomalien mit einem Doppelsystemimmundefizit).

In eine andere Kategorie kann man die Krebs-Mißbildungssyndrome einreihen. Patienten, die bestimmte kongenitale Defekte ausweisen, sind viel stärker krebsgefährdet als der Durchschnitt der Bevölkerung, gelegentlich 1000mal mehr.

Jüngste Fortschritte in der Identifizierung von Chromosomen und von Chromosomenteilen (differenzierte Färbetechniken, „banding" genannt) haben ein wichtiges neues Verständnis der Korrelation zwischen

Chromosomen, Krebs und genetisch bedingten Defekten ermöglicht. Zum Beispiel besitzen 90% der Patienten mit chronischer myeloischer Leukämie (CML) ein abnormales Chromosom 22 (genannt Ph^1), das aus einer Translokation der langen Chromosomenfragmente an ein anderes Chromosom resultiert (gewöhnlich 9). Die CML bei Ph^1-positiven Patienten haben einen unterschiedlichen natürlichen Verlauf. Sie sprechen auf die Therapie anders an und haben vielleicht auch eine andere Ätiologie als die CML bei Patienten ohne Ph^1.
Weiter ist die Hypothese von Mitelman und Rowly interessant, wonach Karzinome mit gleichen Karyotypen vom gleichen ätiologischen Agens induziert werden. Einige experimentelle Sarkome, die sich histologisch gleichen, aber durch verschiedene Agentien ausgelöst werden (Viren und DMBA = Dimethylbenzantracen), haben ganz unterschiedliche Karyotypen. Unterschiedliche Tumortypen bei Ratten (Leukämien, Sarkome) haben ähnliche Karyotypen, wenn sie durch dasselbe Agens (DMBA) induziert werden. Es ist möglich, daß zukünftige Tumoren nach ihren Karyotypen klassifiziert werden.
Dieses Kapitel hat einige wenige Forschungsergebnisse und die Bedeutung genetischer Faktoren in der Karzinogenese behandelt. Mit dem Fortschritt genetischer Methoden und der Chromosomenforschung wird unser Verständnis der Beziehungen zwischen Umwelt- und genetischen Faktoren als Krebsursache sicher stark verbessert werden, was klinisch nur nützlich sein kann.

Immundefizit und Krebs

Ein bei Versuchstieren hervorgerufenes Immundefizit steigert oft das Krebsrisiko. Beim Menschen mit einem genetisch oder medikamentös bedingten Immundefizit beobachtet man häufiger eine Krebsentwicklung als beim normalen Individuum; die Latenzzeiten sind kürzer. Es überwiegen lymphoretikuläre Tumoren. Bei Patienten, die einer Nierentransplantation unterzogen wurden und eine Dauertherapie mit Immunsuppressoren zur Verhinderung einer Transplantatabstoßung erhalten, ist das Krebsrisiko 35mal höher als normal.
Im Kapitel über „Genetische Faktoren" wurde die Krebsentstehung bei Immundefizit-Syndromen besprochen.
Die „Überwachungstheorie" läßt vermuten, daß eine der Funktionen des Immunsystems darin besteht, eine „Überwachung" gegenüber sich (eventuell täglich) entwickelnden malignen Zellen zu gewährleisten. Wäre diese Theorie richtig, würde in Fällen einer Immunosuppression

die Anzahl der Krebse zunehmen. Ihre Verteilung würde dem üblichen Muster entsprechen. Die Verteilung ist jedoch entschieden abnormal (Lymphome 55%, Leukämien 17%, Epitheliome 20%, ZNS 5%, mesenchymale Tumoren 3%). Eine andere interessante Hypothese (die noch nicht bewiesen ist) besagt, daß eine chronische Antigenstimulation eine lymphoide Zellproliferation induziert, die ihrerseits zu einem Malignom vom lymphatischen Typ führen könnte.

Pathologie

Definitionen

Ein Neoplasma oder ein Tumor ist das Ergebnis einer Wachstumsstörung, die primär durch eine übermäßige Zellproliferation charakterisiert ist, ohne daß ein erkennbarer Zusammenhang mit den physiologischen Bedürfnissen des befallenen Organs besteht. Zahlreiche Arten entstehen aus den verschiedensten Gewebetypen des Menschen. Aus dem proliferativen Wachstum resultierende Tumoren zeigen ausgeprägte Unterschiede in ihrem biologischen Verhalten. Es ist deshalb schwierig, eine einfache Definition zu geben, die für alle Geschwulstarten zutreffen würde.
Willis definierte einen Tumor als eine „abnormale Gewebsmasse, deren Wachstum im Verhältnis zu normalen Geweben übermäßig und unkoordiniert ist, und die nach Sistieren der sie bedingenden Stimuli in gleicher, exzessiver Art weiterbesteht". Diese Definition hilft, Tumoren von Wachstumsmißbildungen, sowie von entzündlichen und hyperplastischen Veränderungen zu unterscheiden. Tumoren werden in zwei Hauptgruppen eingeteilt: benigne und maligne Tumoren. Die gutartigen Geschwülste haben ein begrenztes Wachstumspotential, bleiben lokalisiert und bewirken im allgemeinen keine schweren Nebeneffekte. Die bösartigen Geschwülste hingegen wuchern rasch und breiten sich so stark über den ganzen Körper aus, daß sie zum Tod führen können, wenn sie nicht frühzeitig behandelt werden. Das Hauptmerkmal der Bösartigkeit ist eine Anomalie der Zellen, die sich in einer verminderten Kontrolle von Zellwachstum und Zellfunktion ausdrückt. Das invasive Wachstum und die Metastasierung führen beim Wirt in der Folge zu ernsten Nebenwirkungen. Die Zellwucherung der malignen Tumoren ist nicht vollkommen autonom, wie man früher annahm. Der Krebs ist zum Beispiel in der Blutversorgung vom Wirt abhängig. Weiterhin kann sein Wachstum durch Hormone, Drogen und immunologische Vorgänge des Patienten beeinflußt werden.

Klassifizierung

Bisher wurden viele Tumorklassifizierungen vorgeschlagen. Alle basieren auf einem der folgenden Kriterien:

Histogenese

Tumoren werden nach ihrem ursprünglichen Zelltyp klassifiziert. Danach gibt es 2 Haupttypen: Zellen epithelialen und Zellen mesenchymalen Ursprungs. Diese Klassifizierung ist besonders nützlich, weil der Zelltyp das wichtigste, konstante Merkmal eines Tumors ist. Die Identifizierung der genauen Herkunft einer Zelle kann aber bei undifferenzierten Tumoren und bei Neoplasmen, die Zonen einer Metaplasie aufweisen, schwierig sein. Man stößt auch auf Schwierigkeiten bei der Klassifizierung von Tumoren, die von Zellen abstammen, deren genaue Herkunft umstritten ist (z. B. Melanome und Ovarialtumoren) oder bei Zellen, die bei Erwachsenen normalerweise nicht vorkommen (z. B. Tumoren der Plazenta und Geschwülste embryonaler Herkunft).

Histologie

Tumoren werden je nach Reifegrad der Zellen als wohldifferenzierte, mäßig oder schlecht differenzierte Geschwülste klassifiziert. Wenn jede Identität mit dem Ursprungsgewebe verlorenging, nennt man den Tumor undifferenziert oder anaplastisch. Daneben werden zur Beschreibung häufig bestimmte morphologische und funktionelle Merkmale, z. B. papillär, follikulär, schleimbildend, usw. benutzt.

Verhalten

Tumoren werden nach ihrem bekannten oder zu erwartenden biologischen Verhalten klassifiziert: benigne oder maligne Tumoren. Bei den gutartigen Geschwülsten gleichen die neoplastischen Zellen ganz dem Ursprungsgewebe (gut differenziert) und wachsen während der Ausbreitung nur langsam. Dieses Wachstum führt im allgemeinen zu einer gut abgegrenzten Neubildung. Bei den bösartigen Geschwülsten hingegen bestehen die Gebilde aus weniger differenzierten Zellen, die sich durch ihre Fähigkeit zu progressivem und invasivem Wachstum in die umgebenden Gewebe auszeichnen. Unter Umständen dringen die Krebszellen in die Lymph- und Blutgefäße ein und gelangen auf diesem Wege zu anderen Körperteilen, wo sie sekundäre Geschwülste oder Metastasen setzen.

Obwohl die klassische Einteilung der Tumoren in gutartige und bösartige Geschwülste große praktische Bedeutung hat, kann die Unterscheidung in bestimmten Fällen Schwierigkeiten bereiten. Darüber hinaus gibt es Tumoren mit „intermediärem" Verhalten, die man gewöhnlich als „lokal bösartig" bezeichnet. Bei dieser Gruppe steht die lokale Invasion im Vordergrund, eine Fernmetastasierung geschieht selten, wie z. B. bei den Basalzellkarzinomen, den Adamantinomen und den gut differenzierten Fibrosarkomen. Außerdem kann sich das biologische Verhalten eines Tumors mit der Zeit verändern. Gelegentlich entartet ein benigner Tumor (z. B. ein Adenom des Kolons). Sehr selten kann sich eine bösartige Geschwulst in einen gutartigen Tumor umdifferenzieren (z. B. kann sich ein Neuroblastom in ein Ganglioneurom umwandeln) oder spontane Regression zeigen.

Ätiologie

Die Klassifizierung der Tumoren nach ihrer Ätiologie ist aus zahlreichen Gründen unpraktisch. Die Ursache der meisten Tumoren ist immer noch unbekannt. Außerdem kann ein und dasselbe Agens Geschwülste verschiedener Art verursachen und ein bestimmter Tumortyp kann durch ganz verschiedene Agentien ausgelöst werden.
Obwohl die Kenntnis ätiologischer Faktoren für die Geschwulstprophylaxe von großem praktischen Wert ist, hat sie für die Therapie keine Bedeutung mehr. Das ätiologische Agens ist, wenn der Tumor erst einmal entstanden ist, für das weitere Wachstum der Geschwulst nicht mehr erforderlich.

Eponyme

Einige Tumoren sind immer noch am besten unter dem Namen der Autoren, die sie beschrieben haben, bekannt, so z. B. das Ewing-Sarkom, der Morbus Hodgkin, der Wilms Tumor, der Brenner Tumor, Grawitz Tumor usw.

Anatomie

Einige Tumoren werden nach dem Organ und nicht nach den Geweben benannt, von denen sie stammen. Beispiele dafür sind das Hepatom, das Thymom und die Tumoren der Karotiskörperchen.

Allgemeine Verfahren

Die übliche und beste Klassifizierung der Tumoren geschieht durch eine Kombination der histogenetischen und histologischen mit den Verhaltenscharakteristika. Sie stützt sich auf die mikroskopische Untersuchung des Tumors zur Identifizierung des ursprünglichen Zelltyps sowie zur Bestimmung des Differenzierungsgrades und histologischer Merkmale der Malignität.
Eine gutartige Geschwulst des Oberflächenepithels nennt man Papillom; eine Neubildung des Drüsenepithels ist ein Adenom. Dieses kann zystisch sein (Zystadenom). In diesen Zysten können papilläre Formen vorkommen (papilläres Zystadenom) (Abbildung 6). Im Bindegewebe werden die gutartigen Geschwülste nach der ursprünglichen Zelle benannt (z. B. Fibrome, Lipome, usw.). In einigen benignen Tumoren sind

sowohl Elemente des Epithels als auch Elemente des Bindegewebes an der neoplastischen Proliferation (z. B. das Fibroadenom der Brust) beteiligt.

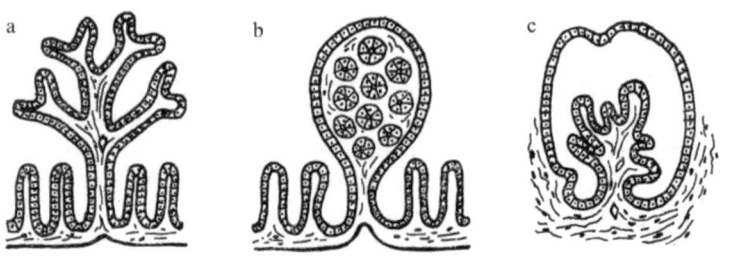

Abb. 6. Struktur einiger gutartiger Geschwülste. (a) Papillom; (b) Adenom; (c) Zystadenom

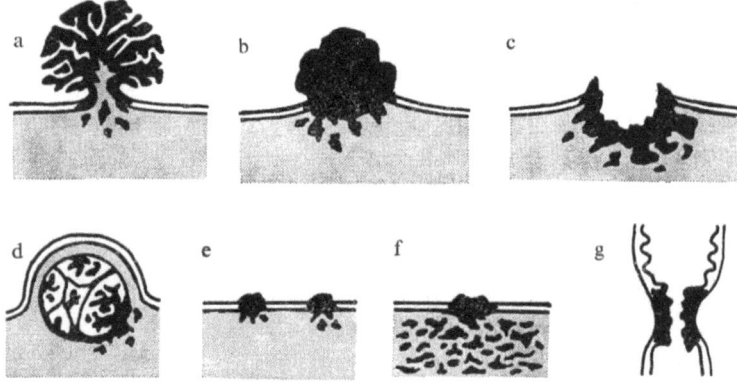

Abb. 7. Allgemeine Karzinomtypen. (a) papillär; (b) nodulär; (c) ulzerös; (d) zystisch; (e) multipel (multizentrisch); (f) diffus; (g) anulär (eine Striktur verursachend)

Ein maligner epithelialer Tumor ist ein Karzinom, ein maligner Tumor des Bindegewebes ein Sarkom. Die histologische Beschreibung dieser Tumoren entspricht der Herkunft des ursprünglichen Gewebes. Die Sarkome des lymphoretikulären Systems, auch bekannt als maligne Lymphome, werden von den anderen Sarkomen wegen ihrer besonderen biologischen Verhaltensweise, ihrer Radiosensibilität und ihrer leukämischen Tendenz getrennt. Zu den auf Entwicklungsstörungen beruhenden

Tumoren gehören verschiedenartige Neoplasmen, die sich aus embryonalen Zellen und Zellresten entwickeln können. Die Mehrzahl dieser Tumoren entstehen während der ersten 5 Lebensjahre. Sie sind seltener schon bei der Geburt vorhanden oder entwickeln sich erst später beim Erwachsenen. Im letzten Fall muß man annehmen, daß die Störung während vieler Jahre latent blieb oder sich aus einem Embryonalrest entwickelt hat.

Tumorstruktur

Allgemeine Merkmale

Die gutartigen Geschwülste, die auf oder nahe bei einem Oberflächenepithel entstehen, neigen zur Bildung vorspringender Knötchen oder Polypen, die breitaufsitzend oder gestielt sein können. Ein gutartiger Polyp ist im allgemeinen von intaktem Epithel überzogen und zeigt keine Anzeichen einer neoplastischen Infiltration an seinem Stil. Die Oberfläche eines Polypen kann glatt sein, wie z. B. bei den adenomatösen Polypen, oder unregelmäßig und warzenförmig wie bei den Papillomen. Gutartige Geschwülste, die aus einer tiefer gelegenen Struktur entstehen, sind im allgemeinen rundlich und in den komprimierten umgebenden Geweben eingekapselt. Diese Tumoren können solide oder zystisch sein.
Bösartige Tumoren haben im allgemeinen wegen der Infiltration der umgebenden Gewebe eine unregelmäßige Form mit schlecht definierten Rändern. Die vom Krebs befallenen Zonen sind immer induriert. Oft beobachtet man Blutungen und Nekrosen, vor allem im Zentrum der Geschwulst. Sich schnell entwickelnde Tumoren wachsen ebenfalls expansiv und können umschrieben oder eingekapselt erscheinen. In diesen Fällen ist eine Infiltration der umgebenden Gewebe jedoch immer vorhanden.
Die allgemeine Erscheinungsform der Karzinome ist verschieden: Oft erscheinen sie als eine vorspringende, exophytische Masse, die papillär oder nodulär sein kann. Manchmal gleichen sie einer Fissur oder einem tiefen Ulkus, oder sie haben eine zystische Struktur. Selten ist ein Karzinom multizentrisch in seinem Ursprung und bildet deshalb multiple Läsionen. Nicht selten dagegen ist ein Organsitz multipler bösartiger Tumoren, die synchron oder metachron auftreten können. Einige Krebsarten mit ausgeprägt infiltrativem Potential können die Gewebe diffus infiltrieren. Im Verdauungstrakt kann dieser Geschwulsttyp von einer Fibrose begleitet sein und eine Striktur verursachen. Sarkome sind im allgemeinen größer als Karzinome. Sie sind spindelförmig und fleischig und verbinden sich stärker mit den umgebenden Geweben.

Histologische Merkmale

Ein Tumor besteht aus zwei Teilen, den tumoreigenen Zellen und dem Gefäßstroma, das von den normalen Zellen des Wirtes stammt. Die Wachstumsweise der Tumorzellen und ihre Kernmorphologie helfen bei der Unterscheidung von gutartigen und bösartigen Geschwülsten. Um den histologischen Typ einer Geschwulst zu bestimmen, muß man die Zelldifferenzierung oder die funktionelle Tätigkeit der Tumorzellen untersuchen wie z. B. die Keratinbildung beim Schuppenepithel- oder Plattenepithelkrebs, die Bildung von osteoidem Gewebe bei Osteosarkomen, oder die Schleimsekretion bei einigen Adenokarzinomen.

Die Elektronenmikroskopie ist von Wert bei der genauen Typisierung von Tumoren, die man mit dem Lichtmikroskop nicht klassifizieren könnte. Diese Technik erlaubt die Identifizierung spezifischer Ultrastrukturen und hilft somit bei der Differentialdiagnose anaplastischer Karzinome, maligner Melanome und histiozytärer Lymphome. Sie liefert wertvolle diagnostische Informationen bei Sarkomen der Weichteile und Tumoren des Nervensystems.

Man verfügt auch über spezielle histochemische Methoden, die die Typenbestimmung bestimmter Tumoren erlauben, da sich mit ihnen im Zytoplasma Produkte einer spezifischen Zellfunktion nachweisen lassen.

Struktur der gutartigen Geschwülste

Die gutartigen Tumoren sind im allgemeinen scharf begrenzt oder abgekapselt. Zytologisch gleichen die Tumorzellen den ursprünglichen Zellen, wenn sie auch manchmal etwas größer und ihre Kerne leicht hyperchrom sind. Die gutartigen Geschwülste erscheinen noch organisiert, d. h. die Beziehung der Zellen zueinander und zur Basalmembran (Polarität) ist nicht gestört. Einige benigne Tumoren werden als pleomorph bezeichnet, wenn sie aus mehr als einem Zelltyp bestehen. So sind z. B. beim Fibroadenom der Brust sowohl Epithel- als auch Stützgewebszellen an der neoplastischen Wucherung beteiligt. Die sogenannten Mischtumoren der Speicheldrüsen setzen sich aus epithelialen Elementen in einem myxomatösen oder pseudochondralen Stützgewebe (Stroma) zusammen. Man weiß jetzt, daß die schleimige Sekretion von Muzin in das Stroma durch die neoplastischen Epithelzellen verursacht wird. Folglich ist diese Geschwulst eher als pleomorphes Adenom zu bezeichnen und nicht als ein Mischtumor embryonalen Ursprungs.

Struktur der tumorähnlichen Gebilde und der Präkanzerosen

Störungen des Wachstums und der Differenzierung können manchmal nur sehr schwer von den wahren Neoplasmen unterschieden werden. So können z. B. in normalen Zellen nach Bestrahlungen oder nach der

Verabreichung bestimmter Drogen, wie z. B. alkylierender Chemotherapeutika oder Podophyllin, atypische Kernveränderungen auftreten. Die verschiedenen metaplastischen Veränderungen sind leicht von Tumoren zu unterscheiden, da keine Gewebsproliferation stattfindet und die beteiligten Zellen gut differenziert sind. Noduläre Hyperplasien der endokrinen Drüsen, wie z. B. der Nebennieren und der Schilddrüse, können Erscheinungsformen von Adenomen in diesen Organen nachahmen.

Die atypischen Epithelhyperplasien, auch bekannt unter dem Namen Dysplasien, sind schwer von einem Neoplasma zu unterscheiden und sind möglicherweise Präkanzerosen. Diese Neubildungen werden normalerweise in der Mundhöhle und an Zervix oder Gebärmutter in Verbindung mit einer chronischen Entzündung beobachtet. Sie erscheinen als weißliche Flecken, weshalb man sie klinisch als Leukoplakien bezeichnet. Das *Carcinoma in situ* ist eine Neubildung, die die Struktur und die Zytologie eines Karzinoms hat, aber nicht invasiv wächst. Solche Gebilde kann man an der Zervix der Gebärmutter, in der Epidermis, in den Lungen, in der Prostata (latentes Karzinom) und in der Brust (lobuläres *in situ* Karzinom) nachweisen. Das Studium des biologischen Verhaltens des Carcinoma *in situ* hat am Beispiel der Zervix des Uterus gezeigt, daß ein hoher Prozentsatz dieser Neubildungen schließlich zu einem invasiven Karzinom führt. Der Rest bleibt in diesem Stadium oder entwickelt sich zurück. *In situ* Karzinome verursachen unter Umständen keine allgemein augenfälligen Läsionen, aber die zytologische Untersuchung eines Abstrichs der Läsion ermöglicht die Diagnose und Frühbehandlung.

Struktur des Drüsenepithelkrebses

Diese bösartigen Tumoren entstammen sowohl dem Oberflächenepithel als auch den Drüsen, und sind als Adenokarzinome bekannt. Ihr histologisches Aussehen ist äußerst unterschiedlich. Die gut differenzierten Typen zeigen ein drüsenähnliches Muster, aber die Acini sind unregelmäßig in ihrer Form und durch eine mehrzellige Schicht abgegrenzt. In den mäßig differenzierten Typen sind die Krebszellen zu Haufen ohne Zentrallumen angeordnet. In der Mamma und im Gastrointestinaltrakt kann sich eine szirrhöse Form des Adenokarzinoms entwickeln, die sich durch eine ausgeprägte Fibrose des Stromas auszeichnet. Bei dieser Lokalisierung, vor allem aber im Gastrointestinaltrakt, können diese Karzinome Muzin sezernieren und werden deshalb Mukoidkrebse genannt. Zunächst ist die Sekretion intrazellulär, was zur Verdrängung des Kernes führt (Siegelringzellen). Später sammelt sich im Stroma reichlich Muzin an. In der Schilddrüse und in den Ovarien können die Karzinome eine papilläre Anordnung haben. Die undifferenzierten Karzinome sind sehr zellreich und eher von solidem oder medullärem Charakter. In diesen Fällen kann man maligne Riesenzellen beobachten. Bestimmte Adenokarzinome können eine Metaplasie erfahren und dann Zonen mit neoplastischen Plattenepithelzellen aufweisen, so z. B. die Adenokanthome des Endometriums und die mukoepidermoiden Tumoren der Speicheldrüsen. Ein weiterer pleomorpher Tumor ist das Karzinosarkom, das sowohl aus malignen epithelialen als auch aus Bindegewebselementen besteht.

Struktur der nicht-glandulären Epithelkrebse

Diese Karzinome können in 3 Gruppen eingeteilt werden: Plattenepithelkrebse, Basalzellenkrebse, Übergangszellenkrebse.

Plattenepithelzellenkrebse. Sie entstehen an jeder beliebigen Stelle, die normalerweise von einem geschichteten Plattenepithel bedeckt ist, wie z. B. an der Haut, in der Mundhöhle, der Speiseröhre, dem Anus, und der Ektozervix. An anderen Stellen können diese Krebse auch auf der Basis einer Plattenepithelmetaplasie entstehen, wie z. B. in der Lunge, in den Harnwegen oder in der Gallenblase. Sie können auch als Adenokarzinome entstehen und sich durch Metaplasie vollständig in Plattenepithelkarzinome umwandeln. Die „low-grade" Varianten kann man leicht an den Stachelzellen oder keratinisierten, Nester bildenden Zellen erkennen. Die undifferenzierten Typen können entweder pleomorph oder spindelförmig sein. Der letztere Typus ist manchmal schwer von einem Sarkom zu unterscheiden. Die sogenannten Lymphoepitheliome, die hauptsächlich im Nasen-Rachengebiet auftreten, werden als undifferenzierte Plattenepithelkrebse angesehen. Sie entstehen an Stellen, wo lymphoides Gewebe normalerweise reichlich vorhanden ist.

Basalzellenkrebse. Sie entstehen in der Haut, ausgehend von der Basalschicht der Epidermis oder der Haarscheide. Sie bestehen im allgemeinen aus Nestern dicht gepackter Zellen mit gleichmäßig dunklen Kernen und einem schlecht erkennbaren Zytoplasma. Charakteristisch ist die palisadenartige oder radiale Anordnung der Randzellen. In bestimmten Fällen kann im Stroma Melaninpigment vorkommen. Diese pigmentierten Veränderungen können klinisch manchmal mit malignen Melanomen verwechselt werden.

Übergangszellenkrebse. Sie kommen in Nierenbecken, im Ureter und in der Blase vor. Diese Karzinome sind papillenförmig und bestehen aus einem zentralen fibrovaskulären Stroma, das von Schichten von Übergangszellen umgeben ist. Die tieferen Epithelschichten sind polygonal oder säulenförmig, während die oberflächlichen Schichten etwas abgeflacht sind. Bei den „high-grade"-Tumoren ist die papilläre Anordnung weniger auffällig. Die Infiltration der darunterliegenden Strukturen ist stark. Kernpleomorphismus ist vorhanden, aber nicht so ausgeprägt wie beim Plattenepithelkrebs.

Struktur der Sarkome

Die bösartigen Geschwülste mit Ursprung im Mesenchym oder Bindegewebe sind immer in diffusen Schichten angeordnet, in denen die neoplastischen Zellen untrennbar mit dem Stroma verbunden sind. Die Sarkome der Weichteile und des Skelettsystems werden nach ihrer Differenzierung erkannt. So neigen Fibrosarkome dazu, Kollagen zu bilden, Chondrosarkome produzieren eine knorpelähnliche (chondroide) Matrix und Osteosarkome bilden osteoides Gewebe im Stroma. Außerdem kann die Zellmorphologie charakteristisch sein, wie z. B. Schaumzellen bei den Liposarkomen, Spindelzellen bei den Fibrosarkomen, Riesen- und bandförmige Zellen bei den Rhabdomyosarkomen. Sarkome der mesothelialen Oberflächen (Mesotheliome) und der Synovialmembranen (Synoviome) besitzen eine sarkomatöse Komponente und eine tubuläre Zellanordnung, die dem Adenokarzinom ähnelt. Ein malignes Mesenchymom besteht aus einer Anzahl mesenchymaler Gewebe und umfaßt fibröses, fetthaltiges, angiomatöses, knorpeliges und anderes Gewebe. Diese mesodermalen Mischtumoren zeigen die Multipotentialität des primitiven Mesenchyms von dem sie abstammen.

Die Sarkome des lymphoretikulären und hämatopoetischen Systems bilden eine charakteristische, engverwandte Gruppe, die die malignen Lymphome und die Leukämien umfaßt. Bei den erstgenannten ist die maligne Erkrankung auf das lymphoide Gewebe beschränkt, während bei den Leukämien Knochenmark und Blut befallen sind. Bestimmte Lymphoformen jedoch können Leukämien verursachen. Zu den malignen Lymphomen gehören die Hodgkinsche Krankheit und die Non-Hodgkin-Lymphome. Die Hodgkinsche Krankheit ist durch Riesenzellen vom Reed-Sternbergschen Typ charakterisiert. Die Non-Hodgkinschen Lymphome zeigen eine Proliferation lymphozytärer Zellen (Lymphosarkome), histiozytärer Zellen (Retikulumzellsarkom), oder eine Mischung beider Zelltypen. Die Tumoren werden in diffuse und noduläre Formen eingeteilt. Ihr Malignitätsgrad wird entsprechend der Zelldifferenzierung festgelegt. Gut differenzierte und noduläre Lymphome haben eine schwache Malignität. Die Klassifizierung der Non-Hodgkin-Lymphome unterliegt gegenwärtig tiefgreifenden Änderungen hinsichtlich der immunologischen Typisierung lymphoider Zellen.

Struktur der embryonalen Tumoren

Embryonale Tumoren der Kindheit. Diese Geschwülste sind äußerst bösartig, aber relativ radiosensibel. Sie entstehen aus embryonalen Zellen in bestimmten Organen und entwickeln sich im allgemeinen in den ersten 5 Lebensjahren, solange sich die Gewebe in ihrer letzten Entwicklungsphase befinden. Sie können aus Zellen bestehen, die einem einzigen, dem Ursprungsort entsprechenden Typ angehören, wie z. B. das Neuroblastom, das von den primitiven Neuroblasten im Nebennierenmark und den sympathischen Ganglien abstammt. Andere Beispiele sind das Retinoblastom, das vom Neuroepithel der Netzhaut abstammt, das Medulloblastom des Kleinhirns, das sich aus den Residualzellen der äußeren Granularschicht entwickelt, und die embryonalen Rhabdomyosarkome, entstehend aus den Rhabdomyoblasten. Die letztgenannten Tumoren treten vor allem in der Harnblase, im Uterus und in der Vagina auf, wo sie eine traubenartige Geschwulst bilden — daher der klinische Name Sarcoma botryoides.

Andere embryonale Tumoren bestehen aus mehreren Zelltypen. Sie werden Mischtumoren genannt, wenn sie aus Elementen des Epithels und Bindegewebes bestehen. Ein Beispiel ist das Nephroblastom oder der Wilmssche Tumor, der von mesodermalen Zellen des Nephroblastoms abstammt und sowohl aus sarkomatösen als auch tubulären Strukturen besteht.

Teratome. Das Teratom ist das extreme Beispiel eines Mischtumors. Es entwickelt sich aus multipotenten Embryonalzellen, d. h. aus Zellen, die sich noch in verschiedene Gewebe differenzieren können, wie z. B. in Knorpel, Muskel, Bindegewebe, Drüsen, Haut, usw. Diese Neoplasmen kommen bevorzugt in den Ovarien und Hoden vor, manchmal im Retroperitonealraum, im Mediastinum und in der Halsgegend. Die Teratome der Ovarien sind gewöhnlich gutartig und zystisch, während die Hodenteratome oft bösartig und solid sind.

Tumoren, die von embryonalen Resten abstammen. Selten entwickeln sich Geschwülste in schon bestehenden embryonalen Rudimenten. Das Chordom ist ein bösartiger Tumor der Wirbelsäule, der sich aus Überresten der Chorda dorsalis (embryonales mesodermales Neuralrohr) normalerweise an der Schädelbasis oder in der Sakralregion entwickelt. Andere Beispiele sind die Odontome, einschließlich der Adamantinome, die von Zahnresten im Kiefer abstammen und die Kraniopharyngiome, die sich im Körper des Sphenoids oder in der Umgebung der Hypophyse aus Überresten der Rathkeschen Tasche entwickeln. Es können auch Adenokarzinome beobachtet werden, die in der Blase vom Urachus und in der Zervix des Uterus vom embryonalen Urnierenkanal (Mesonephros) abstammen.

Hamartome. Es handelt sich um geschwulstähnliche Mißbildungen, bestehend aus einer Mischung reifer Zellen, die sich normalerweise noch am Ursprungsort befinden, die aber in ihren Proportionen und Anordnungen anomal sind. Es sind keine echten Tumoren, da ihr Wachstum beschränkt und im allgemeinen mit dem Wachstum der umgebenden Gewebe koordiniert ist. Sie können sogar nach dem Jugendalter aufhören zu wachsen. Die Hamartome umfassen Hämangiome, Lymphangiome, die multiplen Knochenexostosen, die multiple Neurofibromatose und die knorpeligen Hamartome der Lunge. Einige Autoren halten das benigne Hautmelanom oder den einfachen Naevus für ein Hamartom der normalerweise in der Epidermis vorkommenden Melanoblasten. Allerdings hat diese Geschwulst eine ausgesprochene Tendenz zur malignen Entartung.

Bestimmung des Malignitätsgrades („Grading") der Krebse

Es ist möglich, den Malignitätsgrad bestimmter maligner Tumoren aufgrund histologischer Kriterien zu bestimmen. Es ist üblich den Malignitätsgrad der Tumoren mit römischen Zahlen anzugeben: Grad I bis III oder IV. Je höher der Malignitätsgrad ist, desto schlechter ist im allgemeinen die Prognose, aber um so besser die Radiosensibilität. Daher ist das Grading für die Prognose und manchmal für die Bestimmung der Behandlungsart äußerst wichtig.

Drei Faktoren müssen im allgemeinen für die Malignitätsbestimmung der Krebse erwogen werden:

1. Differenzierungsgrad;
2. Wachstumsgeschwindigkeit;
3. Pleomorphismus der Zellen und Zellkerne.

Die Differenzierung erfolgt aufgrund der Ähnlichkeit von Tumor und normalem Ursprungsgewebe. So wird ein gut differenziertes (Grad I) Plattenepithelkarzinom wahrscheinlich viel Keratin und interzelluläre Brücken bilden; ein Adenokarzinom desselben Grades wird eine glanduläre Zellanordnung aufweisen. Die Wachstumsrate wird aufgrund der Anzahl der Mitosen pro Gewebseinheit geschätzt (high-power field). Die mitotische Aktivität wird am besten nahe der Peripherie des Tumors bewertet, wo die Invasion stattfindet. Schließlich zeigt sich der Pleomorphismus — normalerweise zu beobachten in high-grade Tumoren — durch Schwankungen in der Größe, im Aussehen und in der Färbung der Kerne, durch anomale Mitosen und durch das Auftreten von malignen Riesenzellen. Die für die Malignitätsgradbestimmung benützten Gewebeschnitte sollten von angemessener Größe sein und an verschiedenen Stellen des Tumors entnommen werden. Wenn der Malignitätsgrad eines Karzinoms an unterschiedlichen Stellen des Tumors verschieden ist, wird der Malignitätsgrad anhand der Bestimmung der bösartigsten Region festgelegt.

Ursprünglich hat Broder die Plattenepithelkrebse in 4 Grade entsprechend ihrer Differenzierung eingeteilt. Diese Methode wird selten benutzt, weil sie schwierig und zeitraubend ist. Hinzu kommt, daß die Beurteilung der Grade II und III wegen schlecht definierter Kriterien großen individuellen Schwankungen unterliegt. Gegenwärtig wird ein anderes System benutzt, das nur 3 Grade umfaßt und in dem die Grade II und III nach Broder in Grad II als intermediäre Malignitätsgruppe zusammengefaßt sind. Die meisten Karzinome gehören dieser Malignitätsgruppe an. Die Malignitätsgradbestimmung ist nur für die Plattenepithel- und Übergangsepithelkrebse sowie für einige Adenokarzinome geeignet. Andere Karzinomtypen werden am besten nach ihrer histologischen Struktur beurteilt (z. B. die Karzinome der Schilddrüse, der Hoden oder der Ovarien). Die Malignitätsgradbestimmung der Krebse ist von größtem Wert, wenn sie für Patientengruppen und nicht zur Prognose eines bestimmten Einzelfalls angewandt wird. Die Schwierigkeit der Malignitätsgradbestimmung ist zum Teil der Variabilität histologischer Strukturen an verschiedenen Stellen eines Tumors und zum Teil dem Fehlen einer Korrelation zwischen histologischem Bild und biologischem Verhalten zuzuschreiben.

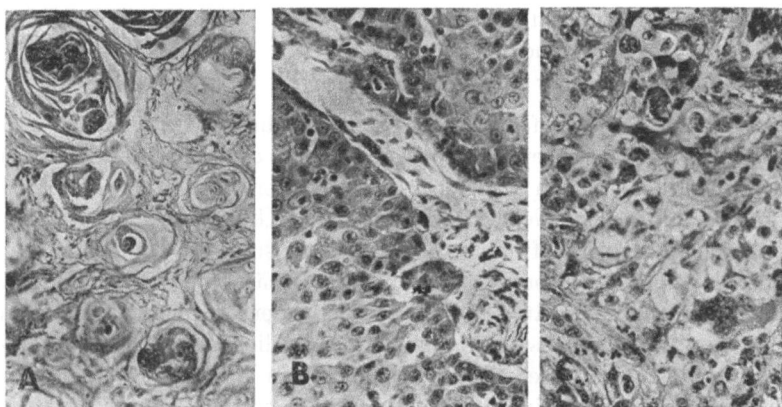

Abb. 8. Beispiel der Malignitätsgradbestimmung („Grading") des Krebses. A. Plattenepithelkrebs „low-grade"; B. Plattenepithelkrebs „intermediate-grade"; C. Plattenepithelkrebs „high-grade"

Das biologische Verhalten und folglich die Prognose des Krebses beim Menschen ergibt sich aus der Interaktion von Wirt und multiplen Faktoren im Primärtumor. Für den Tumor selbst muß man die Lokalisation, Größe und Ausdehnung (Stadium der Erkrankung) wie auch den Malignitätsgrad berücksichtigen. So hat z. B. ein Plattenepithelkarzinom der Haut von Grad I eine viel bessere Prognose als der gleiche Tumor in der Lunge. Außerdem haben Patienten ohne Lymphdrüsenmetastasen (negative Drüsen) eine bessere Prognose als Patienten mit Lymphdrüsenmetastasen (positive Drüsen). Allerdings müssen die Bestimmung des Malignitätsgrades und die Bestimmung des Erkrankungsstadiums für eine präzise Prognose kombiniert werden. Viele andere Faktoren sind prognostisch von Bedeutung: Behandlungsart, Alter, Geschlecht, Ernährungszustand und immunologische Verhältnisse. Die Reaktionsfähigkeit des lymphoretikulären Systems ist wahrscheinlich ein Schutzmechanismus des Wirtes. Die lymphoide Infiltration, die man beim Brust- und Magenkrebs sowie beim Seminom beobachtet, führt zu einer besseren Prognose. Die reaktive Hyperplasie in den regionalen Lymphknoten, vor allem die Sinus-Histiozytose, scheint ebenfalls mit einer längeren Überlebenszeit zu korrelieren. Die Faktoren, die diese Reaktionen induzieren, sind jedoch noch unbekannt.

Klinisch-pathologische Zusammenhänge

Während die Kenntnis der oben genannten Definitionen und Klassifikationen für den Kliniker wichtig ist, ist es nicht unbedingt erforderlich, daß er mit den detaillierten Beschreibungen der mikroskopischen Pathologie vertraut ist. Er muß sich für die Gewebsdiagnose auf den Pathologen verlassen können.

Es ist viel wichtiger, daß der Kliniker lernt, im Interesse des Patienten mit dem Pathologen zusammenzuarbeiten. Der chirurgisch orientierte Pathologe muß sich sowohl auf klinische Angaben als auch auf mikroskopische Auswertungen stützen, um zu einer Diagnose zu gelangen. Der Kliniker sollte nicht immer blindlings eine pathologische Diagnose akzeptieren, wenn die Diagnose nicht ins klinische Bild paßt. In allen Fällen sollte der Kliniker den gesamten Sachverhalt in der Diskussion mit dem Pathologen klären. Manchmal treten sogar Mißverständnisse und Verwechslungen auf dem Weg von der Biopsieentnahme bis zum Empfang der Untersuchungsergebnisse auf. Wenn die Biopsie ein negatives Resultat ergibt, der Kliniker aber vermutet, daß die Geschwulst bösartig ist, ist eine wiederholte Biopsie oder sogar eine Totalexzision nötig, um die richtige Diagnose histologisch zu untermauern. Die villösen Adenome des

Rektums sind ein Beispiel für solche Fälle, in denen die Krebsdiagnose manchmal nicht sicher gestellt werden kann, wenn nicht die ganze Geschwulst entfernt wird. In vielen Situationen hat der Pathologe Schwierigkeiten, einen Krebs nach dem Gefrierschnitt zu diagnostizieren. Der Chirurg muß die Grenzen dieser Methode kennen. Die Karzinome der Schilddrüse sind dafür ein gutes Beispiel. Der Kliniker muß noch andere für die Tumorpathologie wichtige Faktoren berücksichtigen: (a) die Grenzen der Biopsie, (b) die Beziehung zwischen Hyperplasie, Dysplasie und Karzinom, (c) die Lokalisierung des Primärtumors, (d) die histologische Bestätigung der Diagnose und (e) die üblichen Lokalisationen der Metastasen.

(a) *Grenzen der Biopsie.* Da die Biopsie so oft als erste Maßnahme für die Diagnosestellung und Therapiewahl benutzt wird, muß man ihre Grenzen kennen:

1. Der Übergang vom normalen zum patholgischen Gewebe ist die am besten geeignete Zone für eine Biopsie. Sowohl anomales wie normales Gewebe sollte entnommen werden. Wenn man diese Regel nicht beachtet, wird man den einzigen Teil einer Läsion, der die richtige Diagnose bestätigen kann, verfehlen.

2. Eine im Zentrum der Geschwulst entnommene Biopsie kann oft nur nektrotische Zellen aufweisen und somit für die Diagnosestellung nicht genügen.

3. Es sollte sicher gestellt sein, daß das Probestück für die Diagnose groß genug ist.

4. Wenn der Verdacht auf ein Lymphom besteht, sollte der ganze Lymphknoten entfernt werden. Die Exzision nur eines Teiles des Knotens kann die Struktur verdecken und die Diagnosestellung für den Pathologen erschweren. Präparate von Frischgewebeschnitten können besonders hilfreich sein.

5. Die inguinalen Lymphknoten weisen oft entzündliche Veränderungen auf, die eine Interpretation erschweren.

6. Die histologischen Charakteristika eines Tumors können von einer Stelle der Geschwulst zur anderen erheblich variieren. Es ist sehr problematisch, den klinischen Verlauf einer malignen Erkrankung anhand der Untersuchung eines kleinen Probestückes vorauszusagen.

(b) *Hyperplasie, Dysplasie oder Krebs?* Manchmal fällt es dem Pathologen schwer, diese Formen voneinander zu unterscheiden. Wie schon früher aufgeführt, sollte der Kliniker diese Formen als einen Teil eines andauernden und progressiven Prozesses betrachten, der sich über mehrere Monate oder Jahre erstreckt. Obschon die prämalignen Veränderungen relativ statisch bleiben oder sich unter bestimmten Voraussetzungen sogar zurückbilden können (z. B. bei Ausfall des Stimulus wie das Rauchen), wird sich ein eventuell großer Teil zu einem *in situ* Karzinom und später zu einem invasiven Krebs weiterentwickeln. Die Diagnose einer schweren Dysplasie sollten den Kliniker nicht im falschen Glauben lassen, die dysplastische Veränderung könne nicht in ein Karzinom ausarten.

(c) *Wo ist der Primärtumor lokalisiert?* Manchmal kann die Metastasierung aufgrund der Biopsie eines Lymphknotens (oder eines anderen metastatischen Herdes) bestätigt werden, während der Primärsitz unerkannt bleibt. Der Pathologe kann manchmal auf Wege zum Auffinden des Primärtumors aufmerksam machen (manchmal dank spezieller Färbeverfahren, wie z. B. der Muzinfärbung), aber man darf nicht erwarten, daß er die Frage definitiv beantworten kann. Manchmal kann er bestimmte Tumoren ausschließen, und manchmal können Diskussionen sowie der Vergleich klinischer Möglichkeiten mit den vorliegenden pathologischen Befunden weiterhelfen. Es ist besonders wichtig, die Möglichkeiten und Befunde in Betracht zu ziehen oder auszuschließen, für die eine wirklich gute palliative Behandlung besteht. Bei Erwachsenen trifft dies für Karzinome der Mamma, Schilddrüse, Prostata und für Lymphome zu.

(d) *Die histologische Bestätigung der Diagnose ist für die Behandlung unentbehrlich.* Unterschiedliche Diagnosen können ganz verschiedene Behandlungsarten erfordern. Fehldiagnosen müssen deshalb unbedingt vermieden werden. Man sollte nie eine durch das Telefon gegebene oder sogar brieflich übermittelte Diagnose annehmen. Der Kliniker muß die mikroskopischen Präparate mit dem Pathologen überprüfen und besprechen. Er muß sich auch vergewissern, daß die Schnitte wirklich von dem zu behandelnden Patienten stammen. Im Zweifelsfall sollten neue Schnittpräparate angefertigt oder eine Biopsie entnommen werden. Ein Patient sollte nie vor Sicherstellung der histologischen Diagnose behandelt werden. Man kann fast immer Gewebe vom Primärtumor oder von Metastasen entnehmen, auch wenn ihr Sitz relativ unzugänglich ist.

(e) *Die Kenntnis der üblichen Lokalisierung der Metastasen.* Diese Kenntnis ist im allgemeinen nötig, um vor der Behandlung die Geschwulst beurteilen und ihren Malignitätsgrad bestimmen zu können. Die häufigsten Lokalisationen der Metastasen, außer in den Lymphknoten, sind Leber (vor allem bei gastrointestinalen Primärtumoren, Brustkrebs und Melanomen), Lunge und Knochen. Manchmal sind es die Mestastasen, die die Symptome verursachen. In solchen Fällen kann der Primärtumor übersehen werden. So sind z. B. überflüssige Kraniotomien aufgrund von Hirnmetastasen ausgeführt worden, weil der unscheinbare Primärtumor in der Lunge nicht erkannt worden war.

(f) *Die Feinnadelpunktion.* Ganz besonders hohe Anforderungen an das Zusammenwirken von Kliniker und Pathologen stellt die Feinnadelpunktion. Die Feinnadelpunktion ist durchaus geeignet bei einer Reihe von Tumorlokalisationen die Diagnose histologisch zu sichern (Mamma, Lunge, Prostata). Besondere Bedeutung hat das Verfahren in der Diagnostik von Lymphomen. Die Methode verlangt sowohl vom Kliniker, der an der richtigen Stelle punktieren muß, als auch vom Pathologen, dem in der Regel nur eine geringe Materialmenge zur Verfügung steht, große Fertigkeiten. Grundsätzlich gilt, daß mit einer hohen Zahl falsch-negativer Befunde gerechnet werden muß. Deshalb ist die Feinnadelpunktion zum Ausschluß einer Neoplasie nur wenig geeignet; hier kann sie die Biopsie nicht ersetzen. In vielen Fällen gelingt aber der Nachweis einer Neoplasie. Die Feinnadelpunktion ist keineswegs nur Spezialisten vorbehalten. Wegen ihres geringen Aufwandes kann sie in jeder ärztlichen Sprechstunde durchgeführt werden.

In-situ Läsionen und Präkanzerosen

Nach der etwas willkürlichen Einteilung der Karzinomentstehung in 4 Phasen können Zellen eventuell nach einer 15—30jährigen Induktionsphase entarten und in eine *in situ* Phase eintreten. Es handelt sich dabei nicht um einen plötzlichen Übergang, weil die präkanzerösen und dysplastischen Veränderungen gewöhnlich schon seit Jahren bestanden. In den letzten 2 Jahrzehnten hat man viel über präkanzeröse und *in situ* Veränderungen in epithelialen Geschwülsten und Läsionen (die für uns am besten zugänglich sind) gelernt, fast nichts dagegen über ähnliche Veränderungen im mesenchymalen Gewebe.
Von den wichtigsten Kennzeichen präkanzeröser Läsionen möchten wir die folgenden hervorheben:

1. die meisten dieser Läsionen entstehen in einem Epithel, das makroskopisch ein normales Aussehen hat. Es fällt oft schwer, eine für die Biopsie geeignete Stelle zu erkennen;

2. einige Präkanzerosen werden sich zu invasiven Karzinomen entwickeln, aber es ist unmöglich vorauszusehen, welche Läsionen diese Veränderungen durchmachen werden und welche nicht;
3. die Zeitspanne, bis zum Entstehen eines invasiven Karzinoms variiert stark. Die Weiterentwicklung bis zum *in situ* Karzinom der Zervix dauert etwa 10 Jahre. Im Magen und in der Blase vollzieht sich die Entwicklung viel rascher;
4. wahrscheinlich bilden sich einige *in situ* Karzinome zurück oder „heilen von selbst aus".

Folgende Anmerkungen werden mithelfen, die Weiterentwicklung von einer Dysplasie zu *in situ* Läsionen besser zu verstehen.

1. *Zervix*. Es ist möglich, daß Dysplasie, *in situ* Karzinom und invasives Karzinom Teile desselben Prozesses sind. Sogar eine schwere Dysplasie entwickelt sich nur in 40% der Fälle zu einem *in situ* Krebs. Dennoch bedeutet dies ein 1600fach höheres Risiko als bei normaler Situation. Vielleicht verändert die Biopsie die natürliche Entwicklung der Erkrankung, denn 40% der *in-situ* Karzinome verschwinden nach der Biopsie.

2. *Mamma*. 40—70% der *in situ* Karzinome entwickeln sich zu invasiven Karzinomen weiter. In einem signifikanten Prozentsatz aller Fälle mit einem lobulären Karzinom *in situ* entwickelt sich ein Krebs in der anderen Brust. Diese Feststellung unterstreicht die Bedeutung einer Biopsie der Gegenseite in diesem besonderen Fall.

3. *Mund*. Das *in situ* Karzinom der Mundhöhle erscheint in zwei Formen: (a) Eine nicht keratinisierende Form, die samtartige rote Flecken bildet. In diesem Falle ist die Zytologie von Nutzen. (b) Eine keratinisierende Form, die weiße Flecken bildet (Leukoplakie). Hier ergibt eine Biopsie die bessere Diagnose.

4. *Harnblase*. Die in bestimmten Industriebetrieben arbeitenden Patienten (die z. B. aromatischen Aminen ausgesetzt sind) können ein *in situ* Karzinom entwickeln, ohne daß die Blase anomal erscheint. Solche Läsionen können häufig zytologisch diagnostiziert werden. 80% der Läsionen entwickeln sich innerhalb von 5 Jahren zu einem invasiven Karzinom weiter.

5. *Magen*. Mit Hilfe moderner technischer Mittel sind die Japaner in der Lage, *in situ* Karzinome und invasive Krebse so frühzeitig zu diagnostizieren, daß die Therapie eine nahezu 100%ige Heilung ermöglicht.

Es ist wichtig zu wissen, daß es einige Ausnahmen von der Regel gibt, daß die Weiterentwicklung von einem *in situ* Karzinom bis zur Invasion und Metastasierung normalerweise viele Jahre beansprucht.

1. Sogar das oberflächlich invasive Vaginalkarzinom hat die Tendenz, früh Metastasen zu setzen. Dasselbe trifft manchmal für die in Japan vorkommenden oberflächlichen Magenkarzinome zu.
2. Die *in situ* Strahlenkrebse der Vagina und der Zervix können ein oder mehrere Jahre nach einer scheinbar erfolgreichen Strahlentherapie auftreten.
   Diese Krebse haben eine schlechte Prognose und entwickeln sich rasch weiter.
3. Einige Lungenkrebse setzen Fernmetastasen, obwohl die Infiltration am Sitz des Primärtumors minimal ist.

Natürliche Entwicklung des Krebses

Laboruntersuchungen zur Krebsausbreitung sollten es uns erlauben, die natürliche Entwicklung des Krebses genau zu definieren. Die Arbeit, die bisher zur Erforschung dieses biologischen Vorganges an kultivierten Zellen (*in vitro* und *in vivo*), an auf Tiere verpflanzten Tumoren (induzierte oder spontane), sowie mit Hilfe von experimentellen Modellen geleistet wurde, hat wertvolle Informationen geliefert. Die Variationen der Tumortypen, der gewählten Tierarten, der Zellumgebung und der Versuchsbedingungen allgemein sind so groß, daß es schwer fällt, diese Daten auf den menschlichen Krebs zu übertragen.

Die Krebszellen teilen sich. Das Tumorwachstum kann daher durch das Verhältnis der entstandenen zu den abgestorbenen Zellen einer Krebskolonie in einer gegebenen Zeitspanne und durch die Verdopplungszeit (doubling time) einer bestimmten Zellart charakterisiert werden.

Versuche, diese *in vitro* Erscheinungen klinisch auszuwerten, befinden sich noch im Anfangsstadium. Die Krebszelle ist an und für sich antigen wirksam (zusätzlich zur Antigenität kontaminierender Viren von Karzinomen bestimmten viralen Ursprungs). Die Krebszelle zeigt deshalb Immunreaktionen, die einerseits zellulären Ursprungs sind und schließlich zur Tötung der Zelle durch einen zytotoxischen Faktor führen, andererseits humoralen Ursprungs sind und dank der durch Lymphknoten und Milz produzierten Immunoglobuline das Wachstum fördern können. Das Tumorwachstum kann als das Resultat eines zwischen diesen beiden Faktoren zeitlich und räumlich schwankenden Gleichgewichts betrachtet werden. Die Krebszelle entzieht sich der Kontakthemmung, die in normalen Geweben die Homöostase bestimmt. Ihre physikalisch-chemischen Eigenschaften bestimmen ihre Beweglichkeit, die fehlende Adhärenz und die Interaktionen zwischen der Zelle selbst und dem Stroma. Die Eigenschaften der Krebszellmembranen, die je nach Tumortyp variieren können, erklären ihre Plastizität; es besteht kein Zusammenhang zwischen der Zelloberfläche und dem Durchmesser einer sie kreuzenden Kapillare.

Nachdem die entartete Zelle die Lymphbahnen und/oder die Blutkapillaren erreicht hat, bewegt sie sich teils durch Eigenbewegung, teils mit dem Blut- oder Lymphstrom fort. Das Risiko einer Metastasenbildung hängt von verschiedenen Faktoren, vor allem aber vom Alter der Krebszelle ab. Die Metastasenbildung wird auch durch den Wirt selbst beeinflußt. Fördernde Faktoren (im Tierversuch) sind Kortison und Stress, die Blockierung des retikoloendothelialen Systems, Aminokapronsäure und Bestrahlungen, während Heparin, Chymotrypsin u. ä. eher einen Zerfall der Krebszelle hervorrufen. Es bestehen aber sicherlich nur sehr wenige Analogien zwischen Versuchsmodellen und klinischen Tatsachen. Bevor wir das Thema der Krebsverbreitung ausschöpfen, scheint es sinnvoll, auf das Problem des Tumorwachstums einzugehen, das gegenwärtig in der Grundlagenforschung großes Interesse findet.

Tumorwachstum

Das Tumorwachstum hängt von der Kombination dreier Parameter ab:
1. Die Wachstumsfraktion, das heißt das Verhältnis sich aktiv teilender Zellen zu den übrigen Zellen;
2. Die Dauer des Zellzyklus, der normalerweise in 4 Phasen unterteilt werden kann:
   G_1, scheinbare metabolische Ruhepause,
   S, Synthese-Phase,
   G_2, Prämitotische Phase,
   M, Mitose;
3. Der Zellverlust-Koeffizient.

Ein primär maligner Tumor ist das Ergebnis der Veränderung einer oder auch mehrerer Zellen, unter begünstigenden Umständen. Die sich durch aufeinanderfolgende Teilungen vermehrenden Zellen bilden einzelne Zellklone, die sich schließlich zur initialen Tumormasse zusammenschließen. Wir wollen einmal annehmen, daß das Wachstum seinen Ausgang von diesen Klonen nimmt und daß alle Zellen jeder Verdopplung daran teilnehmen. Weiter wollen wir der Einfachheit halber annehmen, daß die Wachstumsfraktion und die Dauer des Zellzyklus konstant sind, obwohl diese beiden Parameter in Wirklichkeit variieren können. Wenn wir, von experimentell bestätigten Aussagen ausgehend, annehmen, daß ein Zellzyklus in den meisten Fällen 5—10 Tage beansprucht, würde ein Tumor mit einem Durchmesser von 1 cm (in der Regel ist das der minimale Durchmesser, der eine klinische Diagnose erlaubt) mehr als 10^9 Zellen als Ergebnis von 20 Verdopplungen enthalten. Das entspräche einem latenten Leben von 150 bis 300 Tagen. In Wirklichkeit diagnostiziert man praktisch nie einen soliden Tumor, der ausschließlich aus bösartigen Zellen besteht. Es ist mindestens Stroma im Tumor erforderlich, um die Zellernährung zu garantieren. Dieses Stroma beansprucht Platz und

wächst nicht im gleichen Ausmaß wie die Tumorzellen. Außerdem nehmen nicht alle aus einer Verdopplung entstandenen Zellen auch unbedingt an der nächsten Verdopplung teil:
— einige Zellen verlieren die Fähigkeit, sich zu vermehren (Verkümmerung);
— einige werden nicht ausreichend versorgt, vor allem dann, wenn ihre Zahl groß ist. Sie verfallen der Nekrose (Schwund);
— einige können als Folge einer Abwehrreaktion durch den Wirt (Destruktion) zerstört werden;
— einige werden sich vom Tumor lösen und Metastasen bilden, wenn sie nicht zerstört werden (Entweichen).

Auch die Tumormasse wächst aufgrund sukzessiver Verdopplungen. So spricht man von einer Verdopplungszeit der Tumormasse („Tumour mass doubling time"). Sie gibt Auskunft über die durchschnittliche Variation im Aufbau des Tumors (maligne Gewebe und Stroma). Jede Geschwulst hat ihre eigene Wachstumsrate, die sich aus der Kombination der erwähnten Faktoren ergibt, wobei der wesentlichste Faktor die Zahl der Zellen ist, die nicht an jeder aufeinanderfolgenden Verdopplung teilnehmen können. Der Zellverlust-Koeffizienz ist die Zahl, die Aussagen über Zellaborte, Zellschwund, Zellzerstörung und Zellentweichungen zusammenfaßt. Wirt-Tumor-Wechselwirkungen und die dadurch bedingten Veränderungen verursachen Schwankungen dieses Koeffizienten und Unregelmäßigkeiten in der Wachstumskurve. Wenn der Zellverlust-Koeffizient abnimmt, wird sich die Geschwulst stabilisieren; wenn sich der Koeffizient wesentlich erhöht, wird der Tumor zurückgehen. Wenn der Zellverlust-Koeffizient 100% erreicht, wird man von einer Spontanheilung sprechen. Das eindeutige Ziel einer Behandlung ist es, den Zellverlust-Koeffizienten möglichst auf 100% zu erhöhen.

Tumorausbreitung

Obwohl alle bösartigen Geschwülste sich durch die Fähigkeit zur lokalen Invasion und Fernmetastasierung auszeichnen, variieren die Ausbreitungsweise und der Ausbreitungsgrad von einem Tumor zum anderen. Auf der einen Seite findet man die lokale Invasion ohne die Bildung von Fernmetastasen, so z. B. das Basalzellenkarzinom, das Kraniopharyngiom, das Gliom und die wohldifferenzierten Fibrosarkome. Auf der anderen Seite gibt es Krebse mit der Tendenz, weit zu metastasieren, wie die Melanome, der Lungenkrebs und das Mammakarzinom. Die malignen Tumoren können durch Implantation sowie durch lokale Invasion, auf dem Lymph- oder Blutweg ausstreuen.

Lokale Ausbreitung oder Invasion

Man versteht unter dieser Ausbreitung den direkten Befall angrenzender Strukturen. Die mikroskopische Ausdehnung einer bösartigen Geschwulst geht immer über makroskopische Grenzen hinaus. Aus diesem Grund muß die radikale Exzision des Krebses immer einen „Sicherheitsgürtel" umgebenden Gewebes mit einschließen. Die Krebszellen infiltrieren immer die Gewebe, die den geringsten Widerstand bieten, also bevorzugt Bindegewebsschichten. Die derben Aponeurosen, das Periost oder Perichondrium widerstehen einer Krebsinvasion. Selten infiltrieren die Krebszellen epitheliale Strukturen, wie z. B. bei der Pagetschen Krankheit der Brustwarzen, wo ein duktales Karzinom die darüberliegende Epidermis infiltriert. Es scheint, daß bestimmte Eigenschaften der Krebszellen die lokale Ausbreitung fördern, nämlich: eine verminderte Adhäsivität, amöboide Beweglichkeit und möglicherweise die Sekretion eines Ausbreitungsfaktors wie Hyaluronidase.

Ausbreitung über Lymphsystem

Karzinome haben eine ausgeprägte Tendenz, sich über das lymphatische System auszubreiten. Sobald die Krebszellen in die Lymphgefäße eingebrochen sind, lösen sie sich von ihnen und bilden Emboli, oder, was seltener ist, proliferieren als kontinuierliche Geschwulst im Innern eines Lymphgefäßes. Die letztere Wachstumsart ist bekannt als lymphatische Durchdringung („permeation") und ist im allgemeinen auf die Tumorenumgebung beschränkt. Die Krebszellenemboli setzen sich im peripheren Sinus eines Lymphknotens ab, wo sie eine metastatische Geschwulst bilden. Je stärker sich die Metastase entwickelt, um so stärker wird der ganze Lymphknoten befallen. Seine Kapsel und die efferenten Gefäße werden infiltriert und die Ausbreitung kann auf die nächstgelegene Lymphknotengruppe übergreifen. Gewöhnlich sind die regionalen Lymphknoten befallen. Wenn diese blockiert sind, kann die Ausbreitung retrograd erfolgen und es können sich Metastasen an ungewöhnlichen Stellen bilden. Einige Karzinome, wie das maligne Melanom und der Zungenkrebs tendieren dazu, sehr frühzeitig in Lymphgefäße einzuwandern. Andere Karzinome, wie die Plattenepithelkrebse der Haut oder der Lippen, greifen relativ spät auf die Lymphknoten über.
Die Basalzellenkrebse der Haut befallen die Lymphknoten nicht.
Die Anwesenheit von Krebskolonien in einem Lymphknoten ist der sichere Beweis einer Ausbreitung. Je früher diese nach dem Auftreten der Primärläsion auftritt, um so ausgedehnter wird sie sein. Es gibt aber keine Nachweismöglichkeit, daß die Zellen -- auch bei metastasefreien Lymphknoten -- nicht doch den Lymphknoten passierten und woanders

zerstört wurden. Auch läßt sich nicht beweisen. daß die die Lymphknoten befallenden Zellkolonien ein größeres malignes Wachstumspotential haben als die Zellen, die den Lymphknoten nur passieren.
Die Ausbreitung der Karzinome auf dem Lymphweg wird zu einer Ausbreitung über den Blutkreislauf, wenn die Krebszellen von den Lymphgefäßen in den Blutstrom übertreten (via Ductus thoracicus usw.).

Ausbreitung über Blutkreislauf

Der Blutstrom ist der übliche Weg der Ausbreitung für Sarkome. Dieser Weg kann auch von den Karzinomen — aber in einem späteren Stadium — eingeschlagen werden. Bestimmte Karzinome, wie die Krebse der Lunge, der Mamma, der Niere, der Prostata und der Schilddrüse haben die Tendenz, sich sowohl frühzeitig auf dem Blutweg als auch später auf dem Lymphweg auszubreiten. Die An- oder Abwesenheit von Metastasen spielt für die Bestimmung der Operabilität und Prognose eine sehr wichtige Rolle.
Drei Stadien bedingen die Metastasenbildung: die Invasion der Blut- (oder Lymph-) gefäße durch die Krebszellen, die Embolisierung oder der mechanische Transport, sowie die Ansiedlung und das progressive Wachstum der Krebszellen an ihrem neuen Sitz. Die Krebszellen können ins Blut gelangen, indem sie kleine Venen infiltrieren. Es gibt aber auch andere Möglichkeiten wie über die Gefäßräume des Tumors selbst oder das Lymphsystem, das schließlich in den venösen Kreislauf mündet.
Die Krebszellen gelangen entweder einzeln oder in durch Fibrinfasern zusammengehaltenen Gruppen in den Blutstrom. Man hat aus dem Blut von Krebs-Patienten Tumorzellen isolieren können. Dieser Befund scheint aber die Prognose nicht zu beeinflussen, da die meisten dieser Zellen nicht überleben. Das Wachstum an der Ablagestelle findet nur statt, wenn die Krebszellen die Gefäßwand durchdringen und das perivaskuläre Stroma infiltrieren. Es wurde experimentell nachgewiesen, daß bestimmte Faktoren die Inzidenz der auf dem Blutwege entstehenden Metastasen beeinflussen. Antikoagulantien und Chemotherapeutika senken die Metastasierungstendenz der Tumoren, während Manipulierung am Tumor oder lokale Beschädigungen der Ablagestelle die Wahrscheinlichkeit einer Metastasierung erhöhen.
Der Sitz der Metastase hängt vom venösen Abfluß (Drainage) des betroffenen Organs ab. So wird z. B. der Krebs eines Organs, dessen venöser Abfluß in den allgemeinen Kreislauf erfolgt, normalerweise Metastasen in der Lunge setzen. Die Drainage des Ductus thoracicus in den venösen Blutkreislauf wird ebenfalls zur Bildung von Lungenmetastasen führen. System-Metastasen treten manchmal in Abwesenheit nachweisbarer Lungenabsiedelungen auf. Das paravertebrale Venensystem wurde

herangezogen, um diese paradoxe Metastasierung unter Ausschluß (by-pass) der Lungen zu erklären. Dieser Mechanismus würde auch die Ausbreitung eines Karzinoms der Beckenorgane in die Wirbelsäule erklären.
Die verschiedenen Körpergewebe sind unterschiedlich gefährdet. Leber, Lunge, Knochenmark, Gehirn und Nebennieren sind — in dieser Reihenfolge — die wichtigsten Absiedelungsstellen. Im Gegensatz dazu werden Milz, Muskeln und Haut selten befallen. Der genaue Mechanismus dieser selektiven Affinität ist noch immer schlecht untersucht. Außerdem besitzen verschiedene Karzinome charakteristische Prädilektionsstellen: Metastasen in der Wirbelsäule und im Becken lassen auf einen Prostatakrebs schließen, während eine solitäre Lungenmetastase ein Nierenkarzinom vermuten läßt.

Implantationsmetastasen

Abgelöste Krebszellgruppen der Geschwulstoberfläche metastasieren auf mechanischem Wege. Dieser Ausbreitungsmodus wird vor allem in Serosahöhlen beobachtet. In der Bauchhöhle haben die Krebszellen die Tendenz, sich im Rektovaginalraum (Douglasschen Raum) oder im Rektovesikalraum abzusetzen. Implantationsmetastasen können auch bei einigen Hirntumoren durch den Liquor cerebrospinalis entstehen. Krebszellen können durch den Chirurgen auf die Operationswunde übertragen und implantiert werden und so zu einem Rezidiv der Krankheit führen. Die Metastasierung vom Nierenbecken in die Blase und durch die Lungenalveolen kann der Tumorimplantation zugeschrieben werden. Es ist jedoch unwahrscheinlich, daß die Krebszellen ein intaktes Epithel durchdringen können. Es besteht aber die Tendenz, diese Tumoren als Beispiele für Tumoren multizentrischen Ursprungs zu betrachten.

Verhältnis Tumor—Wirt

Lokale Wirkungen der Tumoren

Gutartige Geschwülste verursachen nur dann ernsthafte Komplikationen, wenn sie an einer wichtigen Stelle auftreten, wenn sie einen natürlichen Weg, wie z. B. die Luftröhre, den Ureter oder den Intestinaltrakt obstruieren. Intrakraniale und Rückenmarksgeschwülste sind wegen ihrer mechanischen Effekte ebenfalls gefährlich. Manchmal können gutartige Tumoren maligne entarten oder eine Druckatrophie und eine Geschwürsbildung des darüberliegenden Epithels verursachen. Maligne Tumoren können lokale Effekte infolge ihrer Lage, ihrer infiltrierenden Eigenschaften und der Zerstörung umgebender, lebenswichtiger Gewebe hervorrufen. So kann es neben der durch Obstruktion bedingten Komplikationen zu Blutungen, Ulzerationen und sekundären Infektionen kommen. Daneben schädigt die hämatogene Ausbreitung normales Gewebe in den befallenen, entfernt gelegenen Organen. Die kombinierte Wirkung all dieser Faktoren führt zu einem erheblichen Gewichtsverlust oder Kachexie bei an einem fortgeschrittenen Krebs leidenden Patienten. In den meisten Fällen wird der Krebstod durch eine oder mehrere der erwähnten Komplikationen hervorgerufen.

Allgemeine (systemische) Effekte der Tumoren

Hämatologische Wirkungen. Einige Krebspatienten, — besonders bei Befall des gastrointestinalen Traktes, — leiden an progressiver Anämie, meist eine Folge vieler Faktoren. Dazu gehören Blutverlust, Malabsorption oder Infiltration des Knochenmarks durch Tumorzellen. Bei verschiedenen Krebsarten kann es zu Thrombophlebitis migrans und anderen Gerinnungsstörungen kommen, so z. B. zur mikroangiopathischen hämolytischen Anämie, die durch eine Zerstörung der Erythrozyten während der Zirkulation sowie durch eine Thrombopenie infolge intravasaler Gerinnung charakterisiert ist (bei Magenkarzinomen, bei Karzinomen der Mamma, der Prostata, der Lunge und des Pankreas). Die Hypofibrinogenämie als Folge einer disseminierten intravasalen Gerinnung (DIG) wird selten bei tiefgelegenen Karzinomen (gewöhnlich der Prostata) beobachtet.

Neuropathische Wirkungen. Degenerative Veränderungen können im ZNS bei an fortgeschrittenem Krebs leidenden Patienten vor allem bei Lungenkarzinomen auftreten. In verschiedenen Bahnen des ZNS tritt aus unbekannten Gründen in Abwesenheit von Metastasen eine progressive Demyelinierung ein. Das klinische Bild kann dem einer Degeneration des Kleinhirns oder einer peripheren Neuritis gleichen. Myasthenische Symptome sind ebenfalls beschrieben worden, wie z. B. eine ausgeprägte Muskelschwäche oder eine Dermatomyositis.

Hormonale Wirkungen. Endokrine Tumoren können funktionell sein und beim Wirt verschiedene endokrine Syndrome erzeugen. Bösartige Geschwülste nicht endokrinen Ursprungs, insbesondere Lungenkrebse können gelegentlich trophische Hormone bilden und somit hormonell induzierte Wirkung haben. Die verschiedenartigen Syndrome umfassen das Cushing-Syndrom, die Hypoglykämie, die Hyperkalzämie und die Hyponatriämie.

Pulmonale Osteoarthropathie. Trommelschlegelfinger (eine keulenförmige Verformung der Finger) kommen bei einigen Krebserkrankungen (besonders bei Lungenkrebs) vor. Die genaue Ursache ist unbekannt. Die Deformierung der Finger verschwindet oft plötzlich, sobald der Tumor entfernt wird.

Immunologische Reaktionen des Wirtes

Wirtsfaktoren, die für die Abwehr von Entwicklung und Wachstum eines Tumors verantwortlich sind, werden immer noch wenig verstanden. Man unterscheidet 2 Typen immunologischer Störungen: den zellulären Typ oder die verzögerte Hypersensibilität (Hodgkinsche Krankheit) und den humoralen Typ, der durch zirkulierende Immunglobuline charakterisiert (Lymphosarkom) ist. Strukturveränderungen, die auf eine Beteiligung des lymphoretikulären Systems hindeuten, können sowohl im Primärtumor als auch in den regionalen Lymphknoten beobachtet werden. Bestimmte Tumoren kommen mit Lymphozyten- und Plasmazellinfiltraten in ihrem Stroma oder mit reaktiven Hyperplasien (Sinushistiozytose) in den regionalen Lymphknoten vor. Diese Störungen erleichtern ein Auftreten von Infektionen bei Krebspatienten. Es ist möglich, daß das Versagen normaler immunologischer Mechanismen einen wesentlichen Faktor der Krebsentwicklung darstellt. Patienten mit einem kongenitalen Defizit ihrer Immunmechanismen sind anfälliger für maligne Lymphome. Man hat ebenfalls nachgewiesen, daß die Einwirkung leukämogener Viren bei bestimmten Menschen zur Bildung von Antikörpern führt, bei anderen zu Leukämien. Bei den Leukämiepatienten wurden keine Antikörper gefunden. Mit der Erkenntnis, daß einige Tumoren durch Viren verursacht werden können, kommt dem möglichen Nachweis eines spezifischen Tumorantigens große praktische Bedeutung für Prophylaxe, Diagnose und Therapie zu.

Lokale Rezidive und Metastasen

Die meisten Rezidive und Metastasen haben keine nachweisbare Ursache. In einigen Fällen scheint ein Trauma, eine Infektion oder Stress verursachender Faktor zu sein. Während die Mehrzahl der Rezidive als neue Herde zurückgebliebener Zellklone im Operations- oder Bestrahlungsfeld aufzufassen sind und unter für das Wachstum günstigen Bedingungen weiterleben, müssen andere als Autotransplantationen angesehen werden. Das ist besonders bei Rezidiven nach der Behandlung von Kolon- und Rektumkarzinomen der Fall. Einige dieser Rezidive entstehen an der Nahtstelle nach der Exzission und sind wahrscheinlich durch postoperative Kontaminationen verursacht. Es ist auch möglich, daß maligne Zellen während der Operation in die Submukosa gelangen. Der Mechanismus der späten Metastasierung in die Lymphknoten oder Knochen ist weniger leicht zu erklären. Selbst nach vielen Jahren können sich bis dahin ruhende Lymphknotenmetastasen schnell weiterentwickeln. Eine Verletzung — mit oder auch ohne Fraktur — mag die Metastasierung im Knochen induzieren. Auch wurden Lungenmetastasen in Vernarbungen des Lungengewebes nach einer Tuberkulose nachgewiesen. Diese Erklärung, daß Narben Ausgangspunkt der Metastasenbildung sein können, scheint einigen Wissenschaftlern — auch wegen des Nachweises von Rezidiven auf Operationsnarben in einigen wenigen Fällen — richtig zu sein.

Multiple Primärkrebse

Multiple Primärkrebse können gleichzeitig (synchron) oder zu verschiedenen Zeitpunkten (metachron) auftreten. Es ist leicht einzusehen, daß ein ätiologisches Agens — welcher Art es auch ist — auf ein Organ oder Organsystem, für das ein hohes Risiko besteht, so einwirkt, daß multiple Krebse gleichzeitig oder in einigem Zeitabstand entstehen. Die häufigsten Krebsarten werden auch die höchsten Raten multipler Läsionen haben, besonders dann, wenn bei einer Behandlung nur Teile des Organs oder einer von paarweise vorhandenen Organe entfernt werden. Heilbare Krebse zeigen eine relativ höhere Inzidenz eines zweiten Primärkrebses, da die lange Überlebenszeit der Patienten die Entstehung eines zweiten Krebses ermöglicht. Patienten mit schnell fortschreitender letaler Krebserkrankung leben nicht so lange, daß sich ein zweiter Primärkrebs entwickeln könnte. Je länger die Überlebenszeit ist, um so größer ist das Risiko einer Zweiterkrankung. Multiple Krebse der Haut sind deshalb extrem häufig.
Multiple Krebse von Kolon und Mamma (synchron oder metachron) können eine Gesamtinzidenz von 15—20% bei Patienten aufweisen, die von ihrem ersten Karzinom geheilt sind und für 20 oder mehr Jahre beobachtet werden. Patienten, die von einem durch Rauchen bedingten Krebs geheilt wurden, haben ein erhöhtes Risiko, von einem zweiten, wieder durch das Rauchen bedingten Krebs befallen zu werden. So sind z. B. Karzinome des Mundes, des Larynx und der Lungen häufig multipel, und die Entstehung eines Krebses an einer dieser Stellen beinhaltet ein erhöhtes Krebsrisiko für eine andere Stelle.
Wie wir im Kapitel über Ätiologie erwähnt haben, kann die Behandlung selbst einen sekundären Primärkrebs auslösen — sowohl Bestrahlung als auch Chemotherapeutika sind karzinogen. Die Erfolge, die man hauptsächlich bei Krebsen im Kindesalter beobachtet und die mit ver-

schiedenen Behandlungsmethoden erreicht wurden, werden sicher zu einer erhöhten Inzidenz an sekundären Primärkrebsen führen und in späteren Lebensjahren weitere Probleme aufwerfen. Außerdem gibt es bestimmte genetische Faktoren und immunologische Mangelzustände, die das Risiko eines multiplen Krebses erhöhen.

Wirkungen einer Behandlung auf den natürlichen Verlauf

Da sich die Immuntherapie noch immer im experimentellen Stadium befindet, sind gegenwärtig nur folgende Behandlungsarten akzeptabel: Chirurgie, Radiotherapie und Chemotherapie. Welchen Platz nimmt die Behandlung in der natürlichen Entwicklung der Erkrankung ein? Es ist unmöglich zu behaupten (nicht einmal bei einem im Anfangsstadium weit im Gesunden exzidierten Krebs), daß der tumorale Prozeß radikal eliminiert wurde. Man kann aber sagen, daß in allen Fällen die Wirt-Tumor-Beziehungen ebenso wichtig sind wie die Beseitigung der Geschwulst oder seine Zerstörung durch eine Strahlenbehandlung. Es ergeben sich 3 Möglichkeiten:

1. Die Erkrankung ist für immer geheilt. In diesem Fall sind die wenigen nach der Operation eventuell zurückgebliebenen bösartigen Zellen durch körpereigene Abwehrmechanismen und durch die Therapie zerstört worden.
2. Der maligne Prozeß kann nicht unter Kontrolle gebracht werden, entwickelt sich weiter und führt trotz der Behandlung zum Tode. Von einigen Ausnahmen abgesehen, scheint die Therapie den Krankheitsprozeß nicht zu stimulieren.
3. Die Erkrankung rezidiviert, setzt Metastasen oder es entwickeln sich neue Krebse nach einer vorübergehenden Remission, was beweist, daß Abwehrreaktionen abgeklungen sind und zu Toleranzerscheinungen geführt haben. Mit anderen Worten: ein angeblich geheilter Krebspatient ist durch den ersten Befall nicht mit Sicherheit gegen eine neuerliche Krebserkrankung gefeit.

Faktoren, die die Prognose beeinflussen

Folgende Faktoren haben Einfluß auf die Prognose:

Geschlecht. Die 5-Jahre-Heilungsrate ist im allgemeinen bei Frauen höher.

Alter. Das Alter hat nur geringe prognostische Bedeutung. Im Gegensatz zu der weit verbreiteten Meinung können langsam wachsende Karzinome schon vor der Pubertät beobachtet werden (Melanome, Schilddrüsenkrebse). Ebenso gibt es sehr schnell wachsende Krebse im fortgeschrittenen Alter (Melanome, Lymphome und sogar gewisse Mammarkarzinome).

Schwangerschaft. Die meisten Krebse wachsen nur wenig zwischen dem 3. und 9. Schwangerschaftsmonat. Andererseits kann es in den ersten Schwangerschaftsmonaten eine Wachstumsbeschleunigung geben, die sich nach einer Geburt und nach der Stillperiode noch stärker bemerkbar macht.

Hormonabhängigkeit. Eine aktive oder suppressive Hormontherapie kann Remissionen verschiedener Dauer bei Mamma- und Prostatakarzinomen erreichen.

Histologische Malignitätsgradbestimmung. Sie hat gewisse Bedeutung, wenn die Schnitte homogen den ganzen Tumor und seine Lymphknotenmetastasen einbeziehen. Bei einer Tendenz zur Entdifferenzierung sinkt die Überlebenschance auf weniger als die Hälfte.

Vorhandensein vom Lymphknotenmetastasen zur Zeit der Erstbehandlung. Lymphknotenmetastasen sind ein sehr ungünstiger Faktor in bezug auf die 5-Jahre-Überlebensrate. Sie sind aber weniger wichtig in bezug auf die 10-Jahre-Überlebensrate und auch weniger wichtig im Falle eines follikulären oder papillären Karzinoms der Schilddrüse.

Anwesenheit von Fernmetastasen. Fernmetastasen beinhalten im allgemeinen eine sehr schlechte Prognose, es sei denn, die Metastasen sind differenzierter als der Primärtumor selbst (z. B. Schilddrüsenkrebse). Die Prognose ist auch besser im Falle von seltenen, sehr strahlenempfindlichen und chemosensiblen Tumoren (Chlorionepitheliom des Uterus, Seminom des Hodens).

Zeitspanne zwischen Behandlung der Läsion und lokalem Rezidiv oder Metastasierung. Diese Zeitspanne ist vor allem für die hormonabhängigen Krebse von gewisser Bedeutung, wenn dieses Intervall 10—15 Jahre nicht überschreitet. Ein langes Intervall beinhaltet eine bessere Aussicht auf eine längere Remission. Nach 15 Jahren hat sich das ,,hormonale Klima" aber normalerweise verändert und Rezidive und Metastasen können sich sehr schnell entwickeln.

Todesursachen

Komplikationen

Mindestens 50% aller Krebspatienten sterben an irgendeiner Komplikation, z. B.

— an einer Kompression der Ureter oder einer Anurie in über 50% der Karzinome des kleinen Beckens;
— an einer fulminanten Blutung bei Karzinomen der oberen Luftwege oder des oberen Verdauungstraktes, vor allem des Oesophagus oder der Bronchien;
— an einer interkurrenten Infektion bei Krebsen der Luftwege, des Darms oder des hämatopoetischen Systems.

Diese Tatsachen verdeutlichen die Gefahren einer verzögerten Behandlung von Primärläsionen.

Folgeerscheinungen der Behandlung

Ein kleiner Teil der Patienten stirbt an den Folgen der Behandlung:

— die Operationsmortalität schwankt zwischen 0,1% für das Mammakarzinom und 25—27% für das Oesophaguskarzinom;
— die Mortalität an Spätkomplikationen im Bereich der Harnwege nach chirurgischen Eingriffen oder nach Strahlentherapie beträgt für Krebse des kleinen Beckens 3—4%;
— die Mortalität an Komplikationen im Bereich der Nieren oder des Verdauungstraktes nach hochdosierten oder langen Bestrahlungen der Lumboabdominalgegend wird auf 1—2% geschätzt. Der Krebspatient kann auch an hämatologischen, infektiösen oder gastrointestinalen Komplikationen bei einer Chemotherapie oder einer langandauernden Isotopenbestrahlung sterben.

Krebskachexie

Sie ist die klassische Todesursache der Krebserkrankung. Der Ausdruck Krebskachexie bezeichnet einen komplexen biologischen Verlauf. Die Krebszelle häuft eine große Menge Alanin, Methionin, Histidin und Isoleuzin an. Sie steht in Konkurrenz mit den Darm- und Leberzellen. Die Sekretion von Kortison erlaubt dem Körper, für geraume Zeit sein Gleichgewicht zu wahren, aber auf die Dauer stellt sich eine negative Stickstoffbilanz ein. Die katabolen Prozesse der gesunden Gewebe werden im allgemeinen sofort oder sehr schnell in Mitleidenschaft gezogen.

Andere Todesursachen

Sie sind relativ selten und umfassen:

— *Herzmetastasen,* die in Fällen von malignen Lymphomen und Melanomen auftreten können. Man beobachtet einen direkten Einbruch beim Lungen- oder Speiseröhrenkrebs. Die meisten Metastasen dieser Art verursachen keine Symptome und sind nicht immer von EKG-Veränderungen begleitet. Immerhin kann ein epikardialer oder perikardialer Befall einen Erguß im Perikard bewirken und so zum Tode führen;

— *Befall der wichtigsten endokrinen Drüsen* kommt relativ häufig im Bereich der Nebennieren und der Hypophyse vor (30—35% der zur Sektion kommenden Fälle). Der Befall ist aber meist nicht so schwer, daß er zu einem Ausfall der Drüsenfunktionen führt. Es sind jedoch Fälle von hypophysärer Kachexie beschrieben, die einer Simmondsschen Krankheit *ähneln,* und Syndrome totaler Nebenniereninsuffizienz, entsprechend einer vollkommenen Zerstörung der Drüse (ungefähr 2% der Fälle);

— *Hirnmetastasen,* die zu verschiedenartigen Syndromen führen, einschließlich progressiven Komas mit Anzeichen einer Hirnkompression. Sie können zum schnellen oder plötzlichen Tode als Folge eines okzipitalen Befalls der Kleinhirntonsillen führen.

Spontane Regression

Nach den statistischen Erhebungen kann sich in einem von 100000 Fällen ein histologisch nachgewiesener Krebs spontan zurückbilden. Dieses äußerst seltene Phänomen wird hauptsächlich bei folgenden Erkrankungen beobachtet:

— Neuroblastom der Kinder,
— Blasen- und Nierenzellenkrebs,
— malignes Melanom.

Man hat einzelne Fälle von Spontanheilungen bei anderen Erkrankungen beschrieben. In diesen Fällen muß angenommen werden, daß der Organismus die Tumorzellen abgestoßen hat. Es sind besonders diese Fälle, die eine große Variationsbreite in bezug auf Alter und Geschlecht des Patienten sowie im Grad der histologischen Differenzierung zeigen. Diese Fälle von Spätrezidiven und Spätmetastasen veranlaßten die Wissenschaftler, Möglichkeiten zur Verstärkung der „Selbstverteidigung" im befallenen Teil des Körpers zu untersuchen. Bis jetzt sind diese Versuche gescheitert, obwohl in einigen Fällen eine passive Immuntherapie mit dem Serum von Krebspatienten, die von einem malignen Melanom spontan geheilt wurden, zu einer vorübergehenden oder unvollständigen Remission führte.

Zusätzlich zu den Berichten über Spontanheilungen gibt es immer mehr Publikationen über mehrfache chemotherapeutische Behandlungsserien (im allgemeinen kombinierte Behandlungen), die von Heilungen berichten, die den Heilungen nach einem langsamen Therapieabbruch sehr ähnlich sind. Diese Möglichkeit einer Autoimmuntherapie ist vielleicht einer der ermutigendsten Aspekte der zukünftigen Krebsbehandlung. Die Autoimmuntherapie zeigt, daß eine wiederholte Vernichtung (chirurgische Exzision am Ort des Rezidivs, Bestrahlung der Geschwulst oder allgemeine Chemotherapie in aufeinanderfolgenden Kuren) auf die Dauer das Volumen des Tumors so verringern kann, daß der Wirt schließlich in der Lage ist, den Resttumor mit seinen eigenen Schutzmechanismen zu eliminieren.

Massenuntersuchung (Screening) und Früherkennung

Die routinemäßige, periodische Untersuchung breiter symptomloser Bevölkerungskreise ist ein sehr kostspieliges Unternehmen, dessen effektiver Wert auf vielen Gebieten gering oder fragwürdig ist. Abbildung 9 zeigt die jährliche Inzidenz verschiedener häufig vorkommender Krebse in den Vereinigten Staaten. Es fällt auf, daß die Inzidenz pro 1000 Individuen sehr niedrig ist. Wir wollen das Zervixkarzinom als Beispiel zur Verdeutlichung der angeführten Probleme genauer betrachten, vor allem was Kosten und Vorteile dieser Untersuchungen anbelangt. Die *maximale* Inzidenz beträgt nur 3 oder 4 pro 10000 Frauen. Wenn die Hälfte der Zervixkarzinome nach dem Erscheinen der ersten Symptome *in der Zeit zwischen* den Untersuchungen diagnostiziert würde, wäre die Ausbeute die Hälfte der Inzidenz — d. h. weniger als 2 pro 10000.[1] In anderen Worten: man müßte mehr als 10000 Frauen einem Screening unterziehen, um 2 Zervixkarzinome zu entdecken. Wenn man alle Aufwendungen mitberechnet (Zeit, Personal, Einrichtungen, Apparate, Kosten für die Verarbeitung falsch positiver Fälle, usw.) und die Kosten durch die Anzahl diagnostizierter, behandelter und geheilter Fälle, die ohne das Screeningprogramm nicht geheilt worden wären, dividiert, kann die Aufdeckung eines einzigen Falles 50000 US Dollar oder mehr kosten. Man kann die Kosten vermindern wenn man nur die „high-risk"-Gruppen[2] berücksichtigt und einem „limitierten" Screening unterzieht.

---

[1] Diese Inzidenz gilt für das *invasive* Karzinom. Würden die *in situ* Krebse noch dazugezählt, wäre der Prozentsatz mehrfach höher.

[2] Der Begriff „high-risk"-Gruppe wird hauptsächlich von Epidemiologen gebraucht, die versuchen, verschiedene Bevölkerungsteile mit einem höheren durchschnittlichen Risikofaktor für eine bestimmte Krebsart zu erfassen. Wenn man diesen höheren Risikofaktor als Maß für eine Screeningauswahl nimmt, kann er eventuell nicht hoch genug sein, einen so erheblichen Aufwand zu rechtfertigen, vor allem wenn das durchschnittliche Risiko am Anfang niedrig ist (z. B. wenn sich das Risiko von 0,5 pro 100000 im Jahr auf 2,0 pro 100000 im Jahr vervierfacht). Wenn immer möglich, sollte man eine zahlenmäßige Schätzung des erhöhten Risikos in Betracht ziehen. Ohne diese Schätzung wird der Begriff „high-risk" zu vage, um beim Screening noch eine Bedeutung zu haben (obwohl er für biologische Studien noch wichtig ist). Ungeachtet des Umstandes, ob diese zur Identifizierung der „high-risk"-Gruppen verwendeten Faktoren ein Risiko von 1 pro 100000 im Jahr oder 1000 pro 100000 pro Jahr ergeben, müssen alle in diesem Abschnitt erwähnten Kosten gegeneinander abgewogen werden, bevor man sich entschließt, große Ausgaben für ein Screening zu machen.

Abb. 9. Krebsinzidenz in den USA nach Altersgruppen. Anzahl der Fälle pro 1000 Patienten pro Jahr

Lokalisation des Krebses	Altersgruppen (Jahre)					
	30—34	40—44	50—54	60—64	70—74	80—84
Mamma (♀)	0,2	1,0	1,7	2,2	2,5	3,0
Zervix (♀)	0,2	0,3	0,3	0,4	0,4	0,4
Kolon (♂ + ♀)	0,04	0,15	0,5	1,3	2,7	4,2
Lunge (♂ + ♀)	0,03	0,2	0,7	1,6	2,1	1,6
Lunge (nur ♂)	0,6	5,6	19,6	33,5	27,3	8,4

Anmerkung 1. Dies zeigt das beste Resultat jährlicher Massenuntersuchungen, wenn bei allen Patienten durch Screeningverfahren eine Diagnose gestellt wurde. Wenn nur die Hälfte der Fälle nach dem Auftreten von Symptomen im Intervall zwischen den Massenuntersuchungen diagnostiziert werden, wäre das Resultat nur halb so hoch wie das gezeigte. Da die Inzidenzraten pro Jahr angegeben sind, könne man das erreichbare Resultat verdoppeln, indem man das Screening jedes 2. Jahr und nicht jedes Jahr vornehmen würde. Der Prozentsatz der Individuen mit offenkundigen Symptomen (die deshalb auch durch andere Verfahren als das Screening diagnostiziert werden könnten), würde also ansteigen. (Aus: *Third National Cancer Survey Incidence Data.* Monograph 41, US National Cancer Institute, 1975).

Anmerkung 2. Die Kommentare der Fußnote 1 beziehen sich nur auf das 2. und die nachfolgenden Screenings, die die *Inzidenzrate* widerspiegeln (d. h. die Anzahl Fälle pro 1000 Frauen im Jahr). Die erste Untersuchung umfaßt alle befallenen Frauen: d. h. die Prävalenzrate.

Beim Zervixkarzinom stellen die Frauen eine „high-risk"-Gruppe dar, die schon früh (vor dem 16. Lebensjahr), oft mit verschiedenen Partnern Geschlechtsverkehr haben. Leider umfassen viele Screeningprogramme des Zervixkarzinoms sehr unterschiedliche Gruppen. Man kann zum Screening auch medizinisches Hilfsperonal (Krankenschwester, Techniker, usw.) anstelle von Ärzten einsetzen. Eine 3. Methode zur Kostensenkung besteht darin, das Intervall zwischen den Screenings auf 3—4 Jahre zu verlängern (man kann dies beim Zervixkarzinom nach zwei negativen Abstrichen ohne weiteres verantworten, weil das *in situ* Karzinom der Zervix nahezu 10 Jahre braucht, um invasiv zu werden). Prospektive randomisierte Untersuchungen mit entsprechenden Kontrollen wurden nie durchgeführt (sie konnten zu dieser Zeit auch nicht durchgeführt werden wegen der Wahrscheinlichkeit einer erhöhten Sterberate in der Kontrollgruppe im Vergleich zur Screening-Gruppe). Eine andere Tatsache, die die Auswertung der Daten aus den Vorsorgeuntersuchungen erschwert, besteht darin, daß in den USA die Mortalität für Kollumkarzinome abnahm *bevor* das Screeningverfahren sich allgemein durchsetzte, möglicherweise im Zusammenhang mit dem großen Anteil hysterektomierter Frauen mittleren Alters in den USA.

Tatsächlich glauben die meisten Epidemiologen, daß die konsequente, allgemein verbreitete Anwendung des Papanicolau-Tests bei der gefährdeten Gesamtbevölkerung das Kollumkarzinom als Todesursache wahrscheinlich eliminieren würde. Trotzdem müssen die verantwortlichen Gesundheitsbehörden entscheiden, ob das für Massenuntersuchungen benötigte Geld durch daraus folgenden Nutzen gerechtfertigt wird, wenn man Vergleiche mit anderen dringlichen Maßnahmen anstellt. Eine positive Haltung zum zytologischen Massenscreening bei der Früherkennung des Zervixkarzinoms nimmt gegenwärtig die Deutsche Demokratische Republik ein. Ohne daß übertriebene Illusionen bestehen, wird vom Staat die zweijährige zytologische Gesunden-Untersuchung aller Frauen zwischen 20 und 65 Jahren gewährleistet. Von dieser Möglichkeit machen etwa 60% der Frauen Gebrauch. Das endgültige Ergebnis dieser gesetzlich geregelten Reihenuntersuchung bleibt abzuwarten, eine Tendenz im Sinne der Verringerung der Behandlungsfolgen und der Senkung der Mortalität deuten sich aber bereits an. Mit Sicherheit sind von diesem nationalen Vorsichtsuntersuchungsprogramm wichtige wissenschaftliche Aussagen zu erwarten. Es seien einige Faktoren erwähnt, die bei der Aufstellung von Screeningprogrammen berücksichtigt werden müssen:

1. Der bei weitem wichtigste Punkt ist die Notwendigkeit, sich vor dem Screening eines bestimmten Krebses zu vergewissern, daß eine Frühdiagnose die Überlebensrate tatsächlich erhöht.[1]
2. Da das Screening vielleicht doch auf „high-risk"-Gruppen beschränkt werden sollte, müssen diese identifiziert werden. Eine stete Analyse der Kosten/Nutzenfaktoren für diese Risikogruppen und eine Priori-

---

[1] Der Ausdruck „lead time" (scheinbare Verlängerung der Überlebenszeit) hat dabei besondere Bedeutung. Da die Überlebenszeit eher vom Zeitpunkt der Diagnosestellung an bis zum Tod als vom Zeitpunkt des Beginns bis zum letalen Ausgang berechnet wird, da ferner der Zeitpunkt der Diagnosestellung stark variieren kann, ohne dadurch die gesamte Überlebenszeit wesentlich zu beeinflussen, ist es möglich, daß die *scheinbare* Verlängerung der Überlebenszeit von der Diagnosestellung bis zum Tod nicht einer reellen Verlängerung entspricht (d. h., daß die Zeitspanne zwischen dem Beginn des Krebses und dem Tod unverändert geblieben ist). Anders ausgedrückt: wenn wir annehmen, daß unsere gegenwärtigen diagnostischen und therapeutischen Möglichkeiten einen Krebspatienten 5 Jahre lang am Leben erhalten, daß durch eine verfeinerte Diagnosestellung der Krebs 2 Jahre früher entdeckt wird, und dieser Patient 7 Jahre vom Datum der Diagnosestellung an gerechnet überlebt, wird diese scheinbare Verlängerung der Überlebenszeit (lead time) nicht eine wirkliche Lebensverlängerung bedeuten. Die Befürworter einer Frühdiagnose müssen diesen Faktor in ihren Berechnungen berücksichtigen, wenn sie beweisen wollen, daß eine frühere Diagnosestellung *tatsächlich* die Überlebenszeit verlängert (die „Health Insurance Plan"-Studie in New York City zur Bedeutung der Frühdiagnose beim Mammakarzinom ist bis heute die einzige sorgfältige Studie, die eine *wirkliche* Verbesserung der Überlebenszeit nach Abzug der „lead time" aufzeigt).

tätsbestimmung im Rahmen anderer wichtiger nationaler Bedürfnisse (Ernährung, Erziehung, andere Maßnahmen der Vorsorge usw.) sind daher unumgänglich. Es ist ein Problem, daß für einige weitverbreitete Krebsarten die „high-risk"-Gruppen nur 10—15% aller Fälle ausmachen.

3. Angaben über Krankheitshäufigkeiten — aufgeschlüsselt auch nach Alter und Geschlecht — sind zur ersten Abschätzung der zu erwartenden Erfolge erforderlich. Die Screeningprogramme sollten eventuell nur die Untergruppen einschließen, die die höchsten Inzidenzraten aufweisen.

4. Die Massenuntersuchungen sogar der „high-risk"-Gruppen, sind so kostspielig, daß man medizinisches Hilfspersonal schulen und für diesen Zweck einsetzen muß. Ärzte sollten wegen relativ hoher Honorarkosten primär für die Überwachung, für die Bestätigung von positiven Untersuchungsresultaten und zur Fällung von Entscheidungen herangezogen werden.

5. Screeningprogramme sollten einer fortlaufenden Analyse unterzogen werden, um das optimale Intervall zwischen den Untersuchungen und neue Wege zur Kostensenkung und Verbesserung der Ausbeute bestimmen zu können.

6. Die Genauigkeit der Tests ist von großer Wichtigkeit. Eine große Anzahl falsch-positiver oder falsch-negativer Ergebnisse macht Tests wertlos und erhöht die Gesamtkosten. Besonders die unnötigen zusätzlichen Untersuchungen falschpositiver Patienten kann die Massenuntersuchungsprogramme erheblich verteuern.

7. Die verwendeten Tests sollten es nicht nur erlauben, die möglichen Krebspatienten von den wahrscheinlich gesunden Patienten sicher zu trennen, sondern sie sollten auch einfach und relativ billig sein und vom medizinischen Hilfspersonal ausgeführt werden können.

8. Wenn man die möglichen Nutzen einer solchen Untersuchung in Betracht zieht, muß man wissen, daß einige durch das Screening aufgedeckte Fälle ohnehin an ihrem Krebs sterben und daher keinen Nutzen aus diesem Programm ziehen werden. Auch werden zahlreiche durch das Screening ermittelte Fälle ohnehin früh erkannt, behandelt und geheilt; in diesen Fällen hat das Screeningprogramm also nicht zum guten Resultat beigetragen.

Zusammenfassend kann gesagt werden, daß diese Beschreibung des gegenwärtigen Standes der Vorsorge großer Bevölkerungsteile dazu bestimmt sein soll, kritiklosen Enthusiasmus etwas zu dämpfen und auf eine Beantwortung wichtiger Fragen zu drängen, bevor mit der

Durchführung solcher Programme begonnen wird. Man hofft, bessere Lösungen als die heutigen zu finden und Massenuntersuchungsprogramme ins Gesundheitssystem aller Länder der Welt aufnehmen zu können. Was die Empfehlungen für die Screeningverfahren der *Einzelperson* anbelangt, müssen wir die Entscheidung den einzelnen praktischen Ärzten und den Patienten selbst überlassen, in dem Bewußtsein, daß in den meisten Fällen die Kosten im Verhältnis zum möglichen Gewinn sehr hoch sein können.

Diagnose

Die Krebsdiagnose hängt davon ab, daß der Patient einen Arzt aufsucht. Ob und wann er einen Arzt konsultiert, ist von seinen Kenntnissen über Gesundheitsprobleme abhängig. Der Kranke weiß manchmal lediglich, daß der Arzt ihm Linderung bringen kann, wenn er Schmerzen hat oder blutet, oder aber er weiß, daß er einen Arzt aufsuchen sollte, wenn er ein für Krebs typisches Warnsignal bemerkt. Seine „Gesundheitserziehung" kann auch so gut gewesen sein, daß er genau weiß, daß die beste Aussicht auf eine wirksame Krebsvorbeugung oder Heilung in periodisch durchgeführten Routineuntersuchungen besteht. Daher steht die Frühdiagnose des Krebses in direktem Zusammenhang mit dem Bildungsniveau der Bevölkerung. Um eine Frühdiagnose zu garantieren, haben alle Ärzte die Pflicht, sich zu vergewissern, daß die Bevölkerung eine ausreichende Aufklärung in Fragen der Krebsvorsorge erfährt. Wenn der Patient in seine Sprechstunde kommt, gibt es einige bestimmte Maßnahmen, die getroffen werden müssen, um die Diagnose stellen zu können. Der Arzt muß daher mit den durch die verschiedenen Typen der malignen Erkrankung hervorgerufenen Frühsymptomen vertraut sein. Der erste Arzt, der den Patienten sieht, hat die schwere Verantwortung, die Diagnose einer bösartigen Läsion möglichst früh zu stellen, so daß der Patient noch die beste Heilungsaussicht hat. Wir würden empfehlen, daß sich der Arzt zur Gewohnheit macht, diejenigen häufigen Krebsarten, die für einen bestimmten Patienten in Frage kommen, vorweg auszuschließen.

Vorgeschichte (Anamnese)

Es sollten immer eine sorgfältige Anamnese des Patienten aufgenommen und nicht nur routinemäßig Fragen gestellt werden. Der Arzt sollte sich darin üben, die ganze Vorgeschichte des Patienten anzuhören — nicht nur die Worte — und auf das näher einzugehen, was der Kranke auszudrücken versucht.
Leider hat der Patient zu wenig Übung, seine Vorgeschichte zu schildern. Oft versteckt sich die wahre Geschichte hinter einer Unmenge unwesentlicher Auskünfte. Es kommt aber selten vor, daß die Wahrheit einem intelligenten Zuhörer verborgen bleibt. Bei der Fragestellung während einer Anamnese sollte man darauf achten, auf die *Familienanamnese*

einzugehen. Wir wissen, daß obwohl der Krebs keine vererbbare Krankheit im eigentlichen Sinn ist, einige Familien stärker dazu neigen, bestimmte Krebse zu entwickeln als andere. Da wir die Bewertung der Gesundheitsgefährdung mit einrechnen müssen, erhöhen diese Faktoren das Krebsrisiko und sollten die Verdachtsschwelle senken. Die *Sozialanamnese* ist von Bedeutung, weil bestimmte sozial-ökonomische Gruppen eine höhere Krebsinzidenz als andere aufweisen. Zum Beispiel ist der Prozentsatz an Karzinomen der Halsregion bei niederen sozialen Schichten höher. Die *Ehe- und Geschlechtsanamnese* ist ebenfalls wichtig. Offenbar haben die Anzahl der Schwangerschaften und das Stillen einen gewissen Einfluß auf die Inzidenz des Mammakarzinoms, während eine frühzeitige Sexualerfahrung die Inzidenz der Zervixkarzinome zu beeinflussen scheint. *Gewohnheiten* eines Individuums helfen oft mit, Risikogruppen zu bestimmen. Das Zigarettenrauchen erhöht die Inzidenz der Lungen- und Lippenkrebse, während das Tabakkauen, entweder Pfriem oder Schnupftabak, die Inzidenz der Mundhöhlenkrebse erhöht. Heiße Getränke können fördernde Faktoren zur Entwicklung eines Speiseröhrenkrebses sein.

Man weiß, daß der *Beruf* des Patienten die Inzidenz einiger Krebse beeinflußt. Die Kaminfeger in England waren die erste bekannte Gruppe von Arbeitern mit Krebserkrankungen durch beruflichen Einfluß. Die Zifferblattbemaler, die ihre Pinsel mit den Lippen zuspitzten, kontaminierten sich mit radioaktivem Material, das die Bildung von Knochensarkomen induzierte. Bergwerker in Uranminen und Fabrikarbeiter der chemischen Industrie, die mit Anilin und Asbest umgehen, zeigen eine erhöhte Anfälligkeit für ganz bestimmte Krebsarten.

Die *Vorgeschichte* spielt eine sehr wichtige Rolle. Eine Bestrahlung der Halsgegend oder der Thymusdrüse in der Kindheit kann einen Schilddrüsenkrebs hervorrufen. Eine Radiumimplantation oder eine andere Bestrahlungsart kann bösartige Veränderungen in der bestrahlten Gegend erzeugen. Man beobachtet ebenfalls eine Erhöhung der Inzidenz sekundärer Malignome. Eine *Überprüfung nach Organsystemen* wird oft Faktoren aufdecken, die vom Patienten übersehen oder als unbedeutend oder irrelevant abgetan wurden.

Alles in allem ist die Anamnese einer der wichtigsten Teile der Untersuchung. Sie sollte vom Arzt selbst aufgenommen werden und nicht von irgendeiner Sekretärin, die nicht über die nötige Erfahrung verfügt, die verschiedenen Anhaltspunkte als wichtig oder unwichtig voneinander zu unterscheiden. Man kann dem Patienten großen Schaden antun, wenn man ein wichtiges Zeichen übersieht. Die Beachtung eines bestimmten Symptoms kann dem Patienten vielleicht das Leben retten, weil dann nämlich entsprechende therapeutische Maßnahmen rechtzeitig getroffen werden können.

Klinische Untersuchung

Die klinische Untersuchung wird in vielen Lehrbüchern beschrieben und sollte peinlich genau und systematisch durchgeführt werden. Es können Fehler unterlaufen und falsche Diagnosen gestellt werden, wenn sich der Arzt mit Teiluntersuchungen begnügt. Der Patient kann über unklare Schmerzen klagen, während die richtige Diagnose nur dann gestellt werden kann, wenn eine umfassende Untersuchung durchgeführt wird. Eine Rektalblutung kann z. B. Hämorrhoiden zugeschrieben werden, wenn sie in Wahrheit durch einen Dickdarmkrebs verursacht wird. Jedes Übersehen vonseiten des Arztes kann dem Patienten das Leben kosten. Die Untersuchung für jedes einzelne Organ wird in den entsprechenden Kapiteln beschrieben. Sehr oft ist eine Lokalanästhesie oder eine kurze Allgemeinnarkose nützlich, wenn ein ängstlicher Patient oder ein Patient mit einer starke Schmerzen verursachenden Läsion untersucht werden soll.

Spezielle Verfahren

Nach einer genauen Beschreibung der Symptome durch den Patienten und der gründlichen Untersuchung muß sich der Arzt ein Urteil über den Kranken bilden. Sind seine Symptome organisch oder psychisch bedingt? Sind sie ausreichend signifikant, um genauer untersucht zu werden oder soll man abwarten und symptomatisch behandeln? Ein großer Prozentsatz der Erstfälle in einer ärztlichen Praxis besteht aus Patienten, deren Klagen psychisch bedingt sind und keine komplette Durchuntersuchung erfordern. Aber sogar der scharfsinnigste Arzt ist oft nicht in der Lage, sie voneinander zu unterscheiden. Wenn der Arzt den Patienten während einiger Zeit beobachtet hat, und wenn er weiß, daß der Patient emotionell ausgeglichen ist und nicht dazu neigt zu übertreiben, kann auch ein scheinbar unbedeutendes Symptom eine sorgfältige Untersuchung rechtfertigen. Indessen entwickeln auch Psychoneurotiker Krebse und ein umsichtiger Arzt kann oft fast unmerkliche *Veränderungen* in der Symptomatik oder im klinischen Befund aufdecken, die ihn zu weiterem Nachforschen veranlassen sollten. Die fortgeschrittenen Krebse sind im allgemeinen leicht zu diagnostizieren. Die Frühformen sind schwieriger zu erkennen, haben aber größere Bedeutung. In diesen Fällen ist das Urteilsvermögen des Arztes über die weitere Art der Behandlung von entscheidender Bedeutung. Die „7 Warnsignale" weisen deutlich auf spezifische Regionen hin, die dann genau untersucht werden müssen. Das Blutbild kann eine Anämie aufdecken, die einer weiteren Ergründung bedarf. Ein unerklärlicher immer weiter fortschreitender Gewichtsverlust ist ein wichtiger Hinweis. Einige Spezialverfahren, über die der Arzt verfügt, sind weiter unten beschrieben, einschließlich eines kurzen Kommentars über Indikationen und Grenzen der Verfahren.

Röntgendiagnostik

Bei häufig ins Skelett metastasierenden Tumoren (Mamma, Bronchus, Prostata, Niere, Schilddrüse) sollte eine Suche nach dem Primärtumor („Metastatic survey") durchgeführt werden. Ein radiologischer Skelettstatus erfaßt eine Röntgenuntersuchung des Schädels, der Wirbelsäule, des Beckens und des Thorax — Regionen, die häufig von Metastasen der häufigsten Krebse befallen werden. Gut abgegrenzte, eindeutige Metastasen sind leicht zu diagnostizieren, aber nur unwesentliche Veränderungen können Zweifel über ihre Signifikanz aufkommen lassen. Spezielle Röntgenaufnahmen bestimmter Organe sind:

Thoraxaufnahme. Sie ist bei den Patienten gerechtfertigt, die Symptome eines Lungenkrebses aufweisen oder an Krebsen anderer Organe leiden, die in den Lungen Metastasen setzen. Ein kleiner Primärtumor kann sogar bei Spezialaufnahmen übersehen werden (Schrägaufnahmen, Tomogramme). Wenn starker Tumorverdacht besteht, sollten in regelmäßigen Abständen Rö-Untersuchungen wiederholt und andere Untersuchungen durchgeführt werden (zytologische Untersuchungen usw.) Die Zweckmäßigkeit der Thoraxaufnahmen als Screeningmaßnahme für asymptomatische Fälle steht noch zur Diskussion. Trotzdem ist sie wahrscheinlich bei starken Rauchern über 40 Jahre indiziert.

Tomographie. Man benutzt sie oft, um abnormale Befunde auf Standard-Röntgenbildern abzuklären. Sie kann bei der Unterscheidung zwischen bös- und gutartigen Läsionen behilflich sein.

Kontrasteinlauf. Er ist indiziert bei Patienten, bei denen man Polypen oder einen Krebs vermutet. Kleine Läsionen im oberen Rektum können durch den Bariumbrei überdeckt werden, deshalb ist eine Sigmoidoskopie angezeigt. Läsionen des Zökums sind manchmal schwer darstellbar und jede noch so geringe Abnormität verlangt eine weitere Abklärung (manchmal sogar eine Probelaparotomie). Ein Luft-Kontrasteinlauf kann kleine, bei einer einfachen Routineuntersuchung übersehende Polypen erfassen. Man darf nicht vergessen, daß bei Patienten mit Polypen oder Kolorektalkrebs in der Anamnese die Wahrscheinlichkeit der Entwicklung eines neuen Primärtumors im Kolon 10—25% beträgt. Vor der Untersuchung ist eine sorgfältige Reinigung des Kolons überaus wichtig.

Gastro-intestinale Serienaufnahmen. Bei Patienten mit Symptomen einer Verdauungsstörung, Schmerzen nach dem Essen, blutigem Stuhl, unerklärbarer Anämie oder Gewichtsverlust, Veränderungen der Darmfunktion, usw. sollten sowohl eine Magendarmpassage als auch ein Kontrasteinlauf durchgeführt werden.
Die Serienbildaufnahmen spielen dabei die wichtigste Rolle, weil mit dieser Methode die Magendarmbewegungen genau verfolgt werden können. Auch kann man den Patienten drehen und kippen, so daß jeder Winkel und Abschnitt des Darms dargestellt werden kann. Man kann den Darm auch komprimieren, so daß kleinste Läsionen zum Vorschein kommen. Es soll aber daran erinnert werden, daß die Rö-Untersuchung eine „Untersuchung der Schatten" ist, deren Interpretation nicht immer leicht ist. Der Bildverstärker und die Verwendung von Video-Bandaufnahmen der Standardbilder helfen mit, die Präzision der Untersuchung zu erhöhen.

Arteriographie. Technische Verbesserungen und der Erfindungsgeist der Radiologen haben in den letzten Jahren dazu geführt, daß man für praktisch jedes Organ diagnostisch verwertbare Aussagen erhalten kann. Dabei wird mittels eines in die Arterie eingeführten Katheters Kontrastmittel gezielt injiziert. Vaskuläre Anomalien sind aber oft diagnostisch nicht verwertbar. Hinzu kommt noch, daß die Einführung und die Passage des Katheters, die Injektion des Kontrastmittels, usw. für den Patienten unangenehm sind und es auch ein Risiko für Komplikationen gibt.
Weitere Informationen über die Indikationen und Grenzen der Arteriographie findet man unter den nach Körperregionen eingeordneten Tumoren in Teil II.

Axiale Computertomographie (CAT). Es handelt sich um ein neues diagnostisches Röntgenbildverfahren, das ursprünglich zur Diagnose intrakranialer Ansammlungen, die mit den üblichen Röntgenuntersuchungen und der Ultraschalltechnik schwer zu diagnostizieren waren, entwickelt wurde. Es wird jetzt für diagnostische Untersuchungen aller Körperorgane eingesetzt. Das erhaltene Bild ist eigentlich ein Querschnittsbild des Körpers, ähnlich dem einer Ultraschallaufnahme. Das Bild wird durch Darmgase nicht verformt, wie es bei der Ultraschalltechnik der Fall ist. Auch erscheinen anatomische Details viel klarer dargestellt.
Obwohl die axiale Computertomographie in ihrer Anwendung wegen der Strahlenexposition des Patienten etwas eingeschränkt ist, ist sie doch besonders nützlich für die Untersuchung tiefer gelegener Organe, wie z. B. des Pankreas, für welches sonst keine geeigneten Verfahren existieren. Seine Zweckmäßigkeit für die genaue Abgrenzung einer Tumor-

ausdehnung im Thorax und Abdomen rechtfertigt die erheblichen Kosten dieses Verfahrens.

Lymphographie und Vena-Cavagraphie. Siehe Kapitel über Lymphome (Seite 260).

Intravenöse Pyolographie. Siehe Kapitel über Nieren (Seite 242).

Mammographie, Xerographie, Thermographie. Siehe Kapitel über Mamma (Seite 209).

Scanning mit Radioisotopen. Viele radioaktiven Isotopen werden gegenwärtig in der Krebsdiagnostik verwendet und haben sich als nützlich erwiesen, weil

1. ein bestimmtes Isotop sich in einem spezifischen Gebiet *anreichert* (z. B. Knochen, Gehirn- und Tumordarstellung), oder
2. ein bestimmtes Isotop sich *nicht* in einer spezifischen Region absetzt (Leber- und Schilddrüsen-Scanning).

Diese Scanning-Verfahren mit Isotopen sind nicht traumatisch und im wesentlichen nicht allergisierend.

Das Knochenscanning ist von Bedeutung, wenn die Patienten schmerzhafte Knochenmetastasen aufweisen und die Röntgenuntersuchung keine Anomalien zeigt. In diesen Fällen ist das Scanning die empfindliche Methode und versagt nur selten beim Aufdecken von Metastasen. Ein Scanning wird aber auch bei gutartigen Knochenerkrankungen (z. B. Arthritis) Anomalien zeigen. Deshalb müssen die Resultate des Scannings in Zusammenhang mit den klinischen Befunden interpretiert werden.

Leberscans sind in ihrer Interpretation schwieriger und nicht so präzis wie Knochenscans. Kleine Anomalien können übersehen werden, während größere Geschwülste auch schon klinisch durch Palpation erfaßt werden können. Einige Tumormassen oder Ansammlungen in der Leber können durch ein Scanning vor der Durchführung einer Nadelbiopsie lokalisiert werden.

Die Gehirnscans kann man bei Patienten anwenden, bei denen ein Primärtumor oder eine metastatische Erkrankung vermutet wird.

Schilddrüsen-Scans können in der Thyroidea „kalte Knoten" abgrenzen. Die Tumordarstellung durch radioaktives Gallium befindet sich gegenwärtig noch im Entwicklungsstadium (z. B. für Lymphome und Lungenneoplasmen).

Ultraschalluntersuchung

Die Technik der Ultraschalldiagnostik wird stetig weiterentwickelt. Sie ist bei der Differenzierung von soliden Tumoren und Zysten wichtig. Einige Spezialisten der Schilddrüsenpathologie benutzten sie, um zu bestimmen, welche „kalten Knoten" Zysten die nicht operiert werden müssen, und welche solide Geschwülste sind, die zu operieren sind.

Endoskopie

Zur Endoskopie gehören auch die Bronchoskopie und die Mediastinoskopie. Röhren und Tuben jeder Form, Länge und Flexibilität können zu diagnostischen und bioptischen Zwecken in jede Körperöffnung eingeführt werden. Obwohl die starren Endoskope unter bestimmten Umständen immer noch benutzt werden und z. B. Biopsien der Nasopharynx, Larynx, der Blase, des Rektums usw. erleichtern, hat die technische Entwicklung der Fiberoptiken die Konstruktion flexibler Endoskope ermöglicht, die tief in den Körper eingeführt werden können (z. B. Magen, Lunge, Kolon) und dem Patienten viel weniger Unannehmlichkeiten bereiten als die starren Endoskope. Indikationen und Grenzen der Endoskopie werden in den Kapiteln der entsprechenden Organe in Teil II beschrieben.

Zytologie

Während der letzten 30 Jahre hat sich die mikroskopische Untersuchung abgeschilferter Zellen in Körpersekretionen oder von abgeschabten Zellen der Schleimhäute zu einer hochspezialisierten Wissenschaft entwickelt. Die zytologische Untersuchung ist vor allem in der Diagnostik der *in situ* Läsionen und der Frühstadien der Zervixkarzinome nützlich. Man glaubt heute allgemein, daß bei einem sorgfältig durchgeführten Screening von Risikopatientinnen das Zervixkarzinom als Todesursache praktisch verschwinden sollte. Bei dem Verdacht eines Karzinoms des Endometriums, der Atemwege, der Mundhöhle und der Harnblase ist die Zytologie ein wertvolles diagnostisches Hilfsmittel. Ihr Nutzen ist begrenzt oder fraglich für die Diagnose von Krebserkrankungen des Gastrointestinaltraktes, der Brust, Niere und Prostata.

Biopsie

Die Gewebsentnahme zur mikroskopischen Untersuchung vor einer Behandlung kann in ihrer Bedeutung nicht hoch genug bewertet werden. Es gibt zu viele gutartige Läsionen, die einen Krebs nachahmen, um diesen Tumoren ihren natürlichen Lauf zu lassen. Manchmal sind sogar größere Eingriffe gerechtfertigt (z. B. eine Laparotomie), um das Vorhandensein oder Nichtvorhandensein von Lebermetastasen vor der Pneumonektomie bei einem Lungenkrebs zu beweisen. Die Biopsie kann unter direkter Sicht mit dem Skalpell erfolgen, wenn die Läsion zugänglich ist. Andere bioptische Verfahren sind:

Nadelbiopsie. Man kann die Nadelbiopsie bei Erkrankungen der Leber, der Lunge, der Mamma, der Schilddrüse usw. zur Diagnosestellung einsetzen oder zur Bestätigung einer inkurablen Situation.

Skalenusbiopsie. Sie wird noch heute oft benutzt, um beim Bronchuskarzinom eine Gewebsdiagnose zu stellen und eventuell Nichtoperierbarkeit zu beweisen. Sie kann bei Krebsen des Gastrointestinaltraktes oder bei anderen Karzinomen der inneren Organe positiv sein und eine Diagnose ohne größeren Eingriff ermöglichen. Die Skalenusbiopsie ist bei Lymphomen oft positiv.

Knochenmarksbiopsie (sternal oder iliakal). Die Knochenmarksbiopsie ist oft bei Patienten mit einer karzinomatösen Aussaat eines bewiesenen oder unbekannten Primärtumors positiv. Wenn man im Knochenmark (oder in den Skalenus-Lymphknoten) ein Karzinom mikroskopisch entdeckt, sind im allgemeinen Radikaloperationen kontraindiziert. Die Knochenmarksbiopsie sollte häufiger als bisher angewandt werden, um die Operabilität zu bestimmen.

Andere Krebstests

Trotz ungeheurer Forschungsarbeit wurde bis jetzt noch kein einfacher, zuverlässiger Krebstest gefunden.

Carcinoembryonales Antigen (CEA). Das CEA ist eines der bestbekannten neofötalen Antigene, das bei bestimmten Tumoren und fötalen Geweben vorkommt, in normalen ausdifferenziertem Gewebe aber fehlt. Seit seiner Beschreibung im Jahre 1965 ist viel geleistet worden, um die Anwendungsmöglichkeit eines Nachweistests bei der Behandlung von kolorektalen Malignomen zu verbessern. Leider findet man einen hohen CEA-Titer auch bei zahlreichen gutartigen Erkrankungen (Leberzirrhose, bestimmte entzündliche Prozesse, übermäßiges Rauchen) und bei verschieden anderen Tumoren. Außerdem ist ein normaler CEA-Spiegel beim kolorektalen Krebs und im Frühstadium häufig. Gegenwärtig versucht man zu bestimmen, ob erhöhte CEA-Werte nach einem kurativen chirurgischen Eingriff dazu benutzt werden können, Rückfälle noch vor dem klinischen Beweis diagnostizieren zu können — vielleicht früh genug, damit eine Reoperation in vereinzelten Fällen zur Heilung führen kann.

Alpha-Foetoprotein (AFP) und Human-Chorion-Gonadotropin (HCG). Beide sind biologische Marker, die zur Krebsdiagnose und zur Nachkontrolle benutzt werden. Das AFP ist ein anderes neofötales Antigen und ist bei Hepatomen und bestimmten Hodentumoren nachweisbar. Das HCG wird zur Kontrolle des Krankheitsverlaufes bei Chorionkarzinomen und embryonalen Hodentumoren eingesetzt.

Die *Immunoelektrophorese* ist zur Überwachung multipler Myelome geeignet.

Der *Serumkalzium-Spiegel* kann bei Patienten mit durch Metastasen bedingten Knochenzerstörungen sowie bei bestimmten Tumoren, die ein parathromonähnliches Hormon produzieren, erhöht sein.

Die *alkalische Phosphatase* kann bei zahlreichen Lebererkrankungen, einschließlich Lebermetastasen, erhöht sein. Erhöhungen beobachtet man häufig auch bei Knochenmetastasen.

Die *Säurephosphatase* kann bei metastasierenden Karzinomen der Prostata erhöht sein.

Klärung der Tumorausbreitung

Die Beurteilung der Krebsausbreitung geschieht mit Hilfe der verschiedenen, im vorherigen Kapitel beschriebenen diagnostischen Maßnahmen und ist von entscheidender Bedeutung für therapeutische Entscheidungen (siehe nächstes Kapitel). Eine radikale, kurative Therapie (vor allem die chirurgische Behandlung) ist gewöhnlich nicht indiziert, wenn der Tumor die Grenzen des vorgesehenen Operationsfeldes überschritten hat. Auch bei Anwendung der Chemotherapie, der Radiotherapie oder der multimodalen Therapie müssen wichtige Hinweise dafür bestehen, daß es eine Heilung geben kann (oder wenigstens die Aussicht auf eine Besserung), bevor man eine Radikalbehandlung für eine voraussichtlich schon weit fortgeschrittene Erkrankung vorschlägt. Für die meisten Tumoren wird die Behandlung je nach Ausbreitung der Erkrankung verschieden sein. Daher ist eine genaue Beurteilung der Tumorausbreitung von entscheidender Bedeutung. Diese Beurteilung nennt man „staging" (Stadienbestimmung). Im Verlauf der Jahre wurde diese Stadienbestimmung immer weiter vervollkommnet. Sie hat sich als genaue und zuverlässige Beurteilungsmethode durchgesetzt.

Klinische Stadienbestimmung

Die Stadienbestimmung der Karzinome erleichtert die Beurteilung der Resultate einer vorherigen Behandlung, erlaubt den Vergleich einer Behandlungsmethode mit einer anderen und ermöglicht die Wahl der am besten geeigneten Therapie.

Berechtigung der Stadienbestimmung

„Dr. X berichtet über eine 5-Jahres-Überlebensrate von 40% bei seinen chirurgisch behandelten Patienten im Vergleich zu einer 5-Jahres-Überlebensrate von 25% bei radiotherapeutisch behandelten Patienten".
„Diese Patienten haben ein Kollumkarzinom Stadium I und die Behandlung der Wahl ist die Röntgentherapie".
„Meine Resultate bei einem Karzinom der Ovarien Stadium III zeigen eine 5-Jahres-Überlebensrate von 50% (fast $2 \times$ so gut wie sonst üblich)".
Die Beurteilung jeder dieser Aussagen bedarf einiger Kentnisse der Stadienbestimmung. Was die erste Aussage anbelangt, müssen die durch

Röntgentherapie behandelten Gruppen von Patienten (d. h. gleiche Stadien, usw.) mit den chirurgisch behandelten Gruppen vergleichbar sein, um einen aussagekräftigen Vergleich anstellen zu können. Die zweite Aussage bedeutet, daß (wie es frühere Erfahrungen gezeigt haben) die Frühdiagnose des Stadiums I leicht ist und die Radiotherapie sich als Therapie der Wahl erwiesen hat. Die letzte Aussage läßt die Vermutung zu, daß der Arzt im Grunde weniger fortgeschrittene Tumoren behandelt als er behauptet (d. h. daß er Stadium II und nicht Stadium III-Patienten behandelt).

Man sieht also, daß es wichtig ist die Resultate *vorheriger* Behandlungen zu beurteilen, um für bestimmte Patienten die sachlich richtige Therapie wählen zu können. Um die Resultate vorheriger Therapien beurteilen und die Behandlungsmethoden miteinander vergleichen zu können, müssen Daten *vergleichbarer Gruppen* zur Verfügung stehen. Wir können die Behandlungsresultate einer Patientengruppe mit Krebserkrankungen vorwiegend im Frühstadium nicht mit einer Gruppe vergleichen, die vorwiegend *fortgeschrittene* (und vielleicht mit einer anderen Methode behandelte) Karzinome zeigt.

Beruhend auf Erfahrungen und Irrtümern, wurden im Verlauf vieler Jahre verschiedene Faktoren analysiert und die Patienten je nach Fortschreiten ihrer Erkrankung in die Stadien 0—IV eingeteilt. Die klassische Einteilung dieser Stadien ist die folgende:

Stadium 0. In-situ-Karzinome (da keine Invasion stattfindet, kann es auch keine lymphatischen oder venösen Metastasen geben).

Stadium I. Frühe lokale Invasion, aber keine Metastasen.

Stadium II. Begrenze lokale Tumorausbreitung mit minimalem regionalem Lymphknotenbefall.

Stadium III. Extensiver lokaler Tumor mit extensivem regionalem Lymphknotenbefall.

Stadium IV. Normalerweise inoperable extensive Ausbreitung des Tumors und starker Befall der Lymphknoten; oder *jeder* Befund mit Fernmetastasen *ohne Berücksichtigung* der lokalen Tumorausbreitung.

Stadium 0 sollte, wenn die Läsion chirurgisch entfernt werden kann (z. B. *in situ*-Karzinom der Halsregion), im wesentlichen zu 100% heilbar sein. Das Stadium IV, wenn die Beurteilung der Tumorausbreitung genau erfolgt ist, bedeutet 100%ige Unheilbarkeit (einige chronisch verlaufende Krebse können indessen nennenswerte *5-Jahres-Überlebenszeiten* aufweisen trotz eines unheilbaren, langsam, aber progressiv wachsenden Karzinoms). Die Stadien I, II und III entsprechen verschiedenen Malignitätsgraden mit abnehmender Heilbarkeit.

Damit das Staging seinen Wert für die Beurteilung einer vorangegangenen Behandlung und somit für die Bestimmung der momentanen Therapie behält, müssen folgende wichtige Kriterien erfüllt sein:

1. Die Methode zur Stadienbestimmung muß allgemein anerkannt sein. Wenn die eine Methode in England und eine andere in Indien benutzt wird, wird ein Vergleich von Resultaten unmöglich sein.
2. Die Methode muß einfach sein. Komplizierte Methoden werden nicht benutzt.
3. Die den verschiedenen Stadien 0—IV zugeordneten Faktoren müssen den tatsächlichen Einfluß auf die Prognose widerspiegeln. Ein Faktor, der streng genommen zur Gruppe IV gehört (z. B. Fernmetastasen) sollte nicht ins Stadium II eingereiht werden.
4. Die Beschreibungen müssen präzis formuliert werden. Wissenschaftler in USA, in Frankreich oder in Rußland müssen die für die einzelnen Stadien charakteristischen Kriterien genau festlegen können.
5. Die allgemein akzeptierte Stadieneinteilung muß auf einer sinngemäßen Beurteilung der Resultate verschiedener Behandlungsmethoden beruhen.

Trotz der offensichtlichen Bedeutung der Entwicklung und der allgemein gültigen Anwendung der Stadieneinteilung für alle Tumoren, gibt es bis heute ein allgemein anerkanntes System nur zur Klassifizierung von Kollumkarzinomen. Diese Klassifizierungsmethode wird seit vielen Jahren angewandt und hat sich in der Prognosestellung und Therapiebeurteilung allgemein bewährt. Weil aber ein wirklicher Konsensus eines adäquaten Stagings für die meisten Tumoren fehlt, haben in letzter Zeit einige Forschungsgruppen versucht, international akzeptable Methoden für eine Anzahl verschiedener Karzinome auszuarbeiten. So kam schließlich das TNM-System zustande.

Das TNM-System

Mit dem Tumorwachstum und der Tumorausbreitung und seiner eventuellen Unheilbarkeit gehen drei Faktoren einher, die signifikant und meßbar sind:

1. Das Ausmaß der lokalen Ausbreitung des Tumors.
2. Die An- oder Abwesenheit regionaler Lymphknotenmetastasen und der Grad eines solchen Befalls.
3. Die An- oder Abwesenheit von Fernmetastasen.

Das TNM-System wurde innerhalb der Internationalen Vereinigung gegen den Krebs (International Union Against Cancer) ausgearbeitet. Die lokale Ausbreitung des Tumors (T) wird durch Zahlen angegeben. So bedeutet TO Carcinoma in situ; T1, T2, T3 und T4 geben eine progressive Ausbreitung des Tumors an. Desgleichen bedeutet N0: Lymphknoten (enitaligne) nicht *befallen*, während N1, N2 und N3 zunehmenden Lymphknotenbefall charakterisieren. M0 bedeutet: keine Fernmetastasen, M1 bedeutet Fernmetastasen.

Bis heute wurden Tumoren zahlreicher Organe durch spezielle Komitees nach dem TNM-System eingestuft. Einige Kriterien für die Stadienbestimmung werden gegenwärtig noch überprüft. Dieses Staging beruht auf klinischen Klassifizierungsmethoden und ist nicht so präzis wie die auf pathologischen Untersuchungen der Lymphknoten oder anderer Gewebe basierenden Einstufungen. Trotzdem stellt das TNM-System wahrscheinlich die beste Kompromißlösung dar, die auf internationaler Ebene gefunden werden kann. Wir hoffen, daß sie allgemein anerkannt, benutzt und eventuell modifiziert wird.

Wenn ein Patient im Hinblick auf verschiedene Behandlungsarten eingestuft ist, muß er in seinem Klassifizierungsstadium bleiben, auch wenn spätere neue Informationen zu einer anderen Stadienbestimmung führen würden.

Pathologische Stadienbestimmung

Ein Grund für die Stadienbestimmung ist die Möglichkeit, die eine Behandlungsmethode, oder die Kombination verschiedener Methoden, mit einer anderen zu vergleichen. Da man bei der Strahlentherapie oder Chemotherapie keine Gewebsproben zur pathologischen Untersuchung gewinnen kann, sind verschiedene Behandlungsmethoden nur vergleichbar, wenn ein *klinisches Staging* durchgeführt wird. Wenn man eine chirurgische Behandlung durchführt, wird man über Gewebe zur mikroskopischen Analyse verfügen. Eine viel präzisere Klärung der Tumorausbreitung, der lokalen Invasion der Gewebe und des Grades eines Lymphknotenbefalls ist somit möglich. Die pathologische Gewebsuntersuchung deckt Unzulänglichkeiten der klinischen Stadienbestimmung auf. Zum Beispiel enthalten beim Mammakarzinom ein Drittel der klinisch als negativ bezeichneten Lymphknoten mikroskopische Krebsherde, und etwa 15% der klinisch als positiv diagnostizierten Lymphknoten sind bei mikroskopischen Untersuchungen tumorfrei.

Das pathologische Staging ist offensichtlich für die Prognose nützlicher als die klinische Stadienbestimmung. Überdies wird das pathologische Staging mehr und mehr als Richtlinie zur adjuvanten Therapie bei Patienten mit positiven Lymphknoten benutzt. Dabei sind Patienten, die die mikroskopisch größte Tumorausbreitung aufweisen im allgemeinen auch die Kandidaten für die intensivste adjuvante Therapie (oft eine Kombination von Strahlen- und Chemotherapie).

Behandlungsprinzipien

„Multidisziplinäre" Krebsbehandlung

Die menschlichen Tumoren bilden eine große Gruppe von Erkrankungen, in der Inzidenz, Lokalisierung, anatomische Ausbreitung, pathologisches Verhalten, klinischer Verlauf und Prognose, sowie chirurgische Operabilität und Ansprechen auf ionisierende Strahlen, chemische Substanzen und Hormone stark schwanken. Diese sehr variablen Aspekte, die Erkrankungen mit einem traditionsgemäß gemeinsamen Namen charakterisieren sowie die verschiedenartigen diagnostischen und therapeutischen Methoden verlangen ein gemeinsames Vorgehen aller mit der klinischen Betreuung von Krebspatienten verbundenen Probleme.

Es gibt viele Faktoren, die zu einem multimodalen Angehen bei einer modernen Behandlung von Krebspatienten anregen sollten. Anzuführen wären vor allem die Möglichkciten einer adjuvanten Therapie bei den durch Chirurgie (und/oder Chemotherapie) vermutlich „geheilten" Patienten und die Möglichkeit einer aggressiven multimodalen Therapie bei bestimmten disseminierten Tumoren.

Adjuvante Therapie

Frühere Erfahrungen haben gezeigt, daß Versuche, den Krebs mit lokalen oder regionalen chirurgischen Maßnahmen (oder Radiotherapie) zu heilen, zu Mißerfolgen in über 50% der Fälle führte. Der Grund für diese Mißerfolge liegt im Auftreten von Fernmetastasen (auch wenn zur Zeit der ersten Behandlung keine Anzeichen einer Tumorausbreitung bestanden). Versuche, die Patienten zu identifizieren, bei denen entfernte „Mikrometastasen" vermutet werden können, und das Bestreben, diesen Patienten nach der Chirurgie (oder Radiotherapie) weitere Behandlungsmöglichkeiten zu bieten, führten zur Entwicklung einer adjuvanten (oder „prophylaktischen") Chemotherapie[1]. Am Anfang war die adju-

---

[1] Die adjuvante Chemotherapie ist „prophylaktisch" in dem Sinne, daß sie zur Verhütung einer Entwicklung späterer Metastasen bei denjenigen Patienten beiträgt, die subklinische Mikrometastasen irgendwo im Körper aufweisen. „Adjuvante Chemotherapie" ist wahrscheinlich der bessere Ausdruck, weil man tatsächlich Patienten behandelt, bei denen man schon disseminierte mikroskopische Herde vermutet.

vante Chemotherapie in erster Linie ein klinisches Experiment. Neue Erfahrungen haben gezeigt, daß sie für manche bösartige Tumoren die Überlebensrate signifikant steigert.
Der Behandlungsplan und die Durchführung einer adjuvanten Langzeit-Chemotherapie ist ein immer weiter verfeinertes Verfahren, das mehr als nur oberflächliche Kenntnisse des Zellmetabolismus, der Zytokinetik und der Pharmakologie, wie auch der Langzeiteffekte von Medikamenten und deren Kombinationen erfordert.
Es scheint wahrscheinlich, daß in Zukunft fast alle Krebspatienten (einschließlich einiger Fälle des Stadium I) einer adjuvanten und multimodalen Therapie unterzogen werden und das nicht nur in Krebszentren und Universitätskliniken, sondern in erhöhtem Maß auch in Allgemeinen Krankenhäusern.

Aggressive multimodale Therapie

Die Entwicklung der agressiven multimodalen Therapie für manche Karzinome des Kindes führt zu einer dramatischen Verbesserung der Heilungsraten (siehe Kapitel über Krebs beim Kind, Seite 281). Die meisten dieser Tumoren sind anaplastisch und rasch wachsend, mit einem hohen Wachstumsindex — Faktoren, die von sich aus eine radikale Chemotherapie, kombiniert mit chirurgischen und strahlentherapeutischen Maßnahmen, erfordern. Bis jetzt konnten diese „dramatischen Erfolge" für die meisten Tumoren bei Erwachsenen nicht bestätigt werden, wahrscheinlich weil diese Karzinome besser differenziert sind und relativ langsam wachsen. Dank der durch die multimodale Behandlung erzielten guten Resultate sind zahlreiche klinische Studien über die verschiedensten Krebsarten durchgeführt worden. Das multidisziplinäre Angehen der meisten Krebse basiert auf sorgfältig ausgearbeiteten Protokollen und setzt sich rasch in immer mehr Krankenhäusern auf der ganzen Welt durch.

Schwierigkeiten einer multidisziplinären Therapie

Trotz der offensichtlich bestehenden Notwendigkeit für eine wachsende Anzahl von Spezialisten, bei der Aufstellung der Behandlungsprotokolle und der Betreuung von Krebspatienten als „Team" zusammenzuarbeiten, muß doch zugegeben werden, daß gegenwärtig nicht *jedermann* gezwungen werden kann, an einer solchen „Teamarbeit" teilzunehmen.

1. In vielen Ländern gibt es noch zu wenig Krebsspezialisten. Dort kann es schwierig sein, überhaupt einen Onkologen zu konsultieren. Es ist sicher unmöglich, daß *alle* Krebspatienten durch ein *Team* von Krebsspezialisten untersucht und behandelt werden.

2. In einigen Fällen mag eine „Gruppentherapie" überhaupt nicht nötig sein; z. B. gehört die Leukämie primär in den Aufgabenbereich des medizinischen Onkologen. Auch die meisten Patienten mit einem Kolonkarzinom haben keinen Vorteil davon, wenn ein Strahlen- oder Chemotherapeut zum Behandlungsteam hinzugezogen wird.
3. Ärzte sind extreme Individualisten und ihnen kann das Konzept der Zuziehung eines klinisch geübten Spezialisten sehr ungelegen kommen, besonders wenn diesem die Indikationsstellung für die bestmögliche Behandlung eines Patienten zur Genehmigung oder vielleicht (was noch schlimmer ist) zur Ablehnung überlassen werden soll. Sehr oft trägt ja ein solches Team auch nicht die Verantwortung für die Betreuung des Krebspatienten.
4. Der größte Teil aller „geheilten" Krebspatienten wurde früher durch chirurgische Maßnahmen geheilt und die Chirurgen werden sich gegen neue Methoden wehren, bis sie absolut sicher sind, daß eine multimodale Therapie für einen bestimmten Krebs signifikante Verbesserungen der Prognose bedeutet.
5. Für die Betreuung eines bestimmten Krebspatienten ergibt sich das Problem der *Verantwortung*. Es ist für eine Arbeitsgruppe sehr schwer, die Verantwortung für eine immer wieder wechselnde Behandlungsmethode zu übernehmen. Durch den Patienten und alle anderen beteiligten Spezialisten sollte ein einzelner Arzt (sei er Chirurg, Radiologe, Onkologe, usw.) bestimmt werden, der die Verantwortung während der gesamten Langzeitbehandlung trägt und dem der Patient sein ganzes Vertrauen schenkt. Alle Empfehlungen und Ansichten sollten diesem Arzt unterbreitet werden. Die endgültigen Entscheidungen sollten mit Zustimmung der vorher aufgeklärten Patienten getroffen werden. Der Arzt muß die Beziehung mit dem Patienten und seiner Familie aufnehmen und aufrechterhalten, damit ein Verhältnis gegenseitigen Vertrauens und Respekts entsteht, so daß alle Probleme frühzeitig erkannt und besprochen werden können. Manchmal ist es aus irgendeinem Grunde besser den verantwortlichen Arzt zu ersetzen. Im allgemeinen ist ein solcher Wechsel für die Betreuung des Patienten nicht von Vorteil.

Trotz dieser Schwierigkeiten sollte die multidisziplinäre Behandlung während des Krankheitsverlaufs beibehalten werden. Das behandelnde Team sollte mindestens aus vier Spezialisten bestehen, die die wichtigsten Methoden der Krebsdiagnostik und Therapie vertreten: Pathologe, Chirurg, Strahlentherapeut und medizinischer Onkologe. Diese Gruppe muß natürlich im Bedarfsfall ergänzt werden durch andere Spezialisten, wie z. B. Gynäkologen, Nasen-, Ohren-, Hals-Spezialisten oder Urologen,

oder Sachverständige einer bestimmten Behandlungstechnik, z. B.
Physiker oder Endokrinologen. Ein solches Programm kann natürlich
nur in onkologisch spezialisierten Zentren oder in Krebskliniken großer
Krankenhäuser durchgeführt werden. Die Behandlungsgruppe (das
Team) ist für die Wahl der Therapie verantwortlich, die sich nach dem
klinischen Stadium sowie den biologischen Eigenschaften des Tumors
und des Wirtes richtet.
Daneben beaufsichtigt die Behandlungsgruppe die Langzeitbetreuung
der Patienten, um so früh wie möglich jedes Versagen oder das Auftreten
von Nebenwirkungen während der Therapie erfassen und beheben zu
können. Das Team ist auch für die systematische Bewertung der Endresultate verantwortlich, die ja eine conditio sine qua non des Fortschritts auf klinischer Ebene ist.

Behandlungsplan

Allgemeine Prinzipien

Der erste Schritt vor jeder Behandlung ist das Sammeln aller Informationen über die Tumorausbreitung unter Einsatz aller verfügbaren diagnostischen Hilfsmittel. Wichtig ist vor allem die Kenntnis des histologischen Typs des Tumors (wenn er bestimmt werden kann), denn er kann die Therapiewahl direkt beeinflussen.
Bei den meisten Tumoren wird die Behandlung durch das *Stadium* der Erkrankung bestimmt — die Art der Behandlung oder die Kombinationen der Behandlungsmethoden sind für jedes Stadium verschieden. Die Bewertung der Tumorausbreitung und das Staging des Krebses sind in vorherigen Kapiteln beschrieben worden.
Der nächste sehr wichtige Schritt ist die Ausarbeitung eines Behandlungsplans, der den Bedürfnissen und Lebensbedingungen des Patienten entspricht. Der Plan wird durch die Behandlungsgruppe aufgestellt und kann je nach Ansprechen des Patienten, chirurgischen Daten, weiteren Untersuchungen oder neuesten Erkenntnissen der Krebsforschung Veränderungen unterzogen werden. Dennoch muß dieser Plan, der die gemeinschaftliche Beurteilung durch das Team widergibt, die Basis der Therapie bleiben. Der Erfolg jeder Behandlung hängt weitgehend von menschlichen Beziehungen ab. Die Therapie kann langwierig und mühsam sein. Auch wenn das nicht der Fall ist, ist die Mitarbeit des Patienten während der meist sehr langen Nachbehandlungsperiode unerläßlich. Das Vertrauen des Kranken und seine Bereitwilligkeit durchzuhalten haben ebenso große Bedeutung wie die positive und kon-

struktive Einstellung der Familien, die dazu beiträgt, die gute Verbindung Arzt—Patient—Familien aufrechtzuerhalten.
Der Diskussion der verschiedenen Behandlungsmethoden muß eine Definition der Begriffe „Heilung" und „Palliativtherapie" vorausgehen.

Kurative Therapie

Eine „Dauerheilung" beinhaltet die Eliminierung des Krebses einschließlich seiner Ausbreitung und aller Metastasen, sowie das Ausbleiben eines Rezidives während des ganzen Lebens. Wenn der Patient 5 Jahre nach der Krebsbehandlung ohne Rezidiv überlebt, spricht man von einer „5-Jahres-Heilung". Patienten mit rasch wachsenden Tumoren (z. B. der Lunge) weisen im allgemeinen schon nach 1—2 Jahren ein Rezidiv auf, selten erst nach einem 5jährigen Intervall angeblicher Krebsfreiheit. In diesen Fällen ist eine 5-Jahres-Heilung fast gleichbedeutend mit „permanenter Heilung". Bei den chronischen Krebsen (Schilddrüsen, Mamma, Kolon) ist es jedoch nicht selten, daß sich das erste Rezidiv erst *nach* 5 Jahren manifestiert. Der Ausdruck „5-Jahres-Überleben" umfaßt alle Patienten, die nach 5 Jahren noch am Leben sind, unabhängig davon, ob das Karzinom noch vorhanden ist oder nicht. Daher sollte der Ausdruck nicht als Synonym für „5-Jahres-Heilung" gebraucht werden, denn dieser Begriff umfaßt nur diejenigen Patienten, die an der 5-Jahresgrenze völlig krebsfrei sind.

Palliativbehandlung

Eine Palliativbehandlung kommt in Frage, wenn keine Heilungsmöglichkeit mehr besteht. Das Ziel dieser Therapie besteht *nicht* darin, auch die letzte Krebszelle aus dem Körper zu eliminieren. Das therapeutische Ziel ist es, Linderung für den Kranken zu erreichen.
Drei allgemeine Gruppen umfassen all die verschiedenen Möglichkeiten:

1. Erleichterung von Krankheitssymptomen, d. h. Schmerzen, Blutung, Obstruktion, usw.
2. Prävention von Symptomen, die ohne Behandlung auftreten würden. Es ist unbedingt erforderlich, den natürlichen Verlauf eines speziell behandelnden Tumors zu kennen, damit allgemein gültige therapeutische Entscheidungen zur Palliativbehandlung dieser bestimmten Geschwulst getroffen werden können. Ein gutes Beispiel dafür ist die abdomino-perineale Resektion bei Tumoren des Rektums (auch wenn Lebermetastasen vorhanden sind), weil das Fortschreiten eines unbehandelten Rektumkarzinoms zu Blutungen, heftigen Schmerzen und Tenesmen mit ständigem Ausfluß führt. Obwohl noch einige weitere Beispiele einer vernünftigen Palliativbehandlung in dieser Kategorie

bekannt sind, ist es im allgemeinen viel schwerer, sicher vorauszusagen, ob die empfohlene Behandlung in der Lage sein wird, das Auftreten verschiedener Symptome zu verhindern.

3. Verlängerung eines „komfortablen" Lebens. Obschon das Ziel an sich lobenswert ist, gibt es nur sehr wenige Evidenzen dafür, daß eine Palliativbehandlung für unheilbare Krebspatienten das Leben effektiv verlängert. Für eine Beurteilung ist es wichtig, ausgedehnte Kenntnisse der Lebenserwartung für eine große Anzahl unheilbarer Patienten, die *nicht* behandelt werden, zu besitzen. Es ist äußerst schwer, in einem bestimmten Fall relativ sicher zu sein, daß die vorgeschlagene Palliativbehandlung die Chance bietet, das Leben des Patienten zu verlängern.

Ansprechen auf die palliative Therapie

Wenn man über Palliativbehandlung diskutiert, sollte man auch das „Ansprechen" erwähnen:

Objektives Ansprechen. Das objektive Ansprechen ist besonders für den Chemotherapeuten wichtig, weil ein meßbares, signifikantes Abnehmen des Tumorvolumens (im allgemeinen 50% oder mehr), das längere Zeit anhält (im allgemeinen für 6 Monate oder mehr) als Kriterium einer „erfolgreichen" Behandlung gilt. Es ist aber anzumerken, daß eine Größenabnahme des Tumors stattfinden kann, ohne daß der Patient davon irgend einen Nutzen im Sinn der 3 obengenannten Palliativgruppen hat. Wichtig ist, daß die partielle Reduktion des Tumors für kurze Zeit nicht mit dem Ausdruck „Ansprechen" belegt wird. Der Ausdruck „Ansprechen" wird zu oft in unkritischer Weise gebraucht.

Subjektives Ansprechen. Da es sehr schwierig ist, die Qualität und die Quantität eines subjektiven Ansprechens (wie z. B. „der Patient fühlt sich besser") zu beurteilen, schließen die meisten Kliniker dieses Merkmal aus ihrer Bewertung des Therapieerfolges aus. Trotzdem ist von der Sicht des *Patienten* aus sein Gefühl des Wohlbefindens, wenn es um Linderung geht, von überragender Bedeutung. Die „Leistungstafel" von Karnofsky ist ein Versuch, einige Elemente des „subjektiven Ansprechens" in meßbaren Werten auszudrücken

Zusammenfassend scheint es aber so zu sein, daß die sogenannte „Palliativbehandlung" dem Patienten nur wenige Vorteile bringt, oft aber eine signifikante Morbidität zur Folge hat. Bei der Analyse von Behandlungsresultaten müssen wir mit größerer Sorgfalt vorgehen. Das gleiche gilt auch für Entscheidungen, die für die Behandlung fortgeschrittener, unheilbarer Fälle getroffen werden.

Behandlungsarten

Die Informationen, die durch die klinische Untersuchung im weitesten Sinne gewonnen wird, muß bei tiefgelegenen Krebsen durch eine chirurgische Exploration und in bestimmten Fällen auch durch eine sofortige histologische Untersuchung der durch die teilweise Resektion des Tumors erhaltenen Schnittpräparate vervollständigt werden.
In der Annahme, daß die Erkrankung definiert werden konnte, wollen wir nun die verschiedenen Behandlungsarten betrachten. Gegenwärtig stehen 4 Behandlungsformen zur Verfügung.

Chirurgie. Während vieler Jahre war sie die wichtigste Behandlung in der kurativen Therapie. Sie nimmt außerdem in der Palliativbehandlung eine wenn auch geringe Rolle ein.

Strahlentherapie. Sie wird bei einigen Tumoren als primäre kurative Therapie angewandt; sie spielt in der palliativen Therapie eine große Rolle.

Chemotherapie. Wenn sie allein angewandt wird wirkt die Chemotherapie (und auch die Hormontherapie) nur bei einer oder zwei Arten seltener Karzinome kurativ. Sie spielt aber eine zunehmend wichtige Rolle in der multimodalen Therapie. In einigen Fällen trat bei fortgeschrittenen und metastasierenden Karzinomen eine signifikante Linderung ein.

Immunotherapie. Die Immuntherapie befindet sich immer noch im Experimentierstadium und wird nur in wenigen Fällen als Teil einer Kombinationstherapie kurativ oder palliativ eingesetzt.

Obwohl die Chirurgie und die Strahlentherapie in einigen Fällen immer noch allein angewandt werden, zeichnet sich eine signifikante Tendenz zu multimodaler Therapie ab.

Chirurgie

Die Chirurgie ist die älteste Methode der Krebsbehandlung, aber erst Ende des 19. Jahrhunderts wurden die chirurgischen Methoden standardisiert und routinemäßig angewandt. Halsted war der erste, der eine Operation nach ganz bestimmten Regeln für die Total-Entfernung eines Karzinoms einschließlich regionaler Strukturen und Lymphknotenketten vorschlug. Die Antisepsis und dann auch die Anästhesie reduzierten die postoperativen Risiken auf ein Minimum.

Kurative Chirurgie

Wenn weder die präoperative Bewertung noch der Operationsbefund den Nachweis einer Unheilbarkeit erbringen, wird der Chirurg eine „kurative" Resektion mit dem Ziel durchführen, dem Patienten die bestmögliche Heilungsaussicht zu bieten. Es ist nach allen Seiten weit im Gesunden zu resezieren. Überaus wichtig ist die Erkennung einer mikroskopischen Tumorausbreitung in angeblich normalen Gewebe. Zum Beispiel haben gastro-intestinale Krebse die Tendenz, sich entlang der Submukosa über mehrere Zentimeter ins umgebende Gewebe, das normal aussieht und normal anzufühlen ist, auszubreiten. Wegen der Möglichkeit multipler Herde kann die totale oder subtotale Entfernung eines Organs indiziert sein, vor allem dann, wenn ein solches Vorgehen keine erhöhte Morbidität nach sich zieht, wie z. B. eine totale Mastektomie, Thyroidektomie, Hysterektomie, eine subtotale Gastrektomie, eine extensive Kolektomie, eine abdominale perineale Resektion, usw. Darüber hinaus ist bei den in Lymphknoten metastasierenden Tumoren eine zusätzliche Totalentfernung regionaler Lymphknoten erforderlich. Die obenerwähnten Operationen sind standardisierte Verfahren, die seit einigen Jahrzehnten in der kurativen Krebsbehandlung durchgeführt werden, falls chirurgische Behandlung indiziert ist. Trotz der Entwicklung standardisierter Operationen verhält sich jeder Patient individuell unterschiedlich. Der chirurgische Onkologe muß folgende Möglichkeiten in seine Bewertung einbeziehen: lokale Ausbreitung in anscheinend normales Gewebe; multifokale Karzinome in anderen Organabschnitten; Lymphknotenbefall; Mikrometastasen in anderen Körperteilen und ihre Zerstörung durch eine systemische Therapie; schließlich Morbidität und Mortalität, die sich aus verschiedenen chirurgischen Maßnahmen gegen einen bestimmten Tumor ergeben. In bestimmten Fällen, in denen die Strahlentherapie eine mögliche Alternative darstellt, muß er die Heilungsaussichten dieser Methode kennen und diesen Faktor bei der Therapiewahl berücksichtigen.

Erfahrung, Urteilsvermögen und Integrität bei der Wahl der für den Patienten bestmöglichen Therapie sind von vitaler Bedeutung für ein befriedigendes Resultat.

Sehr extensive chirurgische Eingriffe können in bestimmten Fällen gerechtfertigt sein, z. B. wenn man weiß, daß eine Geschwulst lokal große Ausmaße erreicht, aber keine Fernmetastasen setzt. So führen z. B. Amputationen der oberen oder unteren Extremität oft zu einer „Heilung". Beckenausräumungen sind in besonderen Fällen einer fortgeschrittenen lokalen Erkrankung ohne Fernmetastasen gerechtfertigt. Bei Magen- und Darmkrebsen kann ein extensiver Befall benachbarter Organe ohne Metastasenbildung stattfinden. Dann ist eine multiple Organresektion zu rechtfertigen. Diese Eingriffe sollten in fast allen Fällen einem sehr erfahrenen chirurgischen Onkologen überlassen werden, der die zahlreichen Faktoren kennt, die bei einer so weitreichenden Entscheidung eine Rolle spielen. Gründlichste Untersuchungen sind unerläßlich, um die Möglichkeit von Fernmetastasen auszuschließen (Skalenusbiopsie oder Mediastinoskopie, Knochenmark- und Leberbiopsie, Leberscanning und manchmal sogar eine Laparotomie, um Lebermetastasen auszuschließen), bevor man den Patienten solch extensiven operativen Eingriffen unterzieht. Bei einigen Karzinomen der Kopf- und Halsgegend (z. B. gewisse Zungenkrebse), bei denen eine Rö-Bestrahlung relativ gleichwertige Heilungsraten sowie bessere kosmetische und funktionelle Resultate ergibt, können die Primärtumoren radiotherapeutisch behandelt und die regionalen Halslymphknoten chirurgisch entfernt werden.

Eine weitere Ausnahme vom Prinzip der Totalausräumung liegt im Fall einer Behandlung der Melanome vor, die in einiger Entfernung zu den entsprechenden Lymphknoten liegen.

In diesen Fällen sind 2 getrennte Inzisionen erforderlich und die Lymphknotenausräumung wird manchmal aufgeschoben bis der Lymphknotenbefall klinisch offensichtlich wird.

Lymphknotenausräumung. Es besteht immer noch eine Kontroverse, ob man eine Lymphknotenausräumung (im Halsgebiet bei Tumoren der Kopf- und Halsgegend, in der Achselhöhle und der Leiste bei Melanomen der Extremitäten) sofort ausführen sollte, wenn der Befall noch nicht offensichtlich ist, oder ob man warten und erst dann operieren sollte, wenn der Lymphknotenbefall klinisch eindeutig ist. Dabei können folgende Fragen auftauchen:

1. Wie groß wird der Prozentsatz der Tumoren sein, die einen Lymphknotenbefall aufweisen?
2. Geht man ein Risiko ein, wenn man wartet, d. h. können wegen des Abwartens bis zum klinischen Befall einige Fälle inoperabel werden, wenn man sich zur späteren Operation entschließt?
3. Sind die Heilungsraten in den Fällen mit frühzeitiger Lymphknotenausräumung (prophylaktische oder selektive Ausräumung) und den Fällen mit verzögerter Ausräumung (therapeutische Ausräumung) unterschiedlich?
4. Ist der Primärtumor unter Kontrolle?
5. Wie hoch sind die Morbiditäts- und Mortalitätsraten der Lymphknotenausräumung? Die Tendenz ist, die Lymphknotenausräumung in den Fällen durchzuführen, in denen ein relativ hohes Risiko (d. h.

über 24%) eines Lymphknotenbefalls besteht; außerdem bei den Patienten, die sehr wahrscheinlich nicht zu den Nachkontrolluntersuchungen kommen werden.

Weitere Faktoren sollten bei der Entscheidung zur regionalen Lymphknotenausräumung beachtet werden:

a) Zusätzlich zur therapeutischen Wirkung gibt die Lymphknotenausräumung dem Operateur die Möglichkeit zu erfahren ob metastatische Herde vorhanden sind oder nicht. Der Befund kann bei der Entscheidung zur adjuvanten Chemo- oder Strahlentherapie bestimmend sein.

b) von den Ärzten, die glauben, daß eine adjuvante Chemotherapie am besten wirkt, wenn der Organismus mit möglichst wenig Krebszellen „belastet" ist, wird die Ausräumung krebszellenhaltiger Lymphknoten sicher als hilfreiche Maßnahme angesehen.

Übersicht über die kurative chirurgische Behandlung

1. Die Chirurgie ist eine lokale Therapie und kann nur die Karzinome heilen, die auf das Ursprungsgewebe und die regionalen, drainierenden Lymphknoten beschränkt sind.
2. Die Chirurgie sollten den Tumor (mit einem breiten Rand), einschließlich seines lokalen Ausbreitungsgebiets und den drainierenden Lymphknoten umfassen.
3. Eine inadäquate, ungenügende Chirurgie führt zu Rezidiven und verringert die Aussicht auf eine Langzeitheilung signifikant.
4. Das chirurgische Angehen der Erkrankung sollte nicht unterbewertet werden. Wenn außerhalb der befallenen Region keine Metastasen vorhanden sind, ist ein adäquater chirurgischer Eingriff kurativ. Die Chirurgie ist noch heute die wichtigste *kurative* Therapie.
5. Die Definition der „adäquaten" Chirurgie ist in den letzten Jahren einer Revision unterzogen worden. Ein Trend zu eher konservativen Behandlungsweisen ist erkennbar. Es wäre aber ein grober Fehler, sich so konservativ zu verhalten, einen Krebs dann zu belassen, wenn er leicht ohne die Mortalität zu erhöhen, entfernt werden könnte.

Präventive Chirurgie

Die Chirurgie wird allen anderen Behandlungsmöglichkeiten bei prämalignen und *in situ*[1] Läsionen der Oberflächenepithels wie der Haut, des Mundes, der Zervix usw. vorgezogen. Die gastro-intestinalen Polypen,

---

[1] *In situ* Läsionen sprechen nicht gut auf eine Strahlentherapie an.

vor allem in Kolon, sollten unbedingt entfernt werden, weil viele besonders die mit einer villösen Komponente maligne entarten werden. Das maligne Potential bestimmter Tumoren (z. B. Adenome der Schilddrüse und der Mamma, Leiomyome des Gastro-intestinaltraktes, Mischtumoren der Parotis, usw. kann sehr schwach oder fraglich sein. Die Entfernung solcher Tumoren ist dennoch angezeigt, weil bis zu ihrer Exzision die Diagnose unsicher sein kann.

Diagnostische Chirurgie

Chirurgisches Staging. Die chirurgische Stadienbestimmung wird ausgeführt, um die Ausbreitung der Erkrankung zu klären; sie umfaßt

1. die Laparotomie für die Hodgkinsche Krankheit und gelegentlich für andere Lymphome, kombiniert mit einer Splenektomie und einer Leberbiopsie oder einer Lymphknotenbiopsie. Die Knochenbiopsie ist nicht Teil der Staging-Laparotomie. Sie erfolgt vor der Laparotomie. Zeigt sie Befall ist die Laparotomie überflüssig.
2. gelegentlich wird die Laparotomie ausgeführt, um vor einer „kurativen" Pneumonektomie oder Hemipelvektomie einen Leberbefall auszuschließen. Aber im allgemeinen genügen für den Ausschluß von Lebermetastasen Szintigraphie, Ultraschall und/oder Laparoskopie.

Probelaparotomie. Ihre Anwendung ist gelegentlich bei unklaren Abdominalfällen gerechtfertigt, um eine Malignom auszuschließen. Bei Patienten mit nur schwachen Symptomen eines Karzinoms des Zökums und minimalen Anomalien des Kontrastbildes kann eine Laparotomie einem Abwarten und einer zweiten Untersuchung vorgezogen werden. Auch wenn ein extensiver, scheinbar unheilbarer Abdominalkrebs vorliegt, gegen den nicht mehr viel unternommen werden kann, ist eine Gewebsdiagnose unerläßlich, weil es einfach zuviele andere Erkrankungen gibt, die mit einem Karzinom verwechselt werden können. Bei vielen fortgeschrittenen Krebsen sind Knochenmark oder die Skalenus-Lymphknoten befallen. Hier sollte die Biopsie einer Laparotomie vorgezogen werden, außer in den Fällen, in denen die Möglichkeit einer Palliativmaßnahme besteht.

Laparoskopie. Sie wird unter Lokalanästhesie durchgeführt. Ein Laparoskop aus Metall wird durch eine kleine infraumbilikale Stichinzision eingeführt. Luft wird in die Bauchhöhle eingeblasen, damit das Laparoskop leicht gegen verschiedene Strukturen der Abdominalhöhle verschoben werden kann. Auch ist die Kontrolle einer Blutung schwieriger als bei einer breiten Inzision.

„Mini-Laparotomie". Diese Explorationstechnik wird von einigen Chirurgen befürwortet und angewandt, die glauben, daß eine kleine Inzision unter Lokalanästhesie eine niedrigere Morbidität zur Folge hat als eine große Inzision. Es steht außer Zweifel, daß eine Lokalanästhesie vor allem bei Risikopatienten niedrigere Morbiditäts- und Mortalitätsziffern aufweist als eine Allgemeinnarkose. Es gibt aber viele Ärzte, die die Rolle der Schnittgröße bezweifeln.

Inzisionsbiopsie. Die Indikationen, Grenzen und Techniken der Biopsie variieren geringfügig je nach zu entnehmendem Gewebe (d. h. Haut, Lymphknoten, Leber, Lunge, stark vaskularisierte Sarkome, die massiv bluten können, usw.).

Die erste Voraussetzung ist die Entnahme eines adäquaten Stückchens, das eine Diagnose erlaubt. Wird die Biopsie während einer Probelaparotomie ausgeführt, ist es häufig notwendig, einen Gefrierschnitt anzufertigen (um sicher zu sein, daß das Gewebsstück adäquat ist), bevor die Wunde wieder geschlossen wird. Es ist oft zweckmäßig, eine Biopsie an der Übergangsstelle von normalen zu abnormalen Gewebe zu entnehmen und darauf zu achten, daß das Stück groß genug ist, um dem Pathologen die Beurteilung zu erleichtern (Umwandlung von normalen in abnormale Zellen). Manchmal sind wiederholte oder multiple Biopsien erforderlich, bevor eine sichere Diagnose gestellt werden kann.

Wenn sofort im Anschluß an eine Biopsie die chirurgische Versorgung stattfinden soll, darf die Biopsie keinesfalls die Möglichkeit der chirurgischen Heilung beeinträchtigen. So soll z. B. der Biopsieschnitt so angelegt werden, daß er bei der folgenden Operation exzidiert werden kann. Wenn für die Biopsie eine Ausräumung notwendig ist, sollte sie so begrenzt als möglich durchgeführt werden (damit eine mögliche Tumoraussaat in einer Wunde, die bei der definitiven Operation wieder eröffnet wird, vermieden werden kann). Eine stumpfe Darstellung der Strukturen ist einem scharfen Präparieren oft vorzuziehen (um eine Blutung und eine Hämatom zu vermeiden). Wird ein Lymphom vermutet, ist ein Abstrich der Schnittfläche eines Lymphknotens für die Diagnose wertvoll. Zu diesem Zweck ist es besser, einen oder mehrere Lymphknoten zu entfernen ohne die Kapsel zu verletzen. Wird eine Krebsmetastase vermutet, kann man sich mit einer Teilentnahme begnügen, besonders wenn der betreffende Lymphknoten groß und fixiert ist und eine Totalentfernung wichtige Strukturen beschädigen würde.

Die Biopsie ist also ein wichtiger Aspekt der Krebschirurgie und sollte nicht leichtfertig von einem unerfahrenen Arzt durchgeführt werden.

Nadelbiopsie. Sie kann in bestimmten Fällen zur Diagnosestellung durchgeführt werden. Eine feine Nadel (Nr. 18 oder Nr. 20) dient zum Ansaugen von Zellen oder von gewebspartikelenthaltenen Pfropfen. Diese können entweder als Abstrich- oder Schnittpräparat fixiert und gefärbt werden. Biopsien mit einer dicken Nadel (Stanzbiopsie), die die Entnahme eines größeren Gewebspfropfens ermöglichen, sollten zur Vermeidung von Komplikationen mit größerer Vorsicht angewandt werden. Bei fast allen Organen sind Biopsien mit Nadeln entnommen worden, am häufigsten von Leber, Mamma, Prostata, Lymphknoten, Lunge und Schilddrüse.

Palliative Chirurgie

Es gibt einige Situationen, in denen die Chirurgie Symptome definitiv beseitigen oder vermeiden oder (gegebenenfalls) das Leben komfortabler gestalten und verlängern kann. Beispiele dafür sind:

1. Entfernung von Geschwülsten (vor allen von Tumoren des Gastrointestinaltraktes), die eine Obstruktion oder Blutungen verursachen.
2. Amputationen von Gliedmaßen mit schmerzhaften, blutenden Sarkomen, und Entfernung ulzerierter Mammakarzinome — obwohl oft auch eine Strahlen- oder Chemotherapie zu einer wesentlichen Besserung und lokalen Heilung führen kann.
3. Endokrine Eingriffe in ausgewählten Fällen von Mammakarzinomen.
4. Arterielle Infusionen chemotherapeutischer Substanzen in die A. hepatica, Carotis, usw., die manchmal dramatische Besserungen bewirken können.
5. Operationen zur Druckverminderung bei Kompression des Rückenmarks durch einen Tumor — es handelt sich meist um chirurgische Notfälle.

Reduktive Chirurgie

Die reduktive Chirurgie, d. h. die Verkleinerung der Tumormasse („debulking") in der Hoffnung, dann mit Hilfe der Chemotherapie und/oder der Strahlentherapie in der Lage zu sein, die übriggebliebenen kleinen Tumorreste zu eliminieren, mag vielleicht bei bestimmten kindlichen Tumoren angebracht sein. Nach dem gegenwärtigen Stand unserer Kenntnisse ist der Versuch, dieses Konzept auf Tumoren bei Erwachsenen zu übertragen, nicht angebracht. Wenn man diese Methode zur Verkleinerung des Tumors überhaupt anwenden will, muß sie sich vorläufig auf die klinische Forschung für Tumoren beschränken, bei denen man annehmen kann, daß sie auf die Chemotherapie ansprechen, und bei denen die körperliche Belastung durch die nach dem chirurgischen Eingriff übriggebliebenen Tumorreste sehr schwer ist (d. h. nicht mehr als einige Gramm).

Die chirurgische Tumorverkleinerung und die nachfolgende Chemotherapie (und/oder Strahlentherapie) zur Zerstörung der Residualmasse der Geschwulst, unterscheidet sich vollkommen von der kurativen chirurgischen Resektion, die keine Tumorreste im Körper beläßt. Im letztgenannten Fall basiert die Entscheidung für eine adjuvante Therapie zur Bekämpfung möglicherweise vorhandener, aber nicht nachgewiesener Mikroherde auf ganz anderen Konzepten.

Verschiedene chirurgische Maßnahmen

Kryochirurgie. Sie ist nützlich, um blutende, infizierte und nekrotische Karzinome in zugänglichen Gegenden zu zerstören. Man verwendet sie hauptsächlich bei inoperablen lokalisierten Erkrankungen, wenn eine Rö-Bestrahlung keinen Nutzen bringt. Selten kann ein Krebs auf diese Art lokal kontrolliert werden.

Elektrokauterisation. Die Elektrokauterisation hat die gleichen Indikationen wie die Kryochirurgie; die letztere scheint weniger Blutungen zu verursachen. Auch ist die Wundfläche nach dieser Behandlung sauberer. Die Elektrokauter erweist sich hauptsächlich beim inoperablen Rektumkarzinom als nützlich, wenn eine chirurgische Exzision für die Patienten zu riskant erscheint.

Strahlentherapie

Man kann die Strahlentherapie als die therapeutische Anwendung von ionisierenden Strahlen bezeichnen. Sie wurde, nach den Entdeckungen von Röntgen und Becquerel, um die Jahrhundertwende entwickelt. Zu Beginn des 20. Jahrhundert wurden maligne Tumoren der Haut mit Erfolg behandelt. Die moderne Strahlentherapie beschränkt sich fast ausschließlich auf die Behandlung maligner Erkrankungen.

Bestrahlungsarten

Die in der klinischen Medizin am häufigsten gebrauchten ionisierenden Strahlen sind elektromagnetische Strahlen (d. h. Röntgen- oder γ-Strahlen) und Elektronen (negativ geladene korpuskuläre Strahlen).

Strahlentherapeutische Techniken

Oft sind hohe Strahlendosen notwendig, um die Tumorzellen abzutöten. Dies gefährdet aber die umgebenden normalen Gewebe, die mehr oder weniger strahlensensibel sein können. Wenn man den Tumor mit der optimalen Dosis bestrahlt, ist es daher erforderlich, die Bestrahlung des gesunden Gewebes so weit als möglich einzuschränken. Es stehen drei Bestrahlungstechniken zur Verfügung, externe Bestrahlung, intrakavitäre und interstitielle Bestrahlung (Brachytherapie), sowie die „metabolische" Strahlentherapie.

Externe Bestrahlung. Man bestrahlt dabei den Tumor und sein potentielles Ausbreitungsgebiet (Zielvolumen) mit Hilfe eines oder mehrerer Strahlenbündel, die von einem Röntgenstrahlen- oder Elektronengenerator oder einem Gammastrahler ausgesandt werden. Das Zielvolumen, wie auch seine Beziehung zu umgebenden Strukturen, müssen mit Hilfe von Röntgenbildern und Oberflächenanatomie genau bestimmt werden, um sicher zu sein, daß der gesamte Tumor von den Strahlenfeldern erfaßt wird. Tiefgelegene Tumoren werden am häufigsten durch multiple konvergierende Strahlenfelder behandelt oder mittels rotierender Strahlenfelder. Die sorgfältige Lagerung des Patienten garantiert eine täglich genau wiederholbare Bestrahlung. Fortlaufende klinische Aufzeichnungen mit periodischen Röntgenkontrollen sind unerläßlich.

Intrakavitäre und interstitielle Bestrahlung. Diese Technik besteht darin, radioaktives Material in Form von Nadeln, Röhrchen, Drähten oder Kugeln und Körnern direkt in den Tumor oder in engen Kontakt mit ihm zu bringen. Die modernen „after-loading" Techniken ermöglichen es, zunächst nicht radioaktive Führungsnadeln anzubringen, die dann nach Röntgenkontrollen und eventuellen Korrekturen radioaktiv „geladen" werden.

„Metabolische Strahlentherapie". In bestimmten Fällen nehmen bösartige Zellen chemische Substanzen in höheren Konzentrationen als normale Zellen auf. Wenn diese Substanzen mit radioaktiven Atomen markiert und entsprechend in den Körpern eingeführt werden, kommt es zu einer selektiven Bestrahlung des malignen Gewebes.

Physikalische und biologische Faktoren

Ionisierende Strahlen können direkte oder indirekte Wirkungen haben. Primäre oder sekundäre Elektronen können mit den Orbital-Elektronen des Milieus kollidieren und Ionisierungs- und Erregungsphänomene auslösen. In den Zellen kann die Strahlung überdies im wäßrigen Milieu extrem reaktive freie Radikale erzeugen. Innerhalb des Zellkerns können diese Phänomene Brüche in der DNS verursachen. Die moderne Radiobiologie verwendet, um die Strahlenwirkungen sowohl *in vitro* als auch *in vivo* quantitativ auszudrücken, Zellüberlebenskurven. Diese Kurven sind im allgemeinen sigmoidal, charakterisiert durch eine initiale „Schulter", gefolgt von einer tiefgesenkten Linie. Das initiale Segment der Kurve repräsentiert die Akkumulation subletaler Schäden bestrahlter Zellen. Anfänglich wird eine höhere Strahlendosis benötigt, um eine bestimmte Abnahme der Überlebenszeit der Zellen zu bewirken. Für die fraktionierte Bestrahlung kann die Reparation subletaler Zellschädigungen während der Zeit zwischen den einzelnen Bestrahlungen durch den Vergleich von Einzeldosis-Überlebenskurven mit Kurven demonstriert werden, welche die gleiche Gesamtdosis — in verschiedenen Fraktionen verabreicht — darstellen.

Es wurde auch gezeigt, daß die Strahlenwirkung je nach Phase des Zellzyklus variiert, z. B. sind die Zellen in der G_2-Phase strahlensensibler als in der S-Phase. Die Wirksamkeit einer Strahlentherapie hängt von mehr oder weniger radiosensiblen Phasen des Zellzyklus, von der Reparation subletaler Zellschädigungen zwischen den einzelnen Bestrahlungen und von der Wiederherstellung der bestrahlten Gebiete durch überlebende Zellen ab. Unter bestimmten Umständen mag die schnelle Wiederherstellung normaler Zellen wenigstens teilweise die unterschiedliche Wirkung erklären, die es ermöglicht, mit Hilfe der Strahlentherapie Tumorzellen abzutöten, ohne das gesunde Gewebe der Umgebung allzusehr zu schädigen.

Biologische Studien haben die Strahlenresistenz bestimmter Tumoren durch den Nachweis einer signifikanten hohen Population anoxischer Zellen erklärt, die relativ strahlenunempfindlich sind. Man hat versucht, diese Schwierigkeiten einer Strahlentherapie zu überwinden, indem man diese Tumoren in hyperbaren Sauerstoffkammern oder mit schweren Partikeln (Alpha-Teilchen und Neutronen) bestrahlte, deren Wirksamkeit relativ unabhängig von der Sauerstoffkonzentration ist. Schließlich befinden sich gegenwärtig chemische und physikalische radiosensibilisierende Verfahren im Versuchsstadium mit dem Ziel, die Effizienz der Bestrahlung von Tumoren zu verbessern.

Radiotherapeutische Ausrüstung

Die für die externe Bestrahlung eingesetzten Spannungen schwanken zwischen sehr schwachen (10 kV) und recht hohen (5—40 MV) Spannungen. So können sowohl oberflächliche als auch tiefer gelegene Tumoren behandelt werden. Folgende Apparate sind im Gebrauch:

1. Die üblichen Normalspannungs-Apparate für die Strahlentherapie (10—500 kV).
2. Kobald[60]- oder Caesium[137]-Quellen (die Strahlen von 1,25 MV resp. 0,66 MV aussenden).
3. Betatrone (zirkuläre Elektronenbeschleuniger).

4. Lineare Elektronenbeschleuniger, die sowohl schwere Partikel (2—45 MeV) als auch, mit Hilfe einer im Elektronenbündel gelegenen Antikathode, Röntgenstrahlen von 4—40 MV erzeugen.
5. Zyklotrone und Synchrotrone, die schwere Partikel produzieren. Die klinische Anwendung von Neutronen z. B. befindet sich gegenwärtig im Versuchsstadium.

Die Strahlendosis wird definiert als Energie, die pro Maßeinheit absorbiert wird, sie wird in rad oder in Grays ausgedrückt (1 Gray = 1 Joule/kg = 100 rad). Die für die Tumorkontrolle benötigte Dosis variiert mit der Strahlenempfindlichkeit eines spezifischen Tumors (z. B. 2000 bis 3000 rad beim Seminom, 4000 bis 4400 rad beim Morbus Hodgkin, 6000—7000 rad beim Plattenepithelkrebs des Larynx). Diese Dosis wird während einer festgesetzten Zeitspanne abgegeben, normalerweise in 3—5 Bestrahlungen 1000 rad pro Woche. Um eine solche Behandlung genau zu beschreiben, muß man das zu behandelnde Tumorvolumen kennen, die verwendeten Strahlenfelder, den Gerätetyp und die Energie, die Gesamtdosis, die Dosis pro Bestrahlung, die Anzahl der Bestrahlungen und die Gesamtdauer der Behandlung.

Bei der Brachytherapie benutzt man entweder natürliche radioaktive Stoffe, wie z. B. Radium, oder künstliche Radionuklide wie Iridium-192, die mit dem Tumor in Kontakt gebracht oder in die Geschwulst selbst implantiert werden. Die Dosis wird gewöhnlich in 3—6 Tagen abgegeben, im Durchschnitt etwa 1000 rad pro Tag. Der Strahlenschutz des Personals wird erleichtert, wenn leicht abschirmbare Strahlenquellen benutzt werden. Zusätzlich kann die Anwendung der „after-loading"-Technik und mechanischer Strahlenquellen-Projektoren die Expositionszeit für das Personal verringern.

In jedem Falle ist die Assistenz eines Physikers unentbehrlich. Er gibt dem Radiotherapeuten die nötigen Informationen zur Berechnung der Dosis, der Strahlungszeit und der Strahlenverteilung innerhalb des bestrahlten Tumorvolumens.

Strahlenreaktionen

Bei der Radikalbehandlung von Tumoren muß mit nachteiligen Strahlenreaktionen gerechnet werden. Ein Ziel des Behandlungsplans muß es sein, diese Nebenwirkungen in annehmbaren Grenzen zu halten.

Frühreaktionen. Mehrere Tage nach dem Beginn der Strahlentherapie können Haut und Schleimhäute Erytheme zeigen. Je nach Dosierung und Fraktionierung kann dieses Erythem zu einer trockenen oder feuchten Desquamation der Haut oder zur Bildung einer anhaftenden fibrinösen Membran der bestrahlten Schleimhaut ausarten. Mit hochenergetischen Photonen sind die Hautreaktionen selten lästig, aber die Schleimhautreaktionen können, je nach bestrahlter Region, die Behandlung komplizieren, in dem sie Schmerzen verursachen und die normale Sekretion des Mundes, des Pharynx, der Harnblase, des Rektums, usw. hemmen, gefolgt von entsprechenden Funktionsstörungen.

Es kann auch zu einer echten Strahlenkrankheit kommen, vor allem wenn große Flächen des Abdomens bestrahlt werden. Brechreiz und manchmal Erbrechen können ganz plötzlich 1 bis 3 Stunden nach der Bestrahlung auftreten und nach einigen Stunden langsam nachlassen. Manche Fälle einer Strahlenkrankheit haben psychische Ursachen und werden durch Warnungen der Freunde des Patienten und, bedauerlicherweise, auch der Krankenschwestern oder Ärzte noch verschlimmert.

Das Blutbild kann ein Absinken der Gesamtleukozyten während einer Strahlenbehandlung ausgedehnter Regionen zeigen. Aber außer in Fällen eines sehr starken Absinkens hat diese Hypoleukozytose keinen nennenswerten Einfluß auf den Behandlungsverlauf. Solche hämatologischen Reaktionen sieht man meist dann, wenn der Patient vor oder während der Strahlenbehandlung zusätzlich einer Chemotherapie unterzogen wird.

Spätreaktionen. Die Bestrahlung normalen Gewebes kann Spätschäden hervorrufen, die erst nach Monaten oder Jahren manifest werden. In einigen wenigen Organen (z. B. Fortpflanzungsgeweben) können die Parenchymzellen durch die Bestrahlung geschädigt werden. Kleinere Dosen können die Ovarien oder Hoden sterilisieren; sogar sehr kleine Dosen können Veränderungen hervorrufen, die nachfolgende Generationen genetisch gefährden können. In den meisten Organen werden die Spätschäden jedoch durch Verödung der kleinsten Gefäße bewirkt, die zu einer Sklerose führt. Dieser Mechanismus erklärt die Spätschäden der Haut, des Unterhautzellgewebes, der Lunge, des Herzens, der Verdauungsorgane, der Nieren, der Leber und des zentralen Nervensystems. Ebenso sollte das typische Aussehen einer schwer bestrahlten Haut beschrieben werden. Es ist durch eine Atrophie charakterisiert, die zu einer Verdünnung und Bleichung der Haut führt, begleitet von Pigmentierungen und Teleangiektasien. Es kann sogar zu Nekrosen mit Ulzerationen kommen. Diese Hautveränderungen sind seltener geworden seit die modernen Hochvolt-elektromagnetischen Bestrahlungstechniken angewandt werden. Einige Gewebe zeigen eine bemerkenswerte Regenerationskraft. Wenn aber hohe Dosen appliziert werden (mehr als 6000 rad), sind die Spätschäden der Gefäße im allgemeinen stark, besonders in der Lunge, den Nieren und in der Leber, die sehr strahlenempfindlich sind. Wenn ein Tumorrezidiv oder therapeutische Komplikationen einen chirurgischen Eingriff im Bereich einer bestrahlten Zone erfordern, ist das chirurgische Risiko erhöht. Es ergibt sich aus den Schwierigkeiten einer Operation in bestrahlten Geweben, wie auch aus der verminderten Heilungstendenz solcher Gewebe und ihrer Anfälligkeit für Infektionen.

Chemotherapie

Die Krebsbehandlung mit Medikamenten ist relativ neu. Die Chemotherapie als selbständige Therapiemöglichkeit hat sich erst seit Mitte der 40er Jahre durchgesetzt, als die antitumorale Wirkung des Senfgases entdeckt wurde. Seitdem wurden viele Medikamente ins therapeutische Repertoir aufgenommen und die chemische Krebstherapie entwickelte sich immer stärker zu einer palliativen, in einigen Fällen auch kurativen Behandlungsmöglichkeit. Gegenwärtig ist die Chemotherapie eine der Hauptwaffen der Krebsbekämpfung. Der therapeutische Wert der zytotoxischen Medikamente wurde durch die Heilung einer signifikanten Anzahl von Patienten mit Choriokarzinom und Burkittschen Lyphomen und durch langzeitige Überlebensraten bei anderen Neuroplasien wie z. B. der akuten lymphoiden Leukämie, der Hodgkinschen Krankheit, dem Rhabdomyosarkom und Hodentumoren bekräftigt. (Dabei ist zu beachten, daß Wilmssche Tumoren und Rhabdomyosarkome nur durch die Kombination Chirurgie-Radiotherapie-Chemotherapie geheilt werden können, während Retinoblastome durch Operation und Bestrahlung allein geheilt werden. Es gibt keinerlei Hinweise dafür, daß in diesem Falle die Chemotherapie zur Heilung beiträgt).

Klassifizierung antitumoraler Substanzen

Die Chemotherapeutika können nach chemischer Struktur und Wirkungsmechanismus klassifiziert werden. Die wichtigsten antitumoralen Drogen sind in Abb. 10 angeführt.
Nach ihrem Wirkort kann man unterscheiden zwischen Medikamenten, die auf die DNS und RNS direkt einwirken, Medikamenten, die Biosynthese der DNS, RNS und der Proteine stören, Medikamenten, die die mitotische Spindelbildung beeinflussen und schließlich Medikamenten mit einem komplexen oder noch nicht ganz aufgeklärten Wirkungsmechanismus. Abbildung 11 zeigt eine graphische Darstellung des Wirkungsmechanismus antitumoraler Medikamente.
Die antitumoralen Substanzen stören das Zellwachstum und die Replikation während verschiedener Phasen des Zellzyklus. Abbildung 12 zeigt den Wirkort verschiedener antitumoraler Medikamente im Zellzyklus.

Abb. 10. Die antitumoralen Medikamente, eingeteilt nach ihrem Wirkungsmechanismus

Polyfunktionelle alkylierende Wirkstoffe

a) Senfgas (HN_2, Chlorambucil, Cyclophosphamid, Melphalan)
b) Aethylernimine (TEM, thioTEPA)
c) Sulfonsäureester (Busulfan)
d) Epoxyde (Pipobroman, Piposulfan)

Antimetaboliten

a) Folsäure-Analoge (Methotrexat)
b) Purin-Analoga (6-Merkaptopurin, 6-Thioguanin)
c) Pyrimidin-Analoga (Zytosinarabinosid, 5-Azauridin)
d) Halogenisierte Pyrimidine (5-Fluoruracil)
e) Glutaminantagonisten (Azaserin, DON)

Mitosehemmer

Colchicin
Vincristin
Vinblastin
VM 26
VP 16

Antitumorale Antibiotika

Actinomicin D
Mithramycin
Daunomycin
Adriamycin
Mitomycin
Bleomycin

Hormone

a) Androgene (Testosteronpropionat, Methyltestosteron Calusteron)
b) Oestrogene (Oestradiolbenzoat, Aethinylöstradiol, Diäthylstilbostrol)
c) Progestative Wirkstoffe (Progesteronkatproat, Medroxyprogesteronazetat)
d) Kortikosteroide (Prednison, Prednisolon)
e) Schilddrüsenhormone (Triiodthyronin)
f) Antiöstrogene (Tamoxifen)

Varia

a) Antiprolicerative Enzyme (L-Asparaginase)
b) Nitrosoharnstoffe (BCNU, CCNU, MeCCNU, Streptozotocin)
c) Anorganische Platinverbindungen (Cis-diamino-dichlorplatin)
d) Andere (Procarbazin, Hydroyurea, Imidazolcarboxamid, Hexamethylmelanin, o,p' DDD)

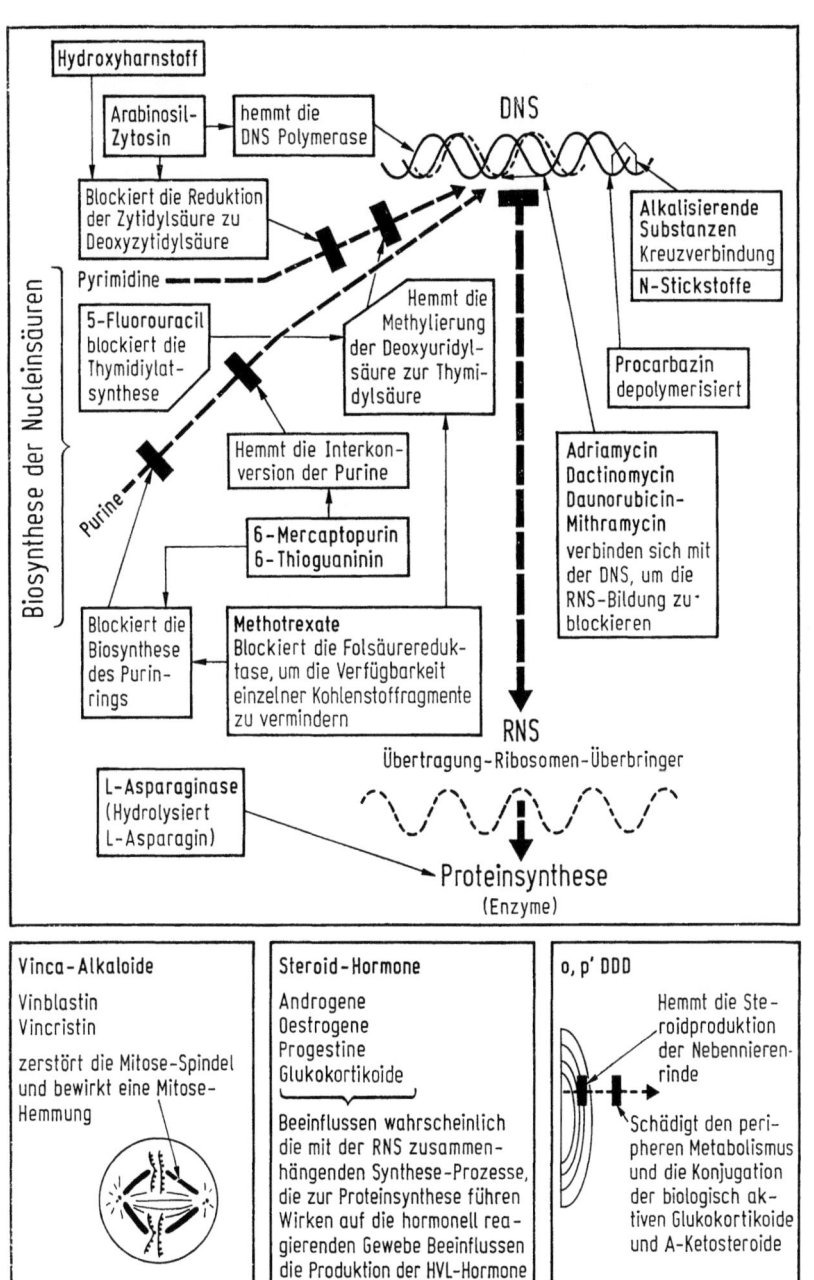

Abb. 11. Wirkungsmechanismus antitumoraler Drogen auf zellulärer Ebene

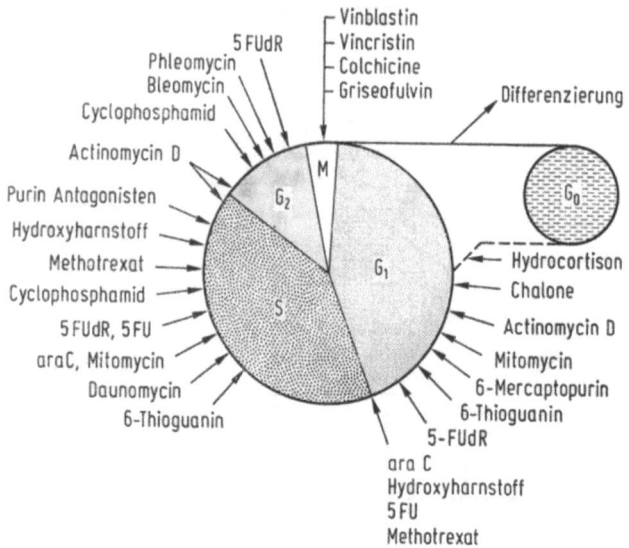

Abb. 12. Wirkungsort antitumoraler Substanzen im Zellzyklus

Der jeweilige Wirkort der chemotherapeutischen Substanzen sollte die Art ihrer Anwendung bestimmen. Da G_0 als eine verlängerte G_1-Phase angesehen werden kann (oder als Ruhezustand von dem die Zellen durch eine Art „Auffrischung" wieder zurück in den Zyklus übergeführt werden) können die antitumoralen Substanzen auch nach ihrer Wirkung innerhalb der spezifischen Zellteilungsstadien eingeteilt werden in:

1. Substanzen, die alle Phasen des Zellzyklus beeinflussen, einschließlich G_0;
2. Substanzen, die alle Phasen des Zellzyklus beeinflussen, mit Ausnahme von G_0-Phase;
3. Substanzen, die nur auf eine Phase im Zellzyklus einwirken und die sich in anderen Phasen befindenden Zellen sowie die Zellen in G^0 nicht beeinflussen.

Faktoren, die das therapeutische Potential beeinflussen

Substanzen Toxizität. Die gegenwärtig erhältlichen zytotoxischen Substanzen machen keinen Unterschied zwischen normalen Zellen und Tumorzellen, obwohl die rasch proliferierenden Zellen besonders empfindlich auf die toxische Wirkung der antitumoralen Substanzen reagieren. Für die Mehrzahl dieser Substanzen ist eine Knochenmarkhemmung der wichtigste dosis-limitierende Faktor. Bestimmte Medikamente erzeugen andere toxische Reaktionen, und die Kenntnis der spezifischen toxischen Symptome einzelner Substanzen ist von wesentlicher Bedeutung für den Chemotherapeuten (siehe Abb. 13).

Abb. 13. Zu überwachende, durch Medikamente bedingte Nebenwirkungen

Zielorgan	Toxizität	Zytostatika
Knochenmark	Leukopenie Thrombozytopenie	Alle Medikamente außer die Steroide, Bleomycin, L-Asparaginase
Gastro-intestinal Trakt	Stomatitis	Adriamycin, Bleomycin, Methetrexat, 5-Fluorouracil, Actinomycin
	Gastritis	Kortikosteroide
	Diarrhoe	Methotrexat, 5-Fluoruracil
	Paralyt. Ileus	Vincristin
Haut	Hyperpigmentierung	Bleomycin, Busulfan
	Alopezie	Adriamycin, Cyclophosphamid, Actinomycin-D, Vinblastin, Vincristin
Nervensystem	Parästhesien, periphere Neuropathien	Vincristin, Vinblastin
	Taubheit	cis-Platin
	Lethargie	L-Asparaginase
Herz	Herzinsuffizienz (langzeitig)	Adriamycin, Daunomycin
	Hypertonie (langzeitig)	Kortikosteroide
Lunge	Fibrose (langzeitig)	Bleomycin, Busulfan, Methotrexat, Cyclophosphamid
Pankreas	Pankreatitis	L-Asparaginase
Uterus	Uterusblutung	Oestrogene
Harnblase	Zystitis	Cyclophosphamid
Leber	Leberfunktionsstörung, Fibrose	Methotrexat, Cytosinarabinodid, L-Asparaginase und Mithramycin
Nieren	Nierenfunktionsstörung (tubuläre Nekrose)	Methotrexat, cis-Platin, Mithramycin

Zellkinetik. Das Tumorwachstum hängt von der Fraktion der proliferierenden Zellen (Wachstumsfraktion) im Tumor ab. Die Zelltypen in jedem beliebigen Tumor können in drei Gruppen unterteilt werden (Abbildung 14). Die Zellen der proliferierenden klonogenen Zellgruppe sind sehr empfindlich gegenüber antitumoralen Substanzen.

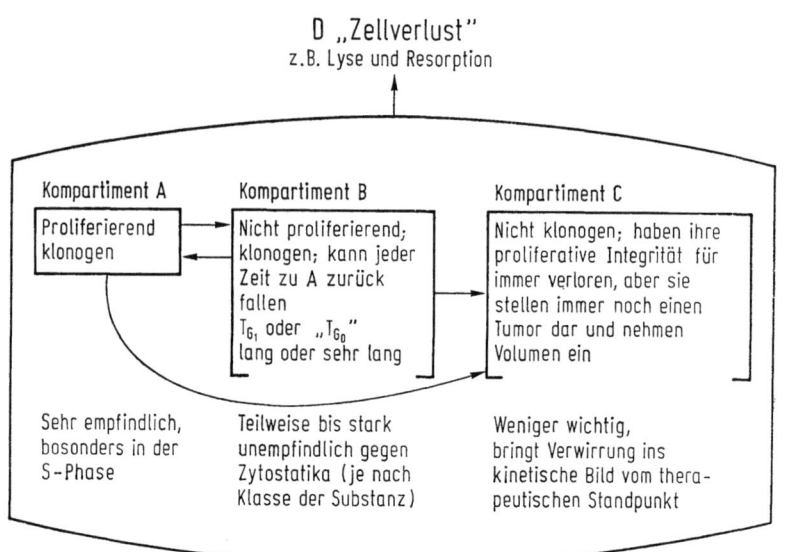

Abb. 14. Mögliche Untergruppen in einer Population von Tumorzellen in bezug auf die Sensibilität gegenüber Chemotherapie (Nach: Skipper und Zubrod)

Die Zellen der nicht proliferierenden klonalen Gruppe sind nur teilweise empfindlich, während die nicht klonalen Zellen sich entweder differenzieren oder absterben und daher therapeutisch keine große Bedeutung haben. Die Entwicklung entsprechender Modelle für die Tumorzellkinetik hat nicht nur akademisches Interesse, sondern auch bedeutenden Einfluß auf die Art und Weise der Verabreichung eines Chemotherapeutikums heute. Überdies scheint ihr eine wesentliche Rolle in dem Sinne zuzukommen die Chemotherapie von einer eher empirischen auf eine rationelle Stufe gehoben zu haben.

Die Zellkinetik erlaubt es, die Empfindlichkeit einiger Tumoren besser zu verstehen. Sie erklärt aber nicht alle Erfolge und Mißerfolge der antitumoralen Chemotherapie. Die Hauptfaktoren, die die Mißerfolge der klinischen Chemotherapie zu erklären scheinen, sind folgende:

1. Bei den menschlichen Tumoren ist der Anteil der Zellen in der proliferierenden Gruppe viel kleiner als bei vielen Tumoren von Tieren.
2. Die Anzahl der Tumorzellzerstörung verringert sich bei wiederholten Behandlungszyklen weil sich resistente Zellreihen entwickeln.

Pharmakokinetik. Die pharmakologische Verteilung der Medikamente im Körper des Patienten ist ein weiterer Faktor, der das Ansprechen auf die Chemotherapie beeinflußt: selbst wenn ein Tumor auf eine bestimmte Droge reagiert, muß diese zunächst zum Tumorsitz gelangen und dort in einer ausreichend hohen Konzentration während einer genügend langen Zeit zur Verfügung stehen, um die neoplastischen Zellen zu zerstören. Der Zweck pharmakologischer Studien ist es, Information darüber zu erhalten, wie wirksame Konzentrationen in der Tumorregion erreichbar sind und wie sie während genügend langer Zeit erhalten werden können, damit ein tumorzider Effekt erzielt wird. Man bezeichnet dies als optimale Konzentration × Zeit. Die Wirksamkeit einer antitumoralen Substanz steht oft mit der Konzentration × Zeit im Zusammenhang. Sie wird wesentlich durch die Dosierung und das Verabreichungsschema beeinflußt. Bei optimaler Konzentration × Zeit-Einstellung sollte die Abtötung einer maximalen Anzahl Tumorzellen bei minimaler Zerstörung normaler Zellen erreicht werden.

Kombinierte Chemotherapie. Es wurden verschiedene Konzepte für Behandlungsmuster klinischer Medikamentenkombinationen beschrieben. Die Theorie einer kombinierten Chemotherapie stützt sich hauptsächlich auf die Annahme, daß Substanzen mit verschiedenen Toxizitätsgraden gegenüber den Wirtsgeweben und mit verschiedenen Wirkungsmechanismen:

1. Die Zerstörung der Tumorzellen verbessern ohne daß eine entsprechend erhöhte Wirtstoxizität auftritt;

2. eine schnellere Erholung des Wirts und eine bessere Selektivität ermöglichen, daher eine schnellere und bevorzugte Zerstörung von Krebszellen bewirken;

3. verschiedene Stadien neoplastischer Zellpopulation zerstören (d. h. sich teilende und nicht teilende Zellen, die sich in verschiedenen Phasen des Zellzyklus befinden), was zu einer Verzögerung der Resistenzentstehung führt.

Obwohl die Überlegenheit von Kombinationen gegenüber Einzelsubstanzen durch Laborversuche schon in den frühen 50er Jahren belegt worden war, wurden diese Konzepte erst 10 Jahre später klinisch erprobt. Tatsächlich war die erfolgreiche klinische Anwendung der kombinierten Chemotherapie fast ausschließlich empirischer Natur und stützte sich auf den Gebrauch von Medikamenten, von denen man wußte, daß sie einzeln verabreicht gegen den entsprechenden Tumor wirksam waren. Die durch eine kombinierte Chemotherapie erfolgreich behandelten Tumoren sind im allgemeinen die gleichen, die als empfindlich gegen

Einzelsubstanzen sind. Ein wichtiger Faktor für den Erfolg der kombinierten Chemotherapie ist die Anwendung intermittierender Dosierungsschemen. Dies erlaubte eine intensivere Behandlung und eine bessere Erholung der Zellen des normalen Gewebes, wie auch die Erholung der immunologischen Mechanismen des Wirts.

Gegenwärtige Errungenschaften der antitumoralen Chemotherapie

Die therapeutische Leistungsfähigkeit der antitumoralen Chemotherapie, einzeln angewandt, oder kombiniert mit anderen Behandlungsmaßnahmen, ist nun bewiesen und wurde dank einer großen Anzahl klinischer Vergleichsstudien verbessert, die zur Bewertung der Qualität und zur Bestimmung der Dauer des Ansprechens und der Überlebenszeit durchgeführt wurden. Erkrankungen, bei denen die Chemotherapie eine merkliche Verbesserung der Überlebensraten mit der Möglichkeit einer Heilung herbeiführt, sind unter anderem: akute lymphoblastische Leukämie (der Kindheit), Burkittsches Lymphom, Choriokarzinom, Hodgkinsche Krankheit und Wilms Tumor. Zu den Krankheiten, bei denen die Chemotherapie gute Ansprecharten (50%) aufweist, was schätzenswert ist, gehören: akute Leukämie (bei Erwachsenen), Mammakarzinom, chronische Leukämien, Myelome, nicht Hodgkinsche Lymphome, Ovarialkrebse, Weichteilsarkome und Hodengeschwülste. Erkrankungen, die auf eine Chemotherapie nur schwach ansprechen (50%) und bei denen die Überlebenszeit nur kruz ist, sind: Blasenkrebse, Bronchialkarzinome (außer dem kleinzelligen Karzinom bei dem in mehr als 50% der Fälle Remissionen durch die Chemotherapie erreicht werden), Kollumkarzinome, gastrointestinale Tumoren (Oesophagus, Magen, Kolon, Rektum), Kopf- und Halskrebse, Hypernephrome, Melanome, Neuroblastome, Osteo/Chondrosarkome, Schilddrüsenkrebse, Uteruskarzinome.

Adjuvante Chemotherapie

Die Tatsache, daß sogar nach einem radikalen Eingriff oder nach Strahlentherapie einer regional begrenzten Erkrankung häufig mikroskopische Krebsherde in verschiedenen Körperregionen vorhanden sind, hat in letzter Zeit zur Anwendung einer systemischen Chemotherapie als Zusatzbehandlung geführt, um der Entwicklung der von diesen Herden ausgehenden Rezidiven vorzubeugen. Quantitative und zytokinetische Studien an Tumormodellen haben erwiesen, daß die Verabreichung einer adjuvanten Chemotherapie grundsätzlich berichtigt ist. Es konnte der Beweis erbracht werden, daß chemotherapeutische Substanzen dann optimale Wirkung haben, wenn nur eine minimale Anzahl von Krebszellen vorhanden ist, d. h. wenn mikroskopisch kleine Herde nach einer kurativen Chirurgie oder Radiotherapie im Körper zurückbleiben. Für die Praxis können aufgrund dieser Forschungsergebnisse folgende Vorschläge zur Verabreichung einer adjuvanten Chemotherapie gemacht werden:

1. Bei Patienten mit möglichen Residualherden nach einer regionalen Therapie ist eine systemische Behandlung angezeigt.
2. Die Chemotherapie sollte so früh wie möglich nach dem chirurgischen Eingriff und/oder der Radiotherapie begonnen werden.
3. Die adjuvante Chemotherapie sollte während einer längeren Periode verabreicht werden.

Obschon sich die adjuvante Chemotherapie bei bestimmten Krebserkrankungen als erfolgreich erwiesen hat, ist man zur Bestimmung der jeweils optimalen Behandlungsformen immer noch auf die klinische Erfahrung und auf Vergleichsstadien angewiesen. Immerhin beschränkt sich die Rolle des Chemotherapeuten nicht mehr nur auf die Behandlung rezidivierender oder fortgeschrittener Erkrankung. Es sollte aber nur bei solchen Tumoren eine adjuvante Chemotherapie angewandt werden, bei denen im Stadium der Metastasierung die Ansprechrate bei 50% und höher liegt.

Hormontherapie

Der Verlauf einiger Krebse kann durch Veränderungen im hormonellen Status des Wirts beeinflußt werden. Der Wirkungsmechanismus ist noch nicht völlig geklärt. Die hormonale Abhängigkeit hat die traditionellen Ansichten über die Autonomie der malignen Geschwülste geändert und ist in der Palliativbehandlung der Mamma-, Prostata, Uterus- und Schilddrüsenkrebse sowie der Leukämie ausgenützt worden. Die Hormontherapie kann nicht nur die Weiterentwicklung des Krebses aufhalten, sondern sogar einen signifikanten Rückgang des Primärtumors oder der Metastasen bewirken. In einigen Fällen kann diese Regression jahrelang andauern. Wenn wirksam, ist die „hormonale Abänderung" die „Vorzugsbehandlung", die oft zu Langzeitregressionen führt und nur zu minimalen bis mäßigen Nebenwirkungen führt.

Viele Teste sind zur Identifizierung „hormonabhängiger" und deshalb einer Hormontherapie zugänglicher Krebse entwickelt und wieder aufgegeben worden. Ein Test, der gegenwärtig häufig gebraucht und sich noch lange bewähren wird, ermöglicht die Identifizierung von „Oestrogenrezeptoren" bei bestimmten Brustkrebsen. Patientinnen mit einem positiven „Oestrogenrezeptoren-Test" haben gute Aussicht (50—70%), auf eine endokrine Therapie günstig anzusprechen. Patientinnen mit einem negativen Test zeigen eine schlechtere Ansprechrate (10—30%).

Es gibt zwei Möglichkeiten, Hormonveränderungen einzuleiten: durch die Verabreichung massiver Hormondosen (additiver Therapie) oder durch Entfernung der physiologischen Hormonproduzenten, die das Krebswachstum mehr oder weniger bestimmen (ablative oder suppresive Therapie).

Additive Therapie

Beispiele für eine additive Therapie sind Behandlungen mit Steroidhormonen oder Schilddrüsenhormonen. Steroidhormone werden hauptsächlich bei Männern und Frauen mit einem Mammakarzinom (Oestrogene, Androgene, Kortikosteroide), bei Prostatakrebs (Oestrogene, Kortikosteroide), bei Uteruskrebs (Progesteron) oder bei Leukämien (Kortikosteroide) eingesetzt. Die Schilddrüsenhormone, die wahrscheinlich über die Hemmung des thyreotropen Hormons wirken, werden oft prophylaktisch gegen Rezidive nach einer Thyroidektomie oder kurativ zur Behandlung eines Rezidivs gebraucht.

Ablative oder suppressive Therapie

Kastration, Adrenalektomie und Hypophysektomie werden ausgeführt. Die chirurgische Kastration oder die Kastration durch Bestrahlung ist die meist gebrauchte und einfachste ablative Maßnahme. Sie wird beim Mammakarzinom, sowohl beim Mann als auch bei der Frau, und beim Prostatakrebs angewandt. Da die Kastration nicht alle physiologischen Quellen der am neoplastischen Prozeß beteiligten Steroidhormone beseitigt, hat man vollständigere ablative Maßnahmen, wo die Adrenalektomie oder die Hypophysektomie eingeführt — entweder auf chirurgischem Wege oder durch Implantation radopaktiver Körper. Beide Maßnahmen erfordern indessen einen permanenten Ersatz lebensnotwendiger Hormone. Die palliative Wirkung der Adrenalektomie oder der Hypophysektomie ist der einer Kastration vergleichbar.

Auf die oben erwähnten hormonabhängigen Krebse hat die Hormontherapie eine viel bessere palliative Wirkung (2—4mal besser) als die im vorherigen Kapitel beschriebenen chemotherapeutische Therapie und sollte zuerst eingesetzt werden.

Immuntherapie

Man verfügt heute über eine große Anzahl von Daten, die beweisen, daß immunologische Faktoren bei der Krebserzeugung und bei der Therapie im Tierversuch eine Rolle spielen. Innerhalb der letzten 10 Jahre haben klinische Studien eindeutig gezeigt, daß immunologische Faktoren auch bei der menschlichen Krebserkrankung eine signifikante Rolle spielen. Wir haben das deutlich erhöhte Risiko (und die abnormale Verteilung) der Krebsinzidenz nach einer immunsuppresiven Therapie (Nierentransplantation) und bei bestehenden immunologischen Mangelerkrankungen erwähnt, ebenso die Therapie der Immunitätsüberwachung. Im Kapitel über die Diagnostik haben wir von der Ausprägung antigener Determinanten bei bestimmten Tumoren gesprochen. Wir haben die offensichtlich vorhandene Fähigkeit des Organismus, zirkulierende Zellen zu zerstören, erwähnt, wie auch das seltene Vorkommen spontaner Regressionen beim menschlichen Krebs (beide stehen wahrscheinlich mit Abwehrmechanismen des Wirts in Zusammenhang).

Es ist natürlich problematisch, die bisher angesammelten Informationen für eine sinnvolle Krebstherapie beim Menschen zu interpretieren. Im Tierversuch wurde nachgewiesen, daß sogar eine unbedeutende Belastung (body burden) durch etwa 100000 Zellen zu groß ist, um durch Immunfaktoren beseitigt zu werden. Erfolgversprechende Anwendungen beim Menschen lassen vermuten, daß die Immuntherapie bei der Zerstörung sehr kleiner Zellmengen, die in subklinischer Form nach Beendigung anderer Therapiearten übrigbleiben, eine Rolle spielen könnte. (Man darf nicht vergessen, daß die Chemotherapie im allgemeinen Geschwülste bis zu einer Körperbelastung von 100000—10000 Zellen bei mäßiger Toxizität zerstören kann. Versuche aber, auch die letzte Zelle abzutöten, führen zu hoher Toxizität und haben eine signifikante Mortalität zur Folge).

Aktive Immunisierung

Wenn sich die Tumorzellen stark genug von normalen Zellen unterscheiden, werden sie vom Organismus als „Fremdkörper" empfunden. Der Körper bildet Antikörper, um diese Fremdkörper zu vernichten. Es sind viele Versuche unternommen worden, beim Menschen eine solche „aktive Immunität" zu erzeugen — bis jetzt leider aber mit wenig Erfolg.

Die körpereigenen Tumorzellen des Patienten wurden nach Bestrahlung wieder injiziert, Zellen des gleichen Typs von anderen Patienten wurden verwendet, ebenso Zellextrakte, und patienteneigene Lymphozyten wurden nach *in vitro* Versuchen zur Verstärkung ihrer antitumoralen Wirksamkeit wieder infundiert. Viele Patienten (besonders diejenigen mit großen Tumorzellbelastungen) zeigen eine starke Schwächung ihrer immunologischen Abwehrmechanismen, Die Chemo- und die Strahlentherapie schädigen diesen Immunschutz noch weiter.

Erworbene (adoptive) und passive Immunisierung

Die bisherigen klinischen Studien umfassen:

a) Antilymphozytenseren bei leukämischen Patienten,
b) Infusion lymphoider Zellen der vorher mit dem Tumor des Empfängers immunisierten Spender,
c) Anwendung des Transfer-Faktors.

Unspezifische Immuntherapie

Mit begrenztem Erfolg wurden Substanzen angewandt, die die körpereigenen generellen Immun-Mechanismen stimulieren. Die Injektion von BCG in melanotische Knoten führt oft zu einer Regression dieser injizierten Knoten. Die intrapleurale Injektion von BCG nach einer Pneumonektomie bei Lungenkrebspatienten führte zu einer signifikanten Verbesserung der Überlebensraten bei Stadium-I-Patienten. Andere Substanzen wie *Corynebacterium parvum* mit und ohne Zugabe von Antigenen wurden ebenfalls in der Therapie eingesetzt.

Zusammenfassend kann man sagen, daß es bis zur klinischen Anwendung weiterer Untersuchungen und Fortschritte bedarf, obwohl die immunologische Therapiemöglichkeit für den Onkologen ohne Zweifel große Bedeutung erlangt hat.

Multimodale Therapie

Bei den gegenwärtigen diagnostischen Möglichkeiten ist bei weniger als der Hälfte aller Krebspatienten die Erkrankung auf das Ursprungsgewebe und die regionalen Lymphknoten beschränkt. Mehr als die Hälfte zeigt bei der Erstuntersuchung entweder makroskopische oder mikroskopische pathologische Veränderungen in mehr oder weniger entfernten Regionen. Nach neuesten Erkenntnissen scheint es angezeigt, die Primärerkrankung einschließlich ihrer regionalen Ausbreitung lokal chirurgisch und/oder strahlentherapeutisch anzugehen. Manchmal ist das Risiko einer Fernaussaat so klein (d. h. bei den meisten Tumoren der Stadien 0 und I), daß nur eine lokale (und regionale) Therapie angebracht ist; eine adjuvante Chemotherapie mit der damit verbundenen Morbidität ist nicht berechtigt. Wenn aber die Möglichkeit besteht, daß die Erkrankung eine lokale Ausbreitung schon überschritten hat und wenn man für den betreffenden Tumor über wirksame Drogen verfügt, dann ist im allgemeinen eine zusätzliche Chemotherapie (mit einer oder mehreren Drogen) angezeigt. Die Möglichkeiten zusätzlicher Immuntherapie werden vorläufig noch klinisch getestet.

Chirurgie und Strahlentherapie werden eingesetzt, um die Körperbelastung durch Tumorzellen von mehreren Gramm auf weniger als 1 Gramm (1 g = 1 Milliarde oder 10^9 Zellen) zu reduzieren. Normalerweise ist die Chemotherapie nur dazu in der Lage, wenige Gramm des Tumorgewebes zu zerstören, auch wenn der Tumor diffus in multiplen Ansiedlungen von wenigen Milligramm verteilt ist. Mit den wirksamsten Methoden (unter Berücksichtigung der günstigsten Applikationswege, der besten Dosierung, richtiger Zeitbestimmung, der geeigneten Kombination, der optimalen Behandlungsdauer, usw.) kann man eine Reduktion des Tumors auf eine ausreichend niedrige Körperbelastung (? 10^3 Zellen) erhoffen, die den körpereigenen Abwehrmechanismen erlaubt, die wenigen restlichen Zellen zu zerstören. Wie wir schon erwähnt haben, ist eine zusätzliche Immuntherapie in bestimmten Fällen nützlich, aber wahrscheinlich stellt eine Körperbelastung von ungefähr 100000 Zellen die oberste Grenze für die Wirksamkeit einer Immuntherapie dar.

Kombinationstherapie: Chirurgie — Bestrahlung

Präoperative Bestrahlung. Sie wird gelegentlich benutzt um die Größe des Tumors zu reduzieren; um Zellen an der Peripherie zu schädigen mit dem Ziel, postoperative lokale Rezidive zu verhindern; und möglicherweise, um lokale Lymphwege zu verschließen. Die präoperative Bestrahlung scheint bei bestimmten Tumoren des Kopfes und Halses, des Endometriums und des Rektums die Behandlungsresultate zu verbessern.

Postoperative Bestrahlung. Sie wird gelegentlich zur Behandlung radiosensibler Tumoren eingesetzt, die sich bei der Operation ausgedehnter erwiesen, als bei der präoperativen Untersuchung festgestellt worden war. Nach der Strahlentherapie wird oft eine prophylaktische oder adjuvante Chemotherapie eingesetzt.

Postradiotherapeutische Chirurgie. Man kann manchmal eine residuale oder rezidivierende Erkrankung nach der Strahlentherapie chirurgisch angehen. Dieses Vorgehen ist vor allem bei bestimmten Krebsen des Larynx und der Kopf- und Halsregion nützlich. Einige rezidivierende Kollumkarzinome können durch einen nachfolgenden radikalen chirurgischen Eingriff noch gerettet werden.

Kombinationen mit einer oder mehreren Medikamenten. Wie erwähnt, wird dieses Vorgehen immer häufiger angewandt. Einzelne und multiple Medikamente, verschieden dosiert, auf verschiedenen Wegen verabreicht, mit unterschiedlicher Behandlungszeit und -dauer, intermittierend in hohen Dosen oder kontinuierlich verabreicht, werden in verschiedenen Kombinationen mit chirurgischen Eingriffen und Strahlentherapie zur kurativen oder palliativen Behandlung eingesetzt. Für die meisten Tumoren ist eine ideale Behandlungsmethode aber noch nicht gefunden. Heilungsaussichten oder signifikant palliative Wirkungen müssen gegen die akute Toxizität der Medikamente, gegen die Folgen einer Immunsuppression und gegen die karzinogenen Langzeiteffekte abgewogen werden. Die Resultate sind oft nur schwer zu beurteilen.

Wahl der Therapie

Die Chirurgie und Strahlentherapie sind immer noch die Hauptstützen einer kurativen Behandlung. Bis heute ist die chirurgische Behandlung für die meisten Erfolge einer definierten Heilung verantwortlich, gefolgt von der Strahlentherapie. Trotz gewaltiger Fortschritte in der Chemotherapie ist für diese Behandlungsmethode nur ein kleiner Teil definitiver Heilungen zu verzeichnen.

Es muß immer wieder betont werden, daß Chirurgie und Bestrahlung *lokal* wirken und nicht zur Behandlung einer diseminierten Erkrankung bestimmt sind. Die Tatsache, daß zur Zeit der ersten Behandlung wenigstens 50% der Krebse über die lokalen Grenzen hinausgewachsen sind (diese Aussaat verläuft in vielen Fällen subklinisch oder mikroskopisch), hat zur Entwicklung der adjuvanten Chemotherapie (die eine *systemische* Behandlung ist) für eine immer steigende Anzahl von Krebsen geführt.

Diese multimodale Therapie hat bei einigen Krebsen der Kindheit, die anaplastisch wachsen, eine hohe Wachstumskomponente haben und sich gewöhnlich frühzeitig und weitstreuend ausbreiten, zu ungeahnten Erfolgen geführt. Trotz ausgedehnter klinischer Untersuchungen konnten bei den Geschwülsten der Erwachsenen nicht die gleichen Erfolge erzielt werden.

Grundlagen der Therapiewahl

Bei der Wahl einer oder mehrerer Behandlungsarten (einschließlich verschiedener multimodaler Behandlungsarten) taucht unweigerlich die wichtige Frage auf: „Welche Behandlung hat die beste Heilungschance?" Ebenso wichtig ist die Erwägung der Lebensqualität nach einer kurativen Behandlung. Ein dritter wichtiger Gesichtspunkt ist die Frage nach dem Prozentsatz der Früh- und Spätkomplikationen (die chirurgischen Komplikationen treten im allgemeinen früh auf, die strahlentherapeutischen Komplikationen spät, während die chemotherapeutischen Komplikationen sowohl früh als auch spät auftreten).

Wenn eine Behandlungsmethode ungefähr gleiche Chancen auf Heilung bringt wie eine andere Methode (und die Lebensqualität nach der Be-

handlung gleich gut ist), können auch andere Faktoren erwogen werden (d. h. ökonomische Faktoren, Komfort, kosmetisches Resultat, psychologische Überlegungen usw.).
Die Entscheidung für die eine oder andere Behandlungsart hängt notwendigerweise von den Resultaten vorangegangener Behandlungen ab. Eine sorgfältige Analyse kann zeigen, daß das eine Karzinom im allgemeinen chirurgisch geheilt werden kann, ein anderes strahlentherapeutisch, ein drittes durch eine kombinierte Behandlung, während bei einem vierten Chirurgie und Strahlentherapie gleich gute Resultate ergeben. Um aber eine Behandlungsmethode mit einer anderen vergleichen zu können (z. B. Chirurgie — Strahlentherapie), muß die chirurgisch behandelte Gruppe in alle wichtigen Aspekten mit der durch Bestrahlung behandelten Gruppe identisch sein. Man kann keine Gruppe mit vorwiegend Stadium-I-Krebsen, die chirurgisch behandelt wurden, mit einer anderen Gruppe strahlentherapeutisch behandelter Krebspatienten der Stadien II oder III vergleichen. Die Literatur ist voll von Berichten über Behandlungsresultate, die bei der Analyse eine so große Auswahl von Fällen (je nach Vorliebe und Anschauung der Autoren) und einen solchen Mangel an Aufteilung in verschiedene Stadien, usw. aufweisen, daß es unmöglich ist, solche Berichte als Grundlage einer Therapieauswahl zu verwenden. Es ist auch möglich, daß Fälle falsch beurteilt (oder falsch beschrieben werden), so daß Patienten, die eigentlich im Stadium II eingereiht werden sollten, in Stadium III aufgenommen werden und natürlich bessere Resultate zeigen als die wahren Stadium III-Patienten mit weiter fortgeschrittenen Krebserkrankungen. Man kann die Bedeutung eines sorgfältigen Stagings wie auch die genaue Analyse und eine wahrheitsgetreue Wiedergabe der Behandlungsresultate gar nicht hoch genug einschätzen, denn all diese Faktoren sind der Schlüssel für therapeutische Entscheidungen. Trotz aller Verbesserungen der Wiedergabe von Endresultaten scheint es immer noch so zu sein, daß der einzige Weg zum Vergleich zweier verschiedener Behandlungsmethoden in der Randomisierung klinischer Studien besteht (siehe S. 135). In einer Zeit, in der die multimodale Therapie immer größere Bedeutung gewinnt, ist es außerordentlich wichtig, über eine ehrliche, genaue und (hoffentlich) schnelle Methode zu verfügen, die einen Vergleich der verschiedenen Behandlungsmöglichkeiten erlaubt.

Spezielle Überlegungen bei der Therapieauswahl

Die Erfahrung und die Ausbildung des Ärztepersonals, zusammen mit dem Vorhandensein entsprechender Einrichtungen können in einigen Gegenden der Welt die Therapiewahl entscheidend beeinflussen. Während eine radikale medikamentöse, Strahlen- oder chirurgische Therapie mit den begleitenden Komplikationen berechtigt sein mag, wenn Aussicht auf Heilung besteht, ist Konservatismus angebracht, wenn keine Heilung mehr zu erwarten ist und die Behandlung nur noch palliativen Charakter haben kann.

Unterstützungstherapie des Krebspatienten

In diesem Kapitel werden folgende allgemeine Probleme, denen der Krebspatient gegenübersteht, willkürlich zusammengestellt: Ernährung, Infektion, Schmerz, Rehabilitation und Follow-up (Nachbehandlung). Psychologische Aspekte werden in einem speziellen Kapitel berücksichtigt (siehe S. 124).

Ernährung

Eine adäquate Ernährung ist ein wichtiger, oft stark vernachlässigter Aspekt der Betreuung von Krebspatienten. Patienten in schlechtem Ernährungszustand vertragen die Behandlung nicht so gut wie die Kranken, die sich in einem ausgewogenen Ernährungszustand befinden — das gilt sowohl für die Chemotherapie und Strahlentherapie als auch für die Chirurgie. Überdies können sich schlecht ernährte Patienten den psychologischen und emotionellen Problemen des Krebses und seiner Behandlung nur schlecht anpassen. Die orale Aufnahme ist bei weitem der günstigste Weg zur Gewährleistung einer korrekten Ernährung. Es sollte jeder kulturell bedingten Vorliebe in bezug auf Nahrungsmenge, Häufigkeit, Konsistenz, usw. Rechnung getragen werden. Eine erhöhte Empfindlichkeit gegenüber süßen Speisen kann Diätänderungen erfordern. Eine Anorexie kann durch präprandiale Alkoholeinnahmen (in kleinen Mengen) oder durch die Injektion von 5 Einheiten Insulin 30 Minuten vor dem Essen bekämpft werden. Mit Compazin läßt sich der bei einigen Patienten auftretende Brechreiz kontrollieren.

Wenn die Patienten sich nicht per os ernähren können (z. B. Patienten mit Karzinomen des Kopfes und des Halses), kann eine Sonderernährung notwendig werden. Eine gewöhnliche Diät, gemixt und mit Milch verdünnt, ist besser als einige spezielle Sondernahrungen, die oft zuviel Zucker oder Fett enthalten. Wenn Patienten während längerer Zeit eine Sonderernährung durch Gastrostomie benötigen, muß auf die Zusammensetzung der Nahrung besonders geachtet werden, damit die Ernährung adäquat bleibt, ohne Durchfälle zu verursachen. Patienten, die durch eine Jejunostomie ernährt werden benötigen eine noch sorgfältigere Beobachtung, weil die Nahrung im Jejunum normalerweise schon teilweise verdaut wird.

Bei Patienten mit Darmfisteln kann eine „Elementardiät" per os nützlich sein. Eine solche Diät ist vorwiegend schlackernarm und stimuliert wegen ihres sehr niedrigen Fettgehalts die Sekretion des Pankreas, der Galle und des Magendarmtraktes nicht mehr.
Wenn eine positive Ernährungsbilanz der Patienten durch die oben erwähnten Methoden nicht aufrechterhalten werden kann, können zusätzliche Flüssigkeits- und Kalorienmengen intravenös verabreicht werden (einschließlich kurzfristiger i. v. Gaben von Alkohol und Fettemulsionen). Manchmal wird sogar eine „Überernährung" erforderlich, bei der alle nötigen Nahrungsmittel i. v. gegeben werden; in solchen Fällen muß genau auf die Zusammensetzung der Nahrung geachtet werden. Es müssen alle aseptischen Maßnahmen getroffen sein um lokale Infektionen, Bakteriämien und eine Sepsis zu vermeiden. Anämien oder Infektionen können oft zu einer Anorexie führen und müssen deshalb korrigiert und behandelt werden. In einigen Fällen helfen Steroide, den Appetit des Patienten und sein Wohlbefinden zu verbessern.

Infektionen

Bei Krebspatienten kann Fieber durch den Tumor selbst bedingt (z. B. Hodgkinsche Krankheit, Leberkrebs, usw.) oder aber, was häufiger vorkommt, mit einer Infektion verbunden sein. Der Infektionsherd sollte identifiziert und die Infektion behandelt werden. Das ist besonders bei den Patienten wichtig, die einer Chemotherapie und/oder einer Strahlentherapie unterzogen werden, weil bei ihnen die normalen Abwehrmechanismen stark beeinträchtigt sein können.
Die Bedeutung von Infektionen bei Krebspatienten mag durch die Tatsache betont werden, daß über 50% der an Leukämien und Lymphomen leidenden Kinder an einer Infektion sterben. Diese Infektionen werden durch Mikroorganismen hervorgerufen, die sich normalerweise im Körper befinden und bei gesunden Kindern selten eine Infektion erzeugen. Folglich sollten auch angeblich harmlose Infektionen ernst genommen und gründlich behandelt werden.
Fieber kann das erste Symptom einer Nebenniereninsuffizienz infolge von Nebennierenmetastasen sein. Es sind Patienten an einer unerkannten Nebenniereninsuffizienz gestorben, die man mit Erfolg hätte behandeln können. Begleitsymptome sind Schwäche, Brechreiz, Erbrechen und Koma, die aber auch durch viele andere Ursachen bedingt sein können. Die beiden Hauptkrebse, die Nebennierenmetastasen setzen, sind die Karzinome der Lunge und der Mamma.

Schmerz

Der Schmerz wird durch die Angst des Patienten verstärkt. Der Arzt sollte daher den Patienten zusichern, daß er vor Schmerzen geschützt sein wird. Schmerzmittel sollen frühzeitig und in adäquaten Dosen verabreicht werden, ohne dem Suchtproblem allzuviel Bedeutung beizumessen. Bei Patienten, deren Krebs heilbar ist, *kann* es vorkommen, daß eine übermäßig große Menge von Betäubungsmitteln während einer zu langen Zeit verabreicht wird. Aber das ist nur selten ein Problem. Bei Patienten mit einer kurzen Lebenserwartung ist das Suchtproblem zweitrangig neben dem Hauptproblem der Erhaltung möglichst guter Schmerzfreiheit bei nur minimaler geistiger Beeinträchtigung. Man hat in Kliniken die Erfahrung gemacht, daß bestimmte orale Kombinationen wie die „Brompton-Mixtur"[1] sehr wirksam sind, wenn sie nach Belieben des Patienten gegeben werden. Besonders wichtig aber ist die Umgebung des Patienten, die in allen Belangen „unterstützend" und darauf ausgerichtet sein sollte, Angst abzubauen. Wenn das Schmerzmittel verabreicht wird, sobald der Schmerz auftritt, wirkt es besser und man benötigt geringere Dosen, als wenn es erst bei starken Schmerzen gegeben wird.

Es ist aber auch nötig, die spezifische Ursache des Schmerzes zu identifizieren und diese — wenn möglich — zu behandeln. Knochenschmerzen oder eine Nervenkompression beim Krebspatienten werden oft schnell durch Röntgenbestrahlungen gelindert. Entzündungen, Infektionen und Abszesse sprechen auf die gewöhnlichen Maßnahmen, wie Ruhe, Wärme und Antibiotika an. Abszesse können dräniert werden. Schmerzvolle Obstruktionen der Hohlorgane oder der ableitenden Wege können im allgemeinen behoben werden.

Milde Analgetika. Es stehen viele Medikamente für die Minderung milder oder mäßiger Schmerzen zur Verfügung. Die „milden Analgetika" auch wenn sie in hohen Dosen verabreicht werden, können die starken Schmerzen nicht nehmen. Der klinische Onkologe sollte die speziellen Eigenschaften und Nebenwirkungen einiger Analgetika kennen und mit diesen umzugehen wissen. Es ist nicht nötig, die Pharmakologie einer großen Anzahl schmerzstillender Medikamente genau zu kennen.

1. Aspirin ist immer noch das Medikament der Wahl bei milden Beschwerden und hat gleichzeitig antipyretische und antiphlogistische Eigenschaften, obwohl das geastro-intestinale Symptome, einschließ-

---

[1] Zusammensetzung der Brompton-Mixtur:

Morphium hydrochloricum, Cocainum hydrochloricum, Aqua chloroformi, Birnenkonzentrat, Cognac oder Gin.

lich Blutungen, hervorrufen kann. Gegen Aspirin allergische Patienten nehmen Acetaminophen (Tylenol).

2. Kodein ist das Standard-Analgetikum gegen mäßige Schmerzen. Es hat ein breites Wirkungsspektrum, kann aber zu Obstipation und manchmal Brechreiz und Erbrechen führen.
3. Kodein und Aspirin kombiniert, wurden in kontrollierten Untersuchungen verabreicht und zeigten additive Wirkung.
4. Davon (Propoxyphen) hat eine etwas geringere analgetische Wirkung als Kodein, ist aber nicht der Betäubungsmittelkontrolle unterworfen.

Starke Analgetika. Diese Drogen nehmen nicht nur starke Schmerzen, sondern verändern auch das psychologische Ansprechen des Patienten auf den Schmerz und verdrängen seine Angst. In dieser Kategorie bestehen zwischen den verschiedenen Medikamenten keine großen Unterschiede und die Erfahrung mit 5—6 solcher Medikamente genügt, um praktisch alle Zustände schmerzhaften Empfindens mit Erfolg zu behandeln.

Mit zunehmender Gewöhnung können immer höhere Dosen zur Schmerzlinderung erforderlich werden. Manchmal ist es indessen von Vorteil, zu einem anderen Medikament zu wechseln.

1. Morphium ist das Standard-Medikament der Wahl gegen starke Schmerzen, es muß aber parenteral verabreicht werden, um verläßlich zu wirken. Es ist suchterzeugend und verursacht Atemdepressionen, Obstipation und gelegentlich Brechreiz und Erbrechen.
2. Dilaudid wirkt ähnlich wie Morphium, hat aber den Vorteil, auch bei oraler Verabreichung gut wirksam zu sein.
3. Demerol (Meperidin) ist ein synthetisches Produkt, nicht so stark wirksam, hat geringe Nebenwirkungen und kann oral oder parenteral verabreicht werden. Bei einigen Patienten aber ist die Analgesie mit diesen Medikamenten ungenügend.
4. Methadon ist ein anderes synthetisches Produkt, dessen Wirksamkeit derjenigen des Morphiums ähnlich ist, aber weniger häufig zur Sucht führt.
5. Talwin (Pentazocin) ist ein neueres Medikament mit mäßiger Wirksamkeit, das oral oder parenteral verabreicht werden kann. Die Suchterzeugung durch dieses Medikament ist so gering, daß es nicht dem Betäubungsmittelgesetz unterworfen ist.

Neurochirurgische Maßnahmen gegen den Schmerz

Sie umfassen: Nervenblockade, hintere Rhizotomie, Chordotomie, spinothalamische Traktotomie, präfrontale Leukotomie (Lobotomie).

Eine Nervenblockade durch Alkoholinjektion verursacht eine permanente Unterbrechung der sensiblen Impulse. Sie ist vor allem dann nützlich, wenn die Injektion in den Subduralraum gemacht wird, hat aber nur begrenzten Wert bei peripheren Nerven, die mit einer dichten Bindegewebsschicht überzogen sind.

Die hintere Rhizotomie durch Durchtrennung der post-ganglionären Wurzeln der Hirn- und Rückenmarksnerven ist wirksam, hat aber nur begrenzten Wert, z. B. in den Plexi (Nervengeflechten) des Trigeminus, des Glossopharyngeus und im Plexus cervicalis. Sie ist bei Schmerzzuständen der Extremitäten nicht angebracht, da sie zu einer totalen Anästhesie führt und die Beweglichkeit des betreffenden Gliedes stark einschränkt.

Die Chordotomie kann ausgeführt werden, wenn die Prognose einen größeren chirurgischen Eingriff rechtfertigt und der Schmerz so stark ist, daß das Risiko schwerer Komplikationen eingegangen werden kann. Die mit der Chordotomie erreichte Analgesie reicht nur bis zu den oberen Thorakalsegmenten.

Die spinothalamische Traktotomie (Durchtrennung der spinothalamischen Wurzeln im Hirnstamm) hat sich bei Schmerzen im Arm, in der Schulter und in der Halsgegend bewährt.

Die präfrontale Leukotomie (Lobotomie) durch Durchtrennung der nervösen Bahnen von einem oder beiden Frontallappensegmenten verändert die Schmerzreaktion des Patienten. Die Operation kann heute relativ leicht mit Hilfe kryogener oder sterotaktischer Techniken durchgeführt werden. Es muß aber darauf hingewiesen werden, daß die Persönlichkeit des Patienten durchgreifend verändert und seine Individualität nach Verlust von Affekten, Fähigkeit zur Initiative und Rücksichtnahme gegenüber den Mitmenschen, zerstört werden kann. Sie wird erwogen, wenn der Schmerz unerträglich und nicht beeinflußbar ist, wenn andere neurochirurgische Maßnahmen nicht angemessen sind oder versagt haben, und vor allem dann, wenn die Lebenschancen klein sind. Einige moderne Tranquillizer haben ähnliche Wirkung, ohne die schwere Nebenreaktion hervorzurufen.

Rehabilitation

Dieser Aspekt der Betreuung von Krebspatienten wurde bis vor kurzem stark vernachlässigt. Die physische „Wiederherstellung" ist sehr wichtig, aber die Erleichterung und die Lösung der sich ergebenden psychologischen, beruflichen und ökonomischen Probleme sind ebenfalls bedeutende Faktoren, die nicht übersehen werden dürfen. Die meisten

Ärzte sind zur Bewältigung dieser Probleme schlecht vorbereitet, und Spezialisten auf diesem Gebiet sind selten. In vielen Ländern werden Versuche unternommen, diese Mängel zu beheben, in dem die Rehabilitationszentren der meisten Krebskliniken ausgebaut werden.

Es sollen im besonderen folgende Probleme der Rehabilitation erwähnt werden:

1. Physische Defekte nach chirurgischen Eingriffen in der Kopf- und Halsregion, die maxillofaziale Prostodonthesen benötigen; prophylaktische Physiotherapie wegen Funktionsstörungen der Schulter nach einer chirurgischen Ausräumung im Halsgebiet; Sprachschulung nach einer Laryngektomie.
2. Mammaprothesen, Behandlung einer schmerzhaften Schultersteife (Periarthritis humeroscapularis, usw.) oder eines Lymphödems nach Eingriff wegen eines Mammakarzinoms.
3. Betreuung von Kolostomie-, Ileostomie- und Gastrostomieträger, usw.
4. Amputationen und Hemipelvektomien, wie auch Vorfußamputationen, Behandlung der Phantomschmerzen, sofortige Anpassung von Prothesen nach der Operation (schon im Operationssaal).

Wir können hier weder alle Probleme sowie ihre Verhütung und Therapie aufzeigen, noch alle Bedürfnisse des Patienten auf psychologischer Ebene besprechen, seine Familienverhältnisse und die Wiedereingliederung in seinen Beruf. Ausführlichere Literatur zu allen diesen Gebieten ist jetzt erhältlich.

Nachbehandlung (Follow-up)

Die Verantwortung gegenüber dem Patienten endet nicht mit dem chirurgischen Eingriff, mit der Strahlentherapie oder mit der Verabreichung des letzten Medikamentes. Schon von Anfang an müssen in den Behandlungsplan mit einbezogen werden: langfristige Rehabilitationsplanung, Behandlung der Spätkomplikationen, Frühdiagnose, der Rezidive (oder neuer Primärtumoren), usw. Das Problem der Rehabilitation wurde schon im vorhergehenden Kapitel behandelt. Die folgenden Paragraphen beschreiben die übrigen Aspekte der Nachbehandlung von Krebspatienten.

Frühdiagnose heilbarer Rezidive

Eine adäquate Therapie schon zu Anfang der Erkrankung ist der Schlüssel zur Heilung. Eine mangelhafte Behandlung führt zu Rezidiven und vermindert so die Heilungschancen um mindestens 50% und reduziert sie in vielen Fällen auf 10% oder weniger. Es gibt jedoch Situationen, in denen Rezidive geheilt werden können. Diese Fälle sollten früh erkannt und entsprechend behandelt werden. Beispiele dafür sind: a) rezidivierende (oder persistierende) Krebse des Larynx und bestimmte andere lokalisierte Karzinome der Kopf- und Halsregion; b) Entwicklung von Lymphknotenmetastasen am Hals, in der Axilla oder in der Inguinalgegend; c) bestimmte zentralgelegene Beckenrezidive bei Kollumkarzinomen; d) gelegentlich Anastomosen- oder andere Rezidive nach Kolonresektionen oder anderen gastrointestinalen Malignomen; e) in seltenen Fällen bei einer Solitätsmetastase in der Lunge, der Leber oder im Knochen.

„Palliativbehandlung" der rezidivierenden Erkrankung

Viele Patienten werden einer adjuvanten Chemotherapie während verschieden langer Perioden zur Bekämpfung einer vermeintlich subklinischen „mikroskopischen" Erkrankung nach der „kurativen Therapie" eines lokalen und/oder regionalen Krebses durch einen chirurgischen Eingriff oder Strahlentherapie unterzogen. Einige dieser Patienten (und auch andere, die keine Medikamente bekommen), werden aber ein „unheilbares oder fortgeschrittenes Stadium" erreichen. Man verfügt über gute palliative Maßnahmen gegen bestimmte Arten fortgeschrittener Krebse, vor allem der Krebse endokrin ansprechender Organe. Je früher die Diagnose gestellt und mit der Therapie begonnen wird, um so besser sind die Resultate.

Neue Primärtumoren

Sie entstehen mit Dauer der Erkrankung immer häufiger, hauptsächlich im selben Organ wie der Originaltumor. Patienten, die chemotherapeutisch und mit Strahlen behandelt werden, sind signifikant stärker gefährdet, vor allem dann, wenn beide Behandlungsmethoden angewandt wurden.

Intervalle zwischen den Nachkontrollen

Nachkontrollen sind von den Schätzungen für das Auftreten von Rezidiven, Komplikationen, neue Primärtumoren, usw. abhängig. Eine sorgfältige Nachkontrolle kann folgendermaßen durchgeführt werden: alle 3 Monate während der ersten 3 Jahre, alle 6 Monate während der nächsten 5 Jahre, dann jährlich. Patienten, bei denen Rezidive erwartet werden, müssen strenger überwacht werden.

Nachkontrollen und Tests

Sie hängen ebenfalls von den oben erwähnten Faktoren ab, vom Ort eines eventuellen Rezidivs und von den zur Verfügung stehenden spezifischen Tests. Die Untersuchung der Regionen, in denen Rezidive normalerweise auftreten, wie auch periodische Thoraxaufnahmen und Röntgenbilder (oder Scans), vor allem wenn Schmerzen aufgetreten sind, angebracht. Verschiedene Tests (Blutnachweis, usw.) könneh z. B. auf Rezidive eines kolorektalen Karzinoms hinweisen und eine ,,Secondlook"-Operation veranlassen. Aber diese Methoden befinden sich noch im Versuchsstadium.

Man soll keine Mühe und keinen Aufwand scheuen, um ein Rezidiv möglichst frühzeitig zu diagnostizieren und so eventuell noch heilen zu können. Auch für Patienten, denen nur noch palliativ geholfen werden kann, ist eine rechtzeitige Diagnose von Vorteil. So können bessere primäre Behandlungsmethoden festgelegt werden, die zukünftige Rezidive vermeiden helfen.

Psychologische Aspekte

Von allen Erkrankungen wirkt sich der Krebs am stärksten auf die Psyche der Patienten aus. Krebs ist nicht nur gleichbedeutend mit Tod — unser aller Los —, sondern auch mit einem progressiven und schmerzhaften Dahinsiechen, sowie eventuell mit einer Verstümmelung, die durch die Natur der Krankheit oder durch notwendige Behandlungsmethoden bedingt ist. Die Gefahr eines plötzlichen Todes aufgrund einer kardiovaskulären Erkrankung erzeugt weniger Angst, ebenso wie eine Infektionskrankheit oder eine Diathese, da der Patient — zu Recht oder Unrecht — glaubt, daß der Organismus diese Erkrankungen mit oder auch ohne Hilfe einer Behandlung bekämpfen und besiegen kann. Die Legende von der Unheilbarkeit des Krebses, oder noch mehr der Heilbarkeit auf Kosten einer Verstümmelung, jagt dem Patienten Schrecken ein.
Die psychologischen Probleme umfassen:
1. Die Einstellung des Arztes gegenüber dem Krebs.
2. Die Einstellung des Patienten gegenüber seinem Krebs.
3. Die Beziehung Arzt—Patient.
4. Die speziellen Probleme des „sterbenden" Patienten.

Die Einstellung des Arztes gegenüber dem Krebs

Ein vitaler Faktor für den Verlauf und den Ausgang der Erkrankung eines Krebspatienten ist die Einstellung des betreuenden Arztes — vor allem des Arztes, der den Patienten zuerst sieht. Wenn seine Einstellung pessimistisch ist — wenn er glaubt, daß Krebs unheilbar ist — wird er wahrscheinlich nicht immer versuchen, dem Patienten die bestmögliche Behandlung zukommen zu lassen. Wenn er der Ansicht ist, daß die Chirurgie nur Verzögerung bedeutet und der Tod unvermeidlich ist, die Strahlentherapie immer zu unheilbaren „Verbrennungen" führt, die Chemotherapie eine Allgemeinvergiftung des Körpers ohne wirklichen Heileffekt bewirkt, und daß kombinierte Maßnahmen lediglich eine Mehrzahl von Schäden zufügen, dann sind die Chancen, daß der Patient einer wirksamen Therapie unterzogen wird, nicht gut.
Man hat festgestellt, daß eine große Zahl praktischer Ärzte, die relativ selten Krebspatienten betreuen müssen, eine solche pessimistische Ein-

stellung einnehmen. Entsprechende Fortbildungsprogramme für Ärzte sind erforderlich, nicht nur um ihr Wissen, sondern auch ihre Einstellung zum Krebs zu verbessern und so dem Patienten eine erfolgversprechende Betreuung zu garantieren. Ärzte, die sich tagtäglich mit Krebspatienten beschäftigen, verhalten sich ganz anders. Ihre Einstellung gegenüber dem Krebs und seiner Behandlung ist „aggressiv". Jeder Onkologe kennt Fälle, in denen diese „aggressive "Behandlung zu langfristigen „Heilungen" geführt hat. Im Zweifelsfall sollte man dem Patienten alle nur möglichen reellen Heilungschancen bieten.

Ärzte, die persönlich Operation oder Amputationen wie verstümmelnde Eingriffe am Kiefer oder am Hals oder abdominoperineale Resektionen verweigern würden, übertragen unweigerlich ihre Vorurteile auf den Patienten, wenn sich dieser einer solchen Operation unterziehen muß. Der Kranke wird die Behandlung ablehnen. Ein Arzt, der persönlich nicht in der Lage ist, eine größere Amputation anzunehmen, sollte den Patienten, der sich einer solchen Behandlung unterziehen muß, einem anderen Arzt zur Erörterung der Vor- und Nachteile überweisen.

Viele Ärzte neigen dazu, „unheilbaren" Patienten, denen er nicht helfen kann, auszuweichen. Diese Einstellung betrifft hauptsächlich jüngere Ärzte, für die „Heilen" immer noch das höchste und einzige Ziel der ärztlichen Betreuung ist und die noch nicht zur realistischen Überzeugung gekommen sind, daß selbst bei begrenzten Anspruch einem Patienten noch wertvolle Dienste geleistet werden können. Der Patient muß wissen, daß ihn der Arzt nicht im Stich lassen sondern alles unternommen wird, um den eventuell auftretenden Problemen zu begegnen. Auch sollte der Arzt nicht nach Entschuldigungen suchen, um den Patienten nicht im Krankenhaus zu besuchen. Er muß den Kranken auch in seiner Sprechstunde nachbehandeln oder, wenn nötig zu Hause aufsuchen. Vor allem darf er nicht ausweichend sagen: „Ich kann nichts mehr für Sie tun, es besteht kein Grund mehr, Sie wiederzusehen". Ein Arzt muß eine solche Einstellung bei sich selbst und bei seinen Mitarbeitern erkennen und diesen zusprechen, so daß das gesamte Team auch bei unheilbaren Patienten zur Bewältigung ihrer psychologischen Probleme beitragen kann, sie mit menschlichem Mitgefühl zu unterstützen, ihre Furcht vor Schmerzen zu verringern, ihre Familiensorgen zu beheben, usw.

Die Einstellung des Patienten gegenüber seinem Krebs

Die Einstellung der Patienten ist je nach kulturellen, ethnischen, sozialen, ökonomischen, erzieherischen und vielen anderen Faktoren in den einzelnen Ländern sehr unterschiedlich. In einigen Kulturländern ist das Wort „Krebs" tabu. Wenn ein Patient an Krebs stirbt, wird die Ursache verschwiegen oder einer anderen Krankheit zugeschrieben. In einigen Ländern greifen die öffentlichen Medien ganz bestimmte Aspekte des Krebsproblems auf und verzerren das Bild in der Öffentlichkeit, was den Arzt, der Krebspatienten zu behandeln hat, komplizierten Situationen aussetzen kann. Der Aberglaube blüht in allen Volksschichten auch der hochentwickelten Länder, die eine gute Allgemeinbildung besitzen.

Das wahrscheinlich wichtigste und hervorstechendste Merkmal ist die Furcht — die Furcht, von einem Krebs befallen zu sein, die Furcht, daß dieser Krebs tödlich ist, die Furcht, daß er eine Verstümmelung nach sich ziehen könnte, die Furcht vor heftigen Schmerzen, die Furcht vor der Behandlung und den unweigerlichen Nebenwirkungen. Diese Angst ist unterschiedlich in Frequenz und Intensität, wie auch die Reaktion des Patienten auf diese Effekte.

Der klinische Onkologe, vielleicht mehr als jeder andere Arzt, muß fähig sein, die Verfassung und das Verhalten des Patienten zu erkennen, die tieferen Ursachen ihrer Entwicklung zu sehen, sowie schließlich geeignete Wege zur Lösung der Probleme zu finden und dem Patienten zu helfen. Nur so wird dieser einen Therapieplan akzeptieren und günstig auf die Behandlung ansprechen. In seltenen Fällen sind die kulturellen Unterschiede zwischen Patient und Arzt so groß, daß die Lösung der Probleme nicht möglich ist. Wenn das zutrifft, sollte die Situation frühzeitig erkannt und der Patient einem anderen Arzt zugewiesen werden.

Die Beziehung Arzt—Patient

Es ist offensichtlich, daß der Aufbau eines Vertrauensverhältnisses zwischen Arzt und Patient ein komplizierter Vorgang ist, dem jedoch bei einer erfolgreichen Behandlung so große Bedeutung zukommt, wie der wissenschaftlichen Fachkenntnis. Der bei weitem wichtigste Faktor der Arzt-Patient-Beziehung ist das Vertrauen — der Patient muß sicher sein, daß der Arzt kompetent ist, daß er alles einsetzen und sein möglichstes tun wird, um ihm die bestmögliche Betreuung zukommen zu lassen (einschließlich das Zuziehen eines Konsilarius). Der Patient muß wissen, daß der Arzt ihn nicht im Stich lassen wird, auch wenn der Ausgang nicht günstig ist. Kurzgefaßt, der Patient muß sicher sein, daß sich der Arzt *um ihn kümmert.*

Dieses Zutrauen verstärkt sich mit der Zeit und entwickelt sich stillschweigend, aber es beginnt schon beim allerersten Kontakt, und der Kranke spürt sehr rasch, ob der Arzt sich wirklich um ihm kümmert.

Dieses gegenseitige Vertrauensverhältnis ist vor allem in der westlichen Welt wichtig, wo die Patienten den Arzt im allgemeinen nicht mehr als allwissende Autorität ansehen, dessen Worte und Handlungen nicht angefochten werden dürfen. Aber auch in anderen Ländern muß das Vertrauen des Patienten erworben werden.

Ein anderer wichtiger Aspekt ist die Aufrichtigkeit. Der Arzt darf den Patienten nicht vorsätzlich belügen. Wenn der Patient später merkt, daß ihm die Wahrheit verheimlicht wurde, wird der Arzt sein Vertrauen und seinen Respekt verlieren und das vielleicht zu einem Zeitpunkt, an dem sie am meisten benötigt werden. Das bezieht sich hauptsächlich auf die Kenntnis der Diagnose. Wenn man dem Patienten versichert, er habe keinen Krebs und er einige Monate später bemerkt, daß sich der Krebs über den ganzen Körper ausgebreitet hat, wird er wissen, daß er belogen wurde. Er wird dem Arzt nicht mehr vertrauen.

Es ist nicht nötig, dem Patienten in allen Situationen die ganze Wahrheit zu sagen, aber eine vorsätzliche Lüge ist nicht angebracht. Die Hoffnungen des Patienten sollten nie vernichtet werden, auch wenn in einigen Fällen die Möglichkeiten einer wirksamen Therapie sehr schlecht sind. Die erfolgversprechenden Seiten sollten immer wieder hervorgehoben werden, aber nicht auf eine übertrieben optimistische Art und Weise, so daß der Patient weiß, daß ihm nicht die Wahrheit gesagt wird. Die Gründung einer guten, anhaltenden Vertrauensbeziehung zum Patienten beginnt schon mit dem ersten Kontakt. Sie wird begünstigt, wenn der Arzt die definitive Prognose relativ gut kennt. Wenn diese sehr gut ist, muß der Patient sie kennen, aber er muß auch wissen, daß sorgfältige Nachkontrollen erforderlich sind, um eventuelle Rezidive so früh als möglich erkennen und behandeln zu können. Wenn die Prognose nur mittelmäßig ist, sollte der Optimismus etwas gedämpft werden. Die meisten dieser Patienten werden sich einer multimodalen Therapie und einer ständigen Kontrolle unterziehen müssen. Wenn die Prognose schlecht ist, muß sich der Arzt in Diskussionen und in seinem Handeln äußerst vorsichtig verhalten, damit der Patient Vertrauen und Hoffnung bewahrt.

Das Einbeziehen der Familie des Patienten wird allzu oft nicht ausreichend berücksichtigt. Im allgemeinen ist es besser, wenn alle Familienmitglieder wissen, daß der Patient an Krebs leidet. Es ist vor allem wichtig, daß der Patient, der Arzt und alle Beteiligten *wissen*, daß die anderen unterrichtet sind. Das verhindert viele Mißverständnisse und bedauerliche Situationen, in denen alle so tun als wäre alles in Ordnung, alle aber wissen, daß es nicht so ist.

Dem Patienten und seiner Familie ist nicht gedient, wenn man den Diskussionen über ihre Probleme und Bedürfnisse ausweicht. Die Familienmitglieder können sich als sehr nützlich erweisen, wenn sie die Aussagen des Arztes unterstützen und bekräftigen. Sie können auf Probleme und Bedürfnisse des Patienten hinweisen, die dem Arzt sonst entgehen würden. Die Familie bedarf manchmal der Unterstützung, wenn der Patient auch seinerseits unterstützungsbedürftig ist. Die Onkologieschwester und der Sozialfürsorger spielen in solchen Situationen eine wichtige Rolle. Um aber die größtmögliche Wirkung zu erzielen, müssen sie ihre Anstrengungen koordinieren und mit der Unterstützung durch den Arzt rechnen können, so daß Patient und Familie sich bewußt sind, daß ein *Team an der Arbeit* ist und es sich bei der Betreuung nicht nur um separate (und manchmal konfliktbringende) Leistungen handelt. Das Onkologie-Team muß aber auch verstehen, daß sich die Familie manchmal als „schuldig" fühlt — daß der Krebs aus irgend einem Vorgang oder Einfluß in der Familie entstanden ist, und daß er früher hätte diagnostiziert und behandelt werden können, wenn nicht so lange gezögert worden wäre. Ärger und Enttäuschung können am Arzt ausgelassen werden, nur weil der die erreichbare verantwortliche Person ist. Kummer und Frustrationen werden eventuell auf den behandelnden Arzt übertragen, einfach deshalb, weil er die Person ist, die gerade verfügbar ist. Der behandelnde Arzt und das „onkologische Team" müssen in der Lage sein, diese Probleme zu erkennen und mit ihnen fertig zu werden.

Spezielle Probleme des „sterbenden Patienten"

Während der letzten 10 Jahre wurde viel geschrieben in den USA, über das „Recht" des Patienten, „würdig zu sterben", ohne Katheter in jedem Orficium und ohne Injektionsnadeln zur intravenösen Verabreichung von Flüssigkeiten, Medikamenten, für Druckmessungen, usw. Aufmerksamkeit wurde auch einem, zuerst in London entwickelten Konzept geschenkt, sterbende Krebspatienten in „Pflegeanstalten" zu konzentrieren, in denen großer Wert hauptsächlich auf den physischen und emotionellen Komfort der Patienten gelegt wird. Die westliche Welt sollte sicherlich lernen, den Tod mit mehr Vernunft und Gleichmut als in den letzten Jahrzehnten anzunehmen.
Die Ärzte sollten besonders darauf achten, nicht zu „übertherapieren" sondern jede therapeutische Entscheidung genau und kritisch vom Standpunkt des Patienten aus abzuwägen. Während des Verlaufs eines unheilbaren Krebses kommt der Zeitpunkt, an dem eine weitere Behandlung des Krebses nicht mehr berechtigt ist. Die Entscheidung, von einer weiteren Krebstherapie abzusehen, verlangt viel Feingefühl und sollte nicht von einem Arzt, der keine Erfahrung in der Betreuung von Krebspatienten

besitzt, und vor allem nicht von der Familie getroffen werden. Es gibt einfach zu viele Fälle, die vom Unerfahrenen für „hoffnungslos" und „endgültig" gehalten wurden und bei denen dann doch nach Monaten (und gelegentlich Jahren) nach einer adäquaten Behandlung eine Wende eintrat. Die Entscheidung, die Therapie bei „terminalen" Krebsfällen abzusetzen, sollte erst nach Konsultation eines erfahrenen Onkologen der über den Fall orientiert ist, getroffen werden. Obwohl es oft richtig ist, vom Gebrauch von Kathetern, Injektionsnadeln, usw. abzusehen, muß man doch zugestehen, daß diese Hilfsmittel und Instrumente für den Komfort des Patienten manchmal nötig sind. Es wäre grausam, einen Pleuraerguß, der eine schwere Dypsnoe erzeugt, oder einen Aszites, der einen starken Druck auf Magen und Zwerchfell ausübt, nicht zu punktieren.

Der Patient muß von seinen Schmerzen befreit werden. Um das zu erreichen, wird das Können des Arztes manchmal auf eine harte Probe gestellt, sogar in den Krankenhäusern, in denen von Mixturen wie dem „Brompton-Cocktail" reichlich Gebrauch gemacht wird. Bei Krebspatienten im terminalen Stadium ist es ganz und gar unangebracht, hinsichtlich der Suchtgefahr Bedenken zu haben. Es ist dagegen nicht so einfach wie es scheinen mag, die emotionalen, psychologischen, finanziellen und familiären Bedürfnisse und Sorgen des sterbenden Patienten zu erfassen und daraus resultierende Probleme zu lösen. Junge Onkologen sollten auf diesem Gebiet Erfahrungen sammeln und lernen, mit geübten Onkologieschwestern und Sozialhelfern im Interesse des Patienten zusammenzuarbeiten.

Kubler-Ross hat 6 emotionelle Situationen identifiziert, die vom sterbenden Patienten in seiner Anzahl von Kombinationen und in der verschiedensten Reihenfolge erlebt werden:

1. *Hoffnung*. Der sterbende Patient muß hoffen können, auch wenn er manchmal realisiert, daß er unheilbar ist.
2. *Leugnen und Isolierung*. Viele Patienten verleugnen, gegenüber sich selbst und anderen, die Tatsache, daß sie sterben. Man sollte ihnen diesen Schutzmechanismus nicht nehmen, solange er ihnen von Nutzen sein kann.
3. *Ärger und Feindseligkeit*. Beides wird oft beobachtet, auch wenn es dem gelegentlichen Beobachter nicht immer auffällt. Man muß dem Patienten helfen, diese Reaktionen zu überwinden. Der Ärger richtet sich manchmal unlogischerweise gegen den Arzt. Dieser sollte hinter dem Ärger die Frustration erkennen und versuchen, sie zu beseitigen. Es ist äußerst wichtig, daß nicht der Arzt seinerseits verärgert reagiert.

4. *Feilschen.* Der Patient kann sich Ziele setzen, die er trotz seines physischen Zerfalls zu erreichen sucht. Das Erreichen dieses Zieles kann für ihn eine Form der Motivierung zu einer Quelle der Befriedigung werden, auch wenn das Ziel nicht sehr hoch gesteckt ist.
5. *Depression.* Da ist eine sehr häufige Reaktion auf den Verlust der physischen Möglichkeiten, auf das Ausbleiben von Fortschritten trotz intensiver Therapie, auf die Isolierung von der Familie, auf finanzielle Sorgen, usw.
6. *Sich abfinden.* Nachdem sie sich durch ein oder mehrere der oben erwähnten „Stadien" durchgerungen haben, akzeptieren einige Patienten die Tatsache, daß sie sterben müssen. Sie schränken ihr Interesse für ihre Umgebung ein, sprechen nur wenig mit ihren Mitmenschen. Schließlich sterben sie, sofern sie schmerzfrei sind, ruhig und in Frieden.

Aufklärung zur Krebsbekämpfung

Die allgemeine Aufklärung in Fragen der Krebsbekämpfung, muß Hand in Hand mit der Aufklärung über andere Gesundheitsprobleme gehen — dabei sollte die Grundvoraussetzung sein, daß das Individuum, nicht der Arzt und nicht der Staat, die größte Verantwortung für seine eigene Gesundheit trägt. Die Einzelperson muß die Konsequenzen seiner Handlungen kennen — sie raucht zuviel, sie trinkt zu viel, ißt zuviel, nimmt zuviele Tabletten gegen alle möglichen Arten von Problemen, kann die Vorsorgeuntersuchungen aus Mangel an Kenntnissen nicht nutzen, usw. Wenn die Menschen all diesen Dingen mehr Beachtung schenken würden, könnte das Gesundheitsniveau sicher verbessert werden, mehr als durch irgendwelche anderen Einflüsse. Wir müssen unseren „Lebensstil ändern" (was eben das Ziel der Gesundheitserziehung sein sollte. Um dies zu erreichen, müssen wir früh anfangen, schon zu Hause, und in den ersten Schulklassen (4., 5., 6. Klasse). Die Studenten müssen die Konsequenzen eines ungesunden Verhaltens kennen lernen und angeregt werden, die Verantwortung zur Überwachung ihrer eigenen Gesundheit zu übernehmen. Wenn wir erst bei Erwachsenen mit einer wirksamen Gesundheitserziehung beginnen, wird es zu spät sein.

Das eben gesagte würde voraussetzen, daß der Gesundheitserziehung in unseren Schulen eine viel größere Rolle als bis jetzt üblich zukäme. Die Gesundheitserziehung sollte keine untergeordnete Rolle im Programm des Turnlehrers, des Biologielehrers oder der Schulschwester spielen. Die Bedeutung der Gesundheitserziehung erfordert eine komplette Neuorganisation sowie die Ausbildung von Gesundheitserziehern, die in Spezialschulen der Gesundheitswissenschaften ausgebildet werden, parallel zu anderen Gesundheitsberufen (Ärzte, Krankenschwestern, usw.), mit denen sie ja während ihres ganzen Lebens zusammenarbeiten sollten. Es ist hier nicht möglich, andere wichtige Aspekte der Gesundheitserziehung zu besprechen, aber sie sollen dennoch kurz erwähnt werden: die Förderung der Berufswahl (und Aufstiegsmöglichkeiten) für Gesundheitserzieher; die Planung von Krankenhäusern und großen offenen Kliniken, die als Zentren der Gesundheitserziehung einer entsprechenden Bevölkerung offen wären; und als Folge der ebene erwähnten Aspekte, der Ausbau neuer Schulen, diese neue Generation von Gesundheitsinstruktoren auszubilden.

Wenn es sich herausstellt, daß die Gemeinschaft größere Vorteile aus dieser „präventiven" Einstellung zieht als wenn sie sich auf die Behandlung von nachgewiesenen und chronischen Erkrankungen konzentriert, dann sind die Konsequenzen unmißverständlich klar — Gesundheitserziehungsprogramme und die Ausbildung von Gesundheitsinstruktoren haben gleiche (oder möglicherweise noch größeren) Priorität wie der Ausbau von Einrichtungen für die Gesundheitsfürsorge und die Ausbildung von Gesundheitspersonal. Gegenwärtig ist der Kostenaufwand für die letzteren sehr viel höher.

Wenn es zu einem signifikanten Wandel kommen sollte, müßten die Ärzte eine führende Rolle übernehmen. Die Gesundheitserzieher von heute haben keinen Einfluß mehr in den Gremien, in denen die Entscheidungen für einen wirklichen Wandel getroffen werden.

Prognose

Wenn ein Krebs diagnostiziert worden ist, fragt der Patient oder ein Verwandter oft, wie das Resultat der vorgeschlagenen Behandlung aller Wahrscheinlichkeit nach ausfallen wird. Es ist zu hoffen, daß der Arzt sich schon die gleiche Frage gestellt hat. In einigen günstigen Fällen wird das Resultat eindeutig gut sein; in anderen Fällen wird der Ausgang weniger günstig sein, die Zukunft ist ungewiß und hängt vom Ansprechen auf die Therapie ab, während im ungünstigsten Fall der Tod schon nach kurzer Zeit eintreten wird. Diese prognostischen Angaben müssen für die mittlere Gruppe mit einiger Umsicht betrachtet werden und alle Ärzte, die sich intensiv mit Krebsproblemen beschäftigen, sind gelegentlich durch das Verhalten der Patienten der ersten und der letzten Gruppe überrascht worden. Nach erfolgreichem Abschluß der geplanten Behandlung wird wahrscheinlich wieder die gleiche Frage auftauchen, und oft wird man sie mit großer Sicherheit beantworten können, wenn erst die genaue Natur und die Grenzen des Tumors bestimmt oder das erste Ansprechen auf die Strahlentherapie beobachtet werden konnte. In allen Fällen ist es wichtig, daß in diesem Stadium der Behandlung ein naher Verwandter des Patienten genau informiert wird, auch wenn die Wahrheit schwer anzunehmen ist. Inwieweit aber der Patient selbst informiert werden soll, hängt von vielen Faktoren ab. (Einige Faktoren werden im Kapitel über die ,,Psychologischen Aspekte des Krebses" besprochen.) Die Prognose des Krebspatienten berücksichtigt zwei aufeinanderfolgende Perioden:

1. die sofort auf die Beendigung einer Behandlung folgende Zeit,
2. die restliche Überlebenszeit.

Der Ausdruck Prognose muß so verstanden werden, daß er nicht nur die Überlebenszeit selbst beschreibt, sondern auch deren Lebensqualität. Dieser wichtige zweite Faktor wird in den Tabellen der Behandlungsresultate nicht berücksichtigt.

Die wesentlichen Kennzeichen eines Tumors, die durch die Untersuchungen bestimmt wurden, ergeben die wichtigsten Grundlagen für eine Prognose. Der Sitz des Tumors ist wichtig, wenn seine Zugänglichkeit die Behandlung erleichtert. Der histologische Typ und der Malignitätsgrad, zusammen mit der Tumorgröße und der Wachstumsrate ergeben eine

Art „Malignitätsindex" der im allgemeinen (wenn er hoch ist) als prognostisch ungünstig zu bewerten ist. Die Anwesenheit und die Ausbreitung von befallenen Lymphknoten vermindert die Überlebenschancen des Patienten signifikant. Auch ein venöser Befall, der eine Blutaussaat oder Fernmetastasen vermuten läßt, reduziert die Heilungsaussichten stark.
Eine zweite wichtige Gruppe von Faktoren umfaßt das was man das Allgemeinbefinden des Patienten nennen kann. Eine lokale Sepsis, Anämie, Unterernährung, eine schlechte Atemfunktion, Harnwegsinfektionen oder Begleiterkrankungen wie Syphilis, Diabetes oder Tuberkulose, und selbstverständlich das Alter des Patienten können die Prognose beeinflussen. Natürlich muß alles unternommen werden, diese Nebenerkrankungen und Veränderungen zu beheben, bevor eine Behandlung eingeleitet wird. Die dafür aufgewandte Zeit kann eventuell eine kurative Behandlung anstelle einer anfangs erwogenen nur palliativen oder symptomatischen Therapie ermöglichen. Wenn eine kurative Behandlung durchgeführt wird, sei sie chirurgisch, strahlentherapeutisch oder eine Kombination beider Methoden, besteht das Ziel in der Eliminierung der Primärgeschwulst in toto und ihre Ausbreitung, soweit sie bekannt ist. Dieses Vorgehen erfordert eine Läsion, die mit dem Messer umschnitten oder völlig und wirksam bestrahlt werden kann. Die Lymphknoten müssen, wenn sie befallen sind, in gleicher Weise behandelt werden können. Bevor die Behandlung begonnen wird, ist es nötig, den Grad der durch den Eintritt herbeigeführten anatomischen und funktionellen Besserung, sowie das Ausmaß und den Grad der Erholung zu bestimmen.
Wenn nur eine palliative oder symptomatische Behandlung möglich ist, ist das Wiedererlangen der Funktion und die Befreiung von Symptomen erstes Ziel, zusammen mit der Verlängerung einer nützlichen Überlebenszeit als zweites Ziel. Es ist unter solchen Umständen sehr wichtig, daß die durch die Behandlung bedingte Morbidität im Vergleich zur erreichten Besserung möglichst gering gehalten werden kann.

Behandlungsresultate

Die Resultate der Krebsbehandlung können auf sehr unterschiedliche Weise dargestellt werden. Die zu empfehlende Methode gibt die absolute Überlebensrate einer Patientengruppe zu einem festgesetzten Zeitpunkt nach Beginn der ersten geplanten Behandlung wieder. Es müssen alle Patienten registriert werden. Die nicht mehr zur Nachkontrolle erschienenen Patienten müssen als tot verzeichnet werden.
Die willkürliche „5-Jahres-Überlebensrate" ist für die meisten Fälle befriedigend, aber bei langsam wachsenden Tumoren, wie z. B. bei Karzinomen der Schilddrüse können 10 oder sogar 20 Jahre vergehen, bevor die Resultate bewertet werden können. Man darf nicht vergessen, daß

ein signifikanter Unterschied zwischen der „5-Jahres-Überlebensgrenze" besteht, die sowohl Patienten mit als auch Patienten ohne Residualtumor oder Krebsrezidiv umfaßt, und der „5-Jahres-Heilung", die nur diejenigen Patienten umfaßt, die nach 5 Jahren offenbar noch krebsfrei sind.

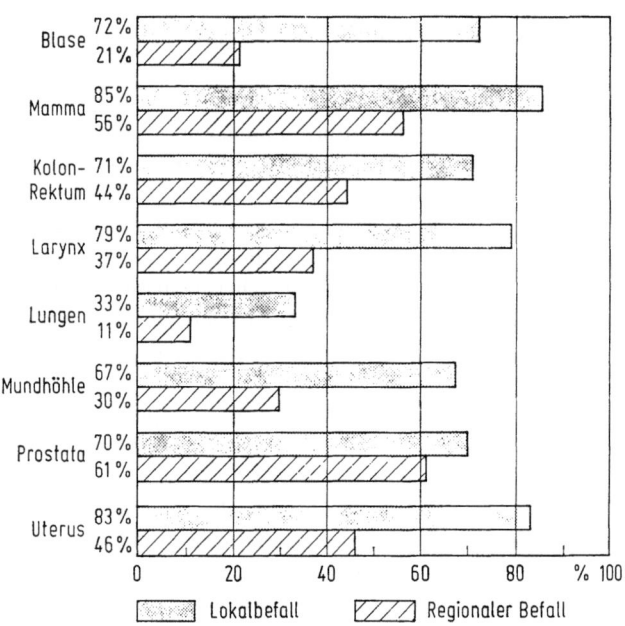

Abb. 15. 5-Jahres-Überlebensraten für ausgewählte Regionen, angepaßt an normale Lebenserwartung. Nach: End-results Group, US National Cancer Institute

Es sollte auch klar sein, daß die Informationen, die durch die „5-Jahres-Überlebensrate" einer großen Anzahl von Patienten gegeben werden, nicht dazu benutzt werden können, die Prognose für einen Einzelfall zu stellen. Gleicherweise sollten die auf diese Weise gewonnenen Resultate — wenn sie einen Sinn haben sollen — auf große Patientenkollektive bezogen sein, bei denen keine Auswahl stattgefunden hat und bei denen der Anteil der Nachkontrollen mindestens 90% beträgt. Solche statistischen Angaben können von einem einzelnen Arzt nicht geliefert werden, auch nicht von einer chirurgischen Klinikabteilung, weil Selektion nicht auszuschließen ist. Statistiken müssen daher ganze Bevölkerungen eines gegebenen geographischen Gebietes umfassen.

Vergleich der Resultate klinischer Studien

Wenn man versucht, die Resultate der durch 2 oder mehrere Methoden behandelten Karzinome einer bestimmten Region zu vergleichen, ist es unmöglich, veröffentlichte Serien verschiedener Institute zu verwenden. Man kann sicher sein, daß die betreffenden Gruppen wegen ihrer Zusammensetzung nicht vergleichbar sind. Die einzig gültige Information enthält man durch randomisierende prospektive Studien, die so geplant sind, daß alle Patienten vorbestimmte Kriterien erfüllen. Einige andere Überlegungen sind für die Planung einer solchen Studie ebenfalls wichtig:

1. Alle teilnehmenden Ärzte müssen die relativen Vorteile der zu vergleichenden Methoden sehr kritisch bewerten.
2. Patienten sollen nur dann in die Studie aufgenommen werden, wenn sie für die eine oder andere Methode geeignet erscheinen.
3. Die Randomisierung sollte sehr strikt sein.
4. Die Studie muß eine genügende große Anzahl von Patienten umfassen, um statistisch auswertbare Resultate erhalten zu können; die Studie muß abgebrochen werden, um eine ethisch nicht vertretbare Behandlung weiterer Patienten durch eine erwiesenermaßen schlechte Methode zu vermeiden.

Klinische Studien, die wohldefinierte Protokolle benützen, haben während des letzten Jahrzehnts eine immer wichtigere Rolle in der internationalen Zusammenarbeit gespielt. Die UICC hat zur Durchführung solcher Studien verschiedene Empfehlungen publiziert[1].

---

[1] Kontrollierte therapeutische Studien. Technical Report Series Vol. 14, UICC, Genf, 1974.

Zweiter Teil
Karzinome spezifischer Gebiete

Einführung zum zweiten Teil

Der zweite Teil dieses Taschenbuches hat rein klinischen Charakter und befaßt sich mit malignen Tumoren verschiedener Organe und Systeme. Er liefert die klinische Basisinformation und gibt Konzepte zur Diagnosestellung und Therapie, welche jeder Arzt benötigt, wenn er aufgrund von modernen, zweckmäßigen Kriterien seine Diagnose stellen und den Behandlungsplan bestimmen muß.
Dieses Buch ist nicht für den spezialisierten Onkologen bestimmt, dessen Ansprüche in bezug auf Grundausbildung und Fortbildung höher sind. Daher wurden die mehr technischen Aspekte ausgelassen und dafür die Prinzipien der klinischen Onkologie stärker hervorgehoben. Auch schließen Art und Form des Buches eine weitergehende Besprechung umstrittener therapeutischer Probleme aus, statt dessen wurde versucht, einen Mittelweg zwischen entgegengesetzten Konzepten zu finden, weil viele therapeutische Maßnahmen von den Möglichkeiten und Einrichtungen des behandelnden Zentrums (Instituts) abhängig sind.
Der Stand unseres Wissens über die verschiedenen Arten von Tumoren ist sehr unterschiedlich, daher wird bei dem einen Tumor der Schwerpunkt der Besprechung mehr auf diagnostische Probleme gelegt, bei den anderen kann mehr über die Therapie ausgesagt werden. Das gleiche gilt für die Kriterien, die für die klinische Klassifizierung angewandt werden: das TNM-System eignet sich schlecht für die Klassifikation und für das Staging bestimmter Tumoren, während es für andere Geschwülste ideal ist.
Obwohl der Eindruck entstehen kann, daß zwischen den einzelnen Kapiteln eine gewisse Unausgewogenheit besteht, ist diese Unausgewogenheit nicht so sehr ein Zeichen von Unvollständigkeit, sondern beruht, eher auf dem Bewußtsein der praktischen Tatsachen der modernen Onkologie. Die klinische Onkologie, wie alle dynamischen Disziplinen, stellt sich dem Kliniker als Arbeitsgebiet dar, das sich im Zustand durchaus lebensnotwendiger „Unordnung" befindet.

Haut mit Ausnahme des Melanoms

Der Hautkrebs ist der häufigste Krebs in vielen Ländern mit einer vorwiegend weißen Bevölkerung, wie z. B., Australien (wo man ihn bei 50% aller Karzinome antrifft) und in den USA. Dagegen ist die Inzidenz niedrig bei Völkern, deren Haut stärker pigmentiert oder schwarz ist. Der Hautkrebs ist in vielen Ländern Afrikas und Asiens und unter den Schwarzen Amerikas und Australiens selten. Das 7. und 8. Lebensjahrzehnt sind das Hauptmanifestationsalter. Männer erkranken 1,5mal häufiger als Frauen.
Die 3 Hauttypen sind:

1. Der Basalzellenkrebs (Baseliom).
2. Das Plattenepithelkarzinom.
3. Das maligne Melanom.

Ätiologie. Langandauernde Sonnenlichtexposition z. B. bei Menschen, die vor allem im Freien arbeiten ist der am meisten verbreitete ätiologische Faktor der Basalzellen — und Plattenepithelkrebse. Eine Radiodermatitis kann bei übermäßiger Exposition gegenüber ionisierenden Strahlen entstehen (z. B. bei Radiologen, ihren technischen Assistenten und bei ihren Patienten). Chemische Karzinogenese (z. B. Steinkohlenteer, aromatische Kohlenwasserstoffverbindungen, usw.) sind bekannt seit Pott im Jahre 1775 beschrieb, daß Karzinome des Skrotums bei Kaminfegern durch Ruß verursacht werden. Andere berufsbedingte Krebse der Haut wurden bei Minenarbeitern gefunden, die arsenhaltigen Verbindungen ausgesetzt waren und bei Polierscheibenarbeitern, hervorgerufen durch Schmieröle, die Kohlenwasserstoffverbindungen enthalten.
Auf nicht verheilenden Narben nach Verbrennungen und Traumen sowie bei Lupus können sich Hautkrebse entwickeln. — Marjolin-Ulkus und Kangri-Krebs sind Narbenkrebse. Ein Karzinom kann auch als seltene Komplikation bei chronischen Fisteln nach Osteomyelitis auftreten.
Xeroderma pigmentosum ist eine erbliche Hauterkrankung, die bei Kindern und jungen Erwachsenen zu multiplen Hautkrebsen führt.
Die Pigmentierung ist ein natürlicher Abwehrmechanismus der Haut gegen Krebs. Deshalb ist das Hautkarzinom bei dunkelhäutigen Völkern

und Negern so selten. Dies erklärt auch die Unterschiede in der Inzidenz des Hautkrebses in verschiedenen Ländern. Lange war das Hautkarzinom als „Seemannskrebs" bekannt. Die hohe Inzidenz in Australien erklärt sich aus der Tatsache, daß die blonden englischen und schottischen Emigranten, meist im Freien lebende Arbeiter, sehr lange intensiver Sonnenbestrahlung ausgesetzt sind. Die Ureinwohner sind schwarz und daher von Natur aus geschützt; sie entwickeln selten Hautkrebse. Die Hautkrebsinzidenz ist bei Albinos besonders hoch.

Eine lange Sonnenexposition führt bei blonden, älteren, sensiblen Personen zu einer Lichtdermatitis. Die Haut wird atrophisch und trocken. Es entwickeln sich pigmentierte hypernekrotische Male und Flecken, die man auch als sensile oder seborrhoische Hyperkeratose bezeichnet. Es können multiple Hautkrebse, meist von Typ des Basalioms, entstehen.

Pathologie

Das Basalzellenkarzinom ist im allgemeinen 4—5mal häufiger als der Plattenepithelkrebs. Die Mehrzahl der Basaliome und der Plattenepithelkrebse entwickelt sich auf der Gesichtshaut, meist um den Mund, die Augenlider und die Wangen, also an Gesichtsteilen, die am häufigsten der Sonne ausgesetzt sind. In geringerem Maße als das Gesicht kann auch die Haut des Handrückens befallen sein.

Die Basalzellenkrebse treten selten in anderen Körperregionen auf. Tumoren, die auf Narben oder in Fisteln entstehen, sind Plattenepithelkrebse und bevorzugt an den Extremitäten lokalisiert. Auch Strahlenkrebse sind normalerweise Plattenepithelkrebse und befallen im allgemeinen Hände und Finger.

Seltene bösartige epitheliale Tumoren können sich von den Schweiß- und Talgdrüsen aus als Adenokarzinome entwickeln. Solche Tumoren wachsen lokal invasiv und metastasieren selten in die regionalen Lymphknoten. Das Dermatofibrosarcoma protuberans ist ein Fibrosarkom der Haut, das multiple Knötchenkonglomerate auf der Haut bildet. Malignes Lymphom, Mycosis fungoides, Kaposis Sarkom, Leiomyosarkom und metastatische Absiedlungen sind selten vorkommende Läsionen, die die Haut befallen.

Diagnose

Das Basalzellenkarzinom (Ulcus rodens) wächst sehr langsam. Es kommt in verschiedenen Formen vor:

1. Die ulzero-noduläre Form. Sie wird am häufigsten beobachtet. Die Läsion erhebt sich über der Haut und ist im Zentrum ulzeriert; die Ränder sind perlschnurartig erhaben, nach innen eingerollt, nur wenig induriert.

2. Die oberflächliche, scharfrandige Plaque. Der Rand ist aufgeworfen und perlschnurartig. Das Zentrum kann mit Schuppen bedeckt sein oder eine oberflächliche Geschwürbildung zeigen.
3. Die pigmentierte, noduläre oder oberflächliche Form. Sie muß vom malignen Melanom unterschieden werden.

Bei allen Formen besteht eine Heilungstendenz, die sich in der peripheren Vernarbung zeigt.

Das Basalzellenkarzinom besteht aus zusammengeballten Zellnestern mit dunklen Kernen. Die palisadenförmige Anordnung der Zellen am Rande ist charakteristisch. In bestimmten Fällen befindet sich im Stroma Melaninpigment. Die Ausbreitung geschieht durch direkte Invasion und Zerstörung der umgebenden Strukturen, einschließlich Knochen und Knorpel; deshalb der Ausdruck „Ulcus rodens". Die Nasennebenhöhlen, der Schädelraum, die Hirnhäute und das Gehirn können befallen sein. Eine Ausbreitung auf dem Lymph- oder Blutweg wird trotz eines jahrelangen chronischen Verlaufs nicht beobachtet. In nicht behandelten Fällen entwickeln sich große Geschwüre, die die Hälfte des Gesichts oder mehr zerstören können.

Das Plattenepithelkarzinom variiert in seinem Aussehen von einer schuppigen und geschwürigen Läsion oder einem vorspringenden Knötchen bis zu einem ausgestanzten infiltrierenden Ulkus von einem Geschwür mit nach außen aufgeworfenen Rändern bis zu einem großen, pilzförmigen Tumor. Es besteht immer eine Infiltration und eine Induration. Die regionalen Lymphknoten können befallen sein. Das Plattenepithelkarzinom ist im allgemeinen ein verhörnender Tumor niederen Malignitätsgrades mit Zellnestern. Die lymphogene Ausbreitung findet spät statt und beschränkt sich auf die regionalen Lymphknoten. Die hämatogene Ausbreitung ist selten; in fortgeschrittenen Fällen können Fernmetastasen auftreten.

Der Morbus Bowen ist ein *in situ* Karzinom in Form verdickter Plaques, die jahrelang unverändert bleiben und dann manchmal in ein invasives Karzinom ausarten können. Das Molluscum sebaceum oder Keratocanthoma, eine nicht neoplastische Läsion, die als Knötchen mit keratotischem, nebelartigem Zentrum in Erscheinung tritt, ist schwer zu differenzieren. Bei beiden Erkrankungen kann die Diagnose nur durch Biopsie gestellt werden.

TNM-Klassifikation

Tis heißt Karzinom *in situ*. T1 ist ein Tumor mit weniger als 2 cm Durchmesser der streng oberflächlich oder exophytisch wächst. T2 ist ein Tumor von 2—5 cm Durchmesser oder ein Tumor mit minimaler Infiltration, unabhängig von seiner Größe. T3 ist ein Tumor von mehr als 5 cm Durchmesser oder ein Tumor mit tiefer Infiltration oder Dermis, unabhängig von seiner Ausdehnung. (4 ist ein Tumor, der sich auf andere Strukturen wie Knorpel, Muskeln oder Knochen ausbreitet.

Behandlung

Operation und Bestrahlung sind die beiden Hauptmethoden der Behandlung. Die allgemeinen Prinzipien gelten sowohl für die Basalzellen — als auch für die Plattenepithelkrebse. T1 und T2 können gleich gut mit beiden Methoden behandelt werden. Wenn man T1 — und T2-Tumoren radiotherapeutisch angehen will, sollte man das Kontakt- oder Interstititalverfahren anwenden. Bei T3 und T4-Fällen ist eher die chirurgische Therapie angezeigt. Bei älteren Patienten mit erhöhtem Operationsrisiko ist eine Bestrahlung vorzuziehen (im allgemeinen externe Bestrahlung). Die chirurgische Behandlung kann auch bei Residualtumoren oder Rezidiven nach Radiotherapie angezeigt sein. Sie ist im allgemeinen bei Fällen mit Knochen- oder Knorpelbefall vorzuziehen, ebenso in den Fällen, in denen sich der Krebs in chronischen Narben oder in seltenen Fällen, nach einer Bestrahlung entwickelt.

Chirurgie. Wenn Knochen oder Knorpel befallen sind, wird eine Total-Exzision durchgeführt, mit allen beteiligten Strukturen, und zwar weit im Gesunden. Kleine Defekte nach einer Exzision können gegebenenfalls durch Primärnaht geschlossen werden. In vielen Fällen ist zur Abdeckung eine Transplantation von freier Vollhaut- oder Spalthautlappen nötig. Größere Wunden werden mit Rotations-, Brücken- oder Stiellappen bedeckt. Wenn Zweifel an der Vollständigkeit der Exzisions besteht, insbesondere wenn die Erkrankung auf die Nasen-Nebenhöhlen übergegriffen hat, sollte von einer sofortigen Deckung mit Vollhautlappen abgesehen werden, weil sich unter dem Lappen ein lokales Rezidiv entwickeln kann. Es ist sicherer, mit dem Wiederherstellungseingriff zu warten.

Eine Total-Ausräumung der Lymphknoten (Hals, Axilla oder Leistengegend) wird in Fällen von Plattenepithelkrebsen nur dann ausgeführt, wenn die Lymphknoten klinisch befallen sind (N1b und N2b).

Die Lokalisation an den Augenlidern stellt ein spezielles Problem dar. Wenn die chirurgische Exzision mit einem größerem plastischen Eingriff verbunden wäre, wird die Bestrahlung vorgezogen.

Chemotherapie. Bei den ungewöhnlichen Rezidiven, die nicht mehr chirurgisch oder radiotherapeutisch behandelt werden können, wurden verschiedene Chemotherapeutika durch arterielle Infusionen oder lokale Injektionen verabreicht. Lokale Applikationen von 5-FU-Pasten sind

bei multiplen oberflächlichen Läsionen, besonders bei der Lichtdermatitis von Nutzen.
Diese Chemotherapeutika sind gegenwärtig noch nicht optimal wirksam. Sie können aber „schwierige" Läsionen zeitweilig unter Kontrolle halten.

Immunotherapie. Die Anwendung immunologischer Prinzipien in der Krebsbehandlung wurden durch den Gebrauch von 2,4 Dinitro-3-Chlorogenzol (DNCB) zur Induktion einer verzögerten Hyperempfindlichkeit eingeführt. Verschiedene Hautläsionen wie der Hautkrebs, Hautmetastasen, usw. wurden mit DNBC-Creme bepinselt und durch eine Immunreaktion des Wirtes zerstört. Zusätzlich können neue Läsionen entdeckt werden, wenn man die „normale Haut" eines Patienten mit nicht sichtbaren multiplen Läsionen bestreicht. Diese Technik ist angezeigt bei Patienten mit multiplen, extensiven oberflächlichen Krebsen und bei multiplen prämalignen Hautläsionen, wie z. B. der Röntgendermatitis, der Xeroderma pigmentosum, der Arsendermatose und bei erblichen Krebssyndromen.

Prognose. Bei adäquater Behandlung sind die meisten Plattenepithelkrebse der Haut (einschließlich fortgeschrittener Fälle) heilbar. Wenn die Lymphknoten nicht befallen sind, liegt die 5-Jahres-Überlebensrate bei 95%, wenn die Lymphknoten befallen sind bei 70%. Für Rezidive nach Bestrahlung oder inadäquater chirurgischen Therapie fällt die Überlebensrate auf 50—70%. Das Basaliom hat die besten Heilungschancen aller Krebserkrankungen des Menschen.

Das maligne Melanom

Epidemiologie

Das Melanom ist ein seltener Tumor der in letzter Zeit neues Interesse erweckt, weil seine Inzidenz rasch zunimmt, weil er bei verschiedenen ethnischen Gruppen großen Schwankungen unterworfen ist, sowie wegen seiner pathologischen und biologischen Charakteristika. In den meisten Ländern haben sich die Mortalitätsraten in den letzten 20 Jahren fast verdoppelt. Das maligne Melanom des Rumpfes bei Männern sowie das Melanom der unteren Extremitäten bei Frauen tritt immer häufiger auf. Die höchsten Mortalitätsraten wurden in Australien und Neuseeland (5—6 pro 100000), die niedrigsten in Japan und Hong Kong (0,2 pro 100000) beobachtet. In Europa werden die höchsten Raten in Skandinavien, die niedrigsten in den südlichen Ländern registriert; in den Vereinigten Staaten steigen die Mortalitätsraten von Norden nach Süden an.
Bei weißen Frauen ist die vorherrschende Lokalisation in den unteren Extremitäten, bei weißen Männern am Rumpf. Bei Negern in Afrika und in Amerika findet man 90% der Melanome an der unteren Extremität, meist auf der Plantarseite des Fußes. Die gleiche Verteilung gilt in geringerem Maße für Asiaten. Es wurden Familien mit hoher Melanom-Inzidenz, manchmal mit multiplen Primärtumoren beschrieben, — ein Befund, der auf einen möglichen genetischen Einfluß bei der Erkrankung hinweist. Häufig treten bei einem schon erkrankten Patienten multiple Melanome auf. Für einen wegen eines malignen Melanoms behandelten Patienten ist das Risiko der Entwicklung eines 2. Primärtumors etwa 900mal höher als das Melanomrisiko der Allgemeinbevölkerung.
Sonnenexposition, besonders bei blonden Personen, und wiederholte Traumen der Naevi wurden als wichtige ätiologische Faktoren (wenn auch nicht mit Sicherheit) nachgewiesen.

Pathologie

Mit Ausnahme der seltenen Krebse, die von blauen Naevi abstammen, entwickeln sich die malignen Melanome aus den Monozyten der Basalschicht der Epidermis. Unabhängig davon, ob sie auf normaler Haut oder auf einem schon bestehenden Naevus erscheinen, können sich maligne Melanome nach 3 Grundtypen entwickeln. Bei einigen Erkrankungen geht eine lange Periode voraus (schwankend zwischen 10 und 15 Jahren, manchmal bis zu 40 Jahren), in der eine „prämaligne Läsion"

nachweisbar ist, bekannt als melanotische Sommersprossen von Hutchison. Anderen Melanomen geht eine Prodromalphase voraus, die 12 Monate bis 20 Jahre dauern kann, bekannt als „prämaligne Melanose".
Ein dritter Typ zeigt keine präinvasive Phase und scheint von Anfang an an die darunterliegenden Gewebe zu infiltrieren.
Die biologische Entwicklung des malignen Melanoms ist durch 2 verschiedene Phasen gekennzeichnet. Die erste Wachstumsphase wird als „radial" bezeichnet. Ihr folgt eine zweite „vertikale" Phase. Während der ersten Phase betrifft die Zellwucherung die Epidermis und die Papillarschicht der Dermis; der Wirt reagiert auf diese Proliferation mit einer lymphplasmazellulären Entzündung, einer fibroplastischen Wucherung und einer Neubildung von Kapillaren. In der zweiten Phase, die durch eine vertikale Zellwucherung charakterisiert ist, breitet sich der Tumor in der Retikularschicht der Dermis und im subkutanen Fettgewebe aus. Der Übergang vom radialen zum vertikalen Wachstum geht mit einer eindeutigen Verschlechterung der Prognose einher.

Klassifizierung

Die Klassifizierung der malignen Melanome unterscheidet drei verschiedene histologische Typen:

1. Lentigo maligna-Melanom (LMM);
2. sich oberflächlich ausbreitendes Melanom (Superficial) Spreading Melanoma (SSM; und
3. Noduläres Melanom (NM).

In allen Fällen entsteht das Melanom entweder auf normaler Haut oder auf einer schon bestehenden melanoptischen Läsion, bei der es sich *nicht* um einen Naevus handelt.
Im Jahre 1969 schlug Clark eine Klassifizierung vor, die darauf beruhte, eine Prognose nach dem Invasionsgrad der Papillarschicht der Dermis, der Retikularschicht der Dermis und der subkutanen Fettgewebes zu erstellen. Es wurden 5 Invasionsstadien beschrieben, wobei sich die Prognose vom 1. Invasionsstadium (100% Heilungen zum 5. Invasionsstadium (20% Heilungen verschlechtert. 19 brachte Breslow die Prognose in Zusammenhang mit der vom Tumor befallenen Fläche. Diese Fläche wurde berechnet, indem man die Dicke des malignen Melanoms (an der Stelle der tiefsten Invasion gemessen) mit dem größten Durchmesser des Tumors multipliziert. Aus praktischen Gründen werden die malignen Melanome nach Breslow in 5 Kategorien, je nach Dicke, eingeteilt: 0,76 mm, 0,76—1,5 mm, 1,5—3,0 mm, 3,0—4,5 mm und 4,5 mm.

Ausbreitung

Das maligne Melanom ist unabhängig von seinem Entstehungsort, ein schnell wachsender Tumor. Die lymphogene Ausbreitung wird durch das Auftreten kleiner Satellitenknötchen um den Haupttumor und durch die frühzeitige Invasion der regionalen Lymphknoten bestätigt. Wenn die Aussaat über den Blutweg erfolgt, sind die Lungen häufigster Sitz von Metastasen. Metastasen können in jedem Organ auftreten: Gehirn-, Leber- und Herzmetastasen sind nicht selten. Ein merkwürdiges Kennzeichen des Melanoms ist eine in einigen Fällen beobachtete Spontanrückbildung. Der primäre Melanom der Haut kann sich teilweise oder vollständig zurückbilden, während eventuell schon vorhandene Metastasen weiterwachsen; in sehr seltenen Fällen kann eine totale und komplette Regression erfolgen.

Diagnose

Es kann behauptet werden, daß die Diagnose eines Melanoms für einen erfahrenen Arzt keine Schwierigkeiten bereitet. Oft erwähnen die Patienten, daß sich ein pigmentierter Fleck, der seit ihrer Geburt oder schon seit vielen Jahren besteht, plötzlich im Aussehen veränderte, zu wachsen begann und Farbveränderungen zeigte. Das sind die häufigsten Anzeichen. Hinzu kommen gelegentliche Geschwürsbildungen und Blutungen. Das Melanom ist schwärzlich oder braun, es erhebt sich einige Millimeter über die Haut und hat eine feinknotige Oberfläche mit gezackten Rändern. In 15% der Fälle ist es nicht pigmentiert (achromisches Melanom); in diesen Fällen ist die Diagnose sehr schwer zu stellen. In ulzerierten Fällen kann eine endgültige präoperative Diagnose mit Hilfe einer gründlichen zytologischen Untersuchung gestellt werden. In anderen Fällen kann die endgültige Diagnose aufgrund der histologischen Untersuchung der Läsion, die immer weit im Gesunden exzidiert werden soll, gestellt werden. Wenn möglich, sollte die histologische Untersuchung an einem Gefrierschnitt erfolgen. Die endgültige Operation kann gleichzeitig ausgeführt werden. Eine sorgfältige Untersuchung der regionalen Lymphknoten (durch Palpation und wenn möglich Lymphographie) ist unumgänglich. Eine Urinuntersuchung auf Melanin kann in einigen Fällen Hinweise auf verborgene Metastasen geben.

TNM-Klassifikation

In der Ausgabe der TNM-Klassifizierung von 1968 wird eine klinische Klassifizierung *vor* der Behandlung zum jetzigen Zeitpunkt nicht empfohlen. Eine solche Klassifizierung harrt nach einer genaueren Analyse der gegenwärtig durch das „WHO Collaborating Centre for Evaluation

of Methods of Diagnosis and Treatment of Melanoma gesammelten Daten.
Die unten angeführte Klassifizierung wurde vom WHO Collaborating Centre dem TNM-Komitee zur Beurteilung vorgeschlagen.

T0 Kein Beweis für einen Primärtumor;

T1 Flache Tumoren:
    T1a mit einem maximalen Durchmesser von weniger als 2 cm
    T1b mit einem maximalen Durchmesser von mehr als 2 cm;

T2 Noduläre Tumoren (oder noduläre Komponenten eines flachen Tumors):
    T2a mit einem maximalen Durchmesser von weniger als 1 cm
    T2b mit einem maximalen Durchmesser von mehr als 1 cm;

T3 Tumoren mit Satellitenknötchen:
    T3a innerhalb einer Entfernung von 2 cm vom Rand des Primärtumors
    T3b mehr als 2 cm entfernt vom Rand des Primärtumors oder „Transitmetastasen".

Behandlung

Chirurgie. Eine Exzision weit im Gesunden ist die adäquate Therapie für das primäre Melanom. Obschon man noch nicht über objektive spezifische Studien verfügt, die die Überlegenheit der Exzision weit im Gesunden gegenüber einer eher konservativen chirurgischen Behandlung beweist, wird doch vorgeschlagen, die Schnittlinie mindestens 3—5 cm vom sichtbaren Rand der Läsion entfernt anzulegen. Ebenso sollte ein großer Teil des angrenzenden subkutanen Fettgewebes und die entsprechende Fläche der Muskelfascie entfernt werden. Um die Wunde nach einer solchen Exzision schließen zu können, ist normalerweise eine Hauttransplantation erforderlich.

Wenn das maligne Melanom an den Händen oder Füßen entsteht, ist oft eine Fingeramputation notwendig, die eine ausgezeichnete lokale Kontrolle der Erkrankung ermöglicht. Die regionalen Lymphknoten werden ausgeräumt. Neuere klinische Studien haben gezeigt, daß bei Nichtbefall der regionalen Lymphknoten die prophylaktische Lymphknotenausräumung die Überlebensraten nicht verbessert.

Radiotherapie. Die Radiotherapie ist zur Behandlung des malignen Melanoms oft angewandt worden, aber die Resultate zeigen deutlich, daß die Chirurgie bessere Ergebnisse erzielt.

Chemotherapie. Das maligne Melanom spricht auf die Chemotherapie schlecht an. Vollständige Remissionen sind unabhängig von Droge oder Behandlungsschema, selten. DTIC (5-(33 Dimethyl-1-triazeno)-Imidazol-4-Carboxamid) ist die am meisten verwandte Droge. In Fällen von nodulären Transitmetastasen haben lokale Injektionen von BCG Regressionen der Knötchen bewirkt, der Verlauf der Erkrankung wurde dadurch nicht beeinflußt.

In den letzten Jahren wurden verschiedene Studien mit adjuvanten Therapien nach radikalen chirurgischen Eingriffen in Fällen mit hohem Rezidivrisiko durchgeführt. Als Drogen wurden benutzt: DTIC, Nitrosoharnstoffderivate, Hydroyurea, Actinomycin D, BCG, also Substanzen, die bei einer manifesten metastatischen Erkrankung eine objektiv günstige Reaktion hervorrufen. Es hat jedoch bis heute noch keine Arbeitsgruppe eine entsprechend große Anzahl von Patienten oder eine Langzeit-Bewertung vorweisen können, die es erlauben würde, aus den erhaltenen Resultaten definitive Schlußfolgerungen über die Wirkung der verschiedenen gebrauchten Behandlungsschemata zu ziehen.

Eine gezielte regionale Chemotherapie durch Perfusion einer bestimmten Gegend („isolation perfusion") ist dann möglich, wenn sich das primäre Melanom an einer Extremität entwickelt. Das Ziel dieser Methode besteht darin, während einer kurzen Zeitspanne einer begrenzenden Körperregion hohe Dosen eines Medikaments zu verabreichen. Das am häufigsten gebrauchte Medikament ist Melphalan.

Indikationen für eine Perfusion sind:

a) Behandlung von inoperablen lokalen Rezidiven und Transitmetastasen,

b) Adjuvante Therapie nach einem chirurgischen Eingriff, um die Inzidenz von lokalen Rezidiven und von Transitmetastasen zu senken.

Prognose

Bei Patienten ohne regionale Metastasen bringt eine adäquate Behandlung 5-Jahres-Überlebensraten von 60—80%. In Fällen mit regionalen Metastasen sind 5-Jahres-Überlebenszeiten nur in 15—20% zu erreichen.

Kopf und Hals

Geschwülste, die von verschiedenen Organen und Strukturen des Kopfes und Halses (ausgenommen Gehirn und Hirnhaut) ausgehen, werden zusammengefaßt, da sie in ihrer Pathologie ähnlich sind und von Gebieten und Bezirken abstammen, die anatomisch und funktionell verwandt sind.

Die meisten dieser Tumoren können leicht beobachtet und palpiert werden, so daß ihre frühzeitige Entdeckung möglich ist. Die tiefer gelegenen Läsionen können im allgemeinen endoskopisch, radiologisch oder mit anderen Mitteln dargestellt werden. Zytologische Untersuchungen sind manchmal wertvoll. Eine bioptische Entnahme ist einfach und sicher.

Bei adäquater Behandlung kann im allgemeinen eine hohe Heilungsrate erzielt werden. Das Ansprechen auf standardisierte Behandlungsmethoden, in der Hauptsache Chirurgie und Bestrahlung, ist meist günstig. Nicht zu rechtfertigende Verzögerungen, diagnostische oder sonstige Irrtümer sowie falsche Behandlung sind die Hauptursachen bei Mißerfolgen in der Therapie. Multidisziplinäre Teamarbeit ist zur Erreichung bestmöglicher Resultate unbedingt erforderlich. Die therapeutische Tatik und Technik ist für alle Tumoren dieser Regionen gleich.

Anatomie

Man unterscheidet folgende anatomische Regionen:

1. Die Lippen (Ober- und Unterlippe) und die Mundwinkel.
2. Die Mundhöhle — einschließlich der vorderen 2 Drittel der Zunge, der Mundschleimhaut (Innenfläche der Wangen), obere und untere Zahnfächer (Zahnfleisch), den harten Gaumen und den Mundboden.
3. Den Oropharynx — der vom Übergang des harten zum weichen Gaumen bis zur Ebene der Vallecula reicht. Er umfaßt das hintere Drittel der Zunge, die Rachenmandeln, den weichen Gaumen und die Oropharynx rückwirkend.
4. Den Nasopharynx.
5. Den Hypopharynx — einschließlich Sinus piriformis, hintere Krikoidgegend und hintere Wand des Pharynx.

Lippen, Mundhöhle und Oropharynx

Unter diesem Titel wurden einzelne Abschnitte den Krebsen folgender Gebiete gewidmet: Lippen; Zunge; Mundschleimhaut; Mundboden; Zahnfleisch; Gaumen; Rachenmandeln.

Epidemiologie

Die Karzinome der Mundhöhle umfassen ungefähr 3—5% aller Krebserkrankungen in hoch entwickelten Ländern. Ihre Inzidenz hat in den letzten 50 Jahren stetig abgenommen. In weniger entwickelten Ländern ist die Inzidenz höher (wie z. B. in einigen Staaten Indiens, wo der Krebs der Mundhöhle und des Pharynx etwa 50% aller malignen Tumoren ausmacht) und hauptsächlich der Gewohnheit des Betelnußkauens zuzuschreiben sind.
Männer sind 5—10mal häufiger betroffen als Frauen. Die höchste Inzidenz wird im 6. und 7. Jahrzehnt beobachtet. Kinder erkranken selten an Lymphomen und Weichteilsarkomen.

Aetiologie

Die genaue Aetiologie ist unbekannt; es gibt indessen viele Faktoren, die solche Veränderungen im Epithel hervorrufen, die schließlich in ein Karzinom ausarten können. Starkes Rauchen, Tabakkauen, chronischer Alkoholismus, chronische mechanische Reizzustände durch schartige Zähne oder Prothesen, schlechte Mundhygiene, mangelhafte Ernährung (Vitamine, Eisen, Proteine) und Syphilis sind verantwortliche Hauptfaktoren. Das Betelnußkauen, eine in Indien und einigen Ländern Asiens weitverbreitete Gewohnheit, wirkt kanzerogen, weil der Priem, eine Mischung aus Tabak, Betelnuß und Löschkalk, während mehrerer Stunden im Mund behalten wird. Die kombinierte Wirkung dieser Bestandteile ist signifikanter als die jedes einzelnen Faktors. Es ist wichtig, diese Faktoren zu kennen, weil es während der Behandlung und bei den Nachkontrollen angezeigt sein kann, das Rauchen und den Alkoholkonsum einzuschränken, sowie bestehende Krankheiten und Mangelzustände zu beheben.

Präkanzerosen

Den meisten Mundhöhlenkrebsen gehen keine erkennbaren präkanzerösen Läsionen voraus. Wenn dies doch der Fall ist, handelt es sich hauptsächlich um Leukoplakien, Erythroplakien, atrophische Schleimhautläsionen und submuköser Fibrose (wie bei der tertiären Syphilis) und um benigne Tumoren (Papillome, Adenome der Speicheldrüsen).
Die Leukoplakie ist ein weißer Fleck oder Plaque in der Schleimhaut, solitär oder multipel. Der Ausdruck „Leukoplakie" ist jedoch eine mehr

klinische Beschreibung und beinhaltet keine histologische Diagnose. Histologisch kann es sich um eine epitheliale Hyperplasie, eine Dysplasie, ein Karzinom *in situ* oder sogar um einen invasiven Krebs handeln. Die weiße Farbe ist durch ein mazeriertes, hyperkeratotisches oder verhorntes Oberflächenepithel bedingt. Die Leukoplakieflecken sind meist gutartig, bleiben während vieler Jahre unverändert und können verschwinden, wenn das verletzende Agens (schartige Zähne oder schlechtsitzende Prothesen) entfernt wird. Fissuren, Geschwüre und indurierte Bezirke in den Leukoplakienflecken sind Anzeichen einer malignen Entartung, die in etwa 10% der Fälle auftritt.

Die Erythroplakie ist ein roter Fleck oder Plaque von samtweicher Konsistenz. Es handelt sich um eine ernst zunehmende Erkrankung, weil sie oft eine fortgeschrittene Dyplasie aufweist, ein Carcinoma in situ oder einen invasiven Krebs in sich birgt.

Pathologie

Die Plattenepithelkrebse machen mehr als 90% der malignen Tumoren der Mundhöhlen und des Oropharyns aus. Davon sind 80% gut ausdifferenziert (geringer Malignitätsgrad, „low grade"). Allgemeine Regel ist, daß die Tumoren der Lippen am wenigsten bösartig sind. Tumoren der vorderen 2 Drittel der Zunge, der Mundschleimhaut, des Mundbodens, des Zahnfleisches und des Gaumens haben einen höheren Malignitätsgrad, während die Geschwülste des hinteren Drittels der Zunge und der Rachenmandeln am wenigsten differenziert und am aggressivsten sind.

Die schlecht differenzierten Plattenepithelkrebse sind manchmal mit lymphoiden Gewebe des ursprünglichen Krebsortes vermischt (Tonsillen, hinteres Drittel der Zunge).

Seltene Neoplasmen sind die Tumoren der kleinen Speicheldrüsen und der Schleimhautdrüsen, die malignen Melanome und die Weichteilsarkome. Das maligne Lymphom kann primär von den Tonsillen oder von der Zungenbasis ausgehen. In seltenen Fällen ist diese Region Sitz von Metastasen.

Das Plattenepithelkarzinom kann als verdickter Fleck, als indurierte Fissur, als ein hartes Knötchen, als ein proliferatives, exophytisch wachsendes oder warzenähnliches Gewächs, als Geschwür mit indurierten Rändern und verhärtetem Grund, oder als nicht geschwürig, infiltrierende Masse erscheinen. Die exophytischen Arten haben eine viel bessere Prognose als die in die Tiefe infiltrierenden Neoplasmen. Die angrenzende Schleimhaut, manchmal auch die Schleimhaut anderer Bezirke, kann präkanzeröse Veränderungen, wie z. B. eine Leukoplakie, aufweisen.

Die Inzidenz der lymphatischen Aussaat wird teilweise durch den Malignitätsgrad bedingt. Der ursprüngliche Sitz spielt eine bedeutende Rolle. Die dynamischen Verhältnisse des Lymphabflusses variieren beträchtlich. Da sich die Muskeln der Zunge und die Mundwinkel (Kommissuren) mehr bewegen als die Muskeln anderer Bezirke ist der Lymphabfluß stärker gefördert. Die Möglichkeit einer lymphatischen Aussaat ist folglich größer. Ein durch einen unsachgemäßen chirurgischen oder radiotherapeutischen Eingriff bedingtes Trauma kann die lymphatische Aussaat nach einem Durchbruch der lokalen immunologischen Gewebsschranken begünstigen.

Die lymphatische Ausbreitung beschränkt sich im allgemeinen auf die verschiedenen Lymphknoten des Halses und kann bilateral lokalisiert sein.

Die Dissemination auf dem Blutweg findet spät statt und ist selten, wenn auch weniger selten als man früher annahm. Fernmetastasen beobachtet man um so häufiger, je länger die Patienten nach einer erfolgreichen Behandlung des Primärtumors und der regionalen Lymphknoten leben.

Manchmal tritt das Karzinom der Mundhöhle und des Pharynx multipel auf. Aetiologische Faktoren, die Mundhöhle, der Rachen, Oropharynx und Larynx sowie Lungen gemeinsam haben (z. B. der Tabak), sind wahrscheinlich für die meisten dieser Primärtumoren verantwortlich. Die Zahlen schwanken zwischen 2 und 15%.

Diagnose

Das Karzinom der Mundhöhle kann in einem frühen Stadium, wenn es noch leicht heilbar ist, entdeckt werden. Je stärker die Läsion lokal fortschreitet und die Lymphknoten befällt, um so geringer werden die Heilungschancen. Der Arzt und der Zahnarzt, die im allgemeinen Routineuntersuchungen durchführen, sind am besten in der Lage, den Mundkrebs und präkanzeröse Läsionen frühzeitig zu erkennen. Die Mehrzahl der Krebse der Mundhöhle zeigen in ihrem Frühstadium keine Symptome. Der aufmerksame Patient wird einen Knoten, einen verdickten Bezirk, weiße Flecken, ein kleines Geschwür, eine Fissur oder ein warzenähnliches Gebilde bemerken. Da solche Veränderungen im allgemeinen den Zähnen oder Prothesen zugeschrieben werden, wird der Patient zuerst seinen Zahnarzt aufsuchen. Manchmal klagt der Patient zuerst über Lymphknotenschwellungen am Hals.

Eine gute Lichtquelle und Holzspatel, um Wangen und Zunge beiseite zu schieben, sind für die Untersuchung unentbehrlich. Mit einem Laryngoskop kann man Regionen des Oropharynx, besonders den Zungengrund inspizieren. Die Palpation wird das Ausmaß der Infiltration und Induration aufdecken. Mit dem Finger kann man die Zungenbasis und die

Fossa piriformis bei den meisten Patienten palpiert und Läsionen entdeckt werden, die bei der laryngoskopischen Untersuchung übersehen worden waren. Fauliger Geruch, lokaler und übertragener Schmerz, Druckempfindlichkeit, Einschränkung und Beweglichkeit der Zunge, der Trismus und übermäßige Speichelsekretion sind Anzeichen einer fortgeschrittenen Erkrankung. Patienten, die vorher bestrahlt worden sind, können Bestrahlungseffekte auf der Haut, den Schleimhäuten, in den tiefen Gewebsschichten oder am Knochen aufweisen. Die verschiedenen Lymphknotengruppen müssen beidseitig untersucht werden, weil Lymphknotenschwellungen sowohl bei einer Entzündung als auch bei einer einfachen Hyperplasie anzutreffen sind.

Eine entzündliche Schwellung verschwindet 2—3 Wochen nach der Behandlung einer primären Läsion. Eine Röntgenuntersuchung zeigt Veränderungen im Knochen. Die Zytologie kann bei der Entdeckung bösartiger Veränderungen in leukoplastischen Läsionen hilfreich sein. Sie hilft auch bei der Diagnose von Rezidiven nach einem chirurgischen Eingriff oder nach einer Strahlentherapie. Eine Biopsie der Primärläsion ist in jedem Falle angezeigt. Die Exzision der Lymphknoten wird empfohlen, wenn der Verdacht auf ein Lymphom besteht und wenn die Primärläsion nicht lokalisiert werden kann. Auch die Feinnadelbiopsie kann dann, wenn ein erfahrener Pathologe die Gewebsproben beurteilt, wertvolle Dienste leisten.

TNM-Klassifikation

Tis bedeutet Carcinoma *in situ*. T 1 ist ein Tumor von 2 cm Durchmesser oder weniger in seiner größten Ausdehnung. T 2 ist ein Tumor von mehr als 2 cm, aber weniger als 4 cm Durchmesser, T 3 ein Tumor von mehr als 4 cm. T 4 ist ein Tumor mit Ausbreitung auf Knochen, Muskeln, Haut, Antrum, Hals usw.

Behandlung

Chirurgie und Bestrahlung sind die beiden Hauptmethoden der Behandlung. Der Wert der Chemotherapie ist immer noch begrenzt; immerhin sind die Aussichten erfolgversprechend. Die radikale chirurgische Behandlung wird seit langem parktiziert. Die meisten Standardeingriffe wurden schon vor 70—80 Jahren entwickelt; damals waren Morbiditäts- und Mortalitätsraten noch sehr hoch. Die radikale Chirurgie war oft mit Entstellungen und funktionellen Einbußen belastet. Viele Eingriffe mußten in mehreren Sitzungen durchgeführt werden. Die Patienten hatten offene orale oder pharyngeale Stomata, damit sie mit Hilfe von Sonden und Schläuchen während der langen Behandlung ernährt werden konnten. In den letzten 20 Jahren wurden diese Probleme dank der Entwicklung verschiedener chirurgischer Wiederherstellungstechniken und Rehabilitationsmethoden gelöst.

Chirurgie und Bestrahlung können bei der Behandlung von kleinen T1-Läsionen der Mundhöhle, der Phyrynx und Larynx gleich gute Resultate erbringen. Die Wahl zwischen diesen beiden Methoden hängt von anderen Faktoren ab, wie z. B. vom Grad der sie begleitenden Unannehmlichkeiten, von Veranstaltung und Dysfunktion, die diese Eingriffe nach sich ziehen, sowie der Verfügbarkeit entsprechender Rö-Einrichtungen und der Erfahrung des Behandlungsteams.

Manchmal gibt es eine Kombination von Chirurgie und prä- oder postoperativer Radiotherapie in fortgeschrittenen Fällen (T2 und T3) die besten Resultate.

Die Chirurgie ist die Therapie der Wahl, wenn Knochen oder Knorpel befallen sind. In solchen Fällen ist die Bestrahlung kontraindiziert, da oft schwere Radionekrosen auftreten. Auch ist das Ansprechen dieser Neoplasmen auf die Behandlung schlechter.

Lokale Rezidive nach einer „kuratifen" Radiotherapie sollten chirurgisch angegangen werden.

Die anaplastischen Plattenepithelkrebse und malignen Lymphome treten meist im Oropharynx und Nasopharynx auf und sollten durch externe Bestrahlung behandelt werden. Dies gilt sowohl für Primärläsionen als auch für Lymphknotenmetastasen. Die Chirurgie ist kontraindiziert.

Alle gutartigen Geschwülste, Zysten und tumorähnlichen Gebilde, Zysten und Tumoren dentalen Ursprungs, alle Tumoren der Speicheldrüsen, alle Weichteil- und Knochensarkome wie auch die malignen Melanome, werden im allgemeinen chirurgisch behandelt.

Lymphknotenmetastasen werden hauptsächlich chirurgisch behandelt, manchmal mit einer Kombination von Chirurgie und Radiotherapie. Anaplastische Karzinome und Lymphome werden bestrahlt. Die Bestrahlung wird auch zur Palliativbehandlung fortgeschrittener Fälle eingesetzt. Eine prophylaktische Bestrahlung der Lymphknoten wird in einigen Zentren durchgeführt, besonders dann, wenn die Primärläsion ebenfalls bestrahlt wird. Die Chemotherapie wird in fortgeschrittenen Fällen hauptsächlich als palliative Maßnahme eingesetzt. Die Chemotherapie als Adjuvans zur Chirurgie und die Strahlentherapie zur Verbesserung der Endresultate sind als Behandlungsmethoden immer noch im Versuchsstadium. Die Anwendung der intraarteriellen Infusion-Chemotherapie kann in einigen fortgeschrittenen Fällen gute Dienste leisten. Einige spezialisierte Zentren verwenden diese Technik bei Tumoren bestimmter Regionen vor dem chirurgischen Eingriff oder der Bestrahlung.

Die Total-Ausräumung wird manchmal 2—3 Wochen nach der chirurgischen Behandlung oder Bestrahlung des Primärtumors unternommen. Die Exzision des Primärtumors zusammen mit einer „neck dissection" (Ausräumung der Halslymphknoten) wird häufig auf beiden Seiten (wenn die Lymphknoten beidseits befallen sind) durchgeführt, normalerweise in zwei Sitzungen mit 2—3wöchigem Intervall.
Eine „prophylaktische" oder „selektive" Halsausräumung ist angezeigt, wenn die Lymphknoten klinisch nicht befallen sind. Sie kommt besonders dann in Frage, wenn die Möglichkeit eines mikroskopischen Befalls ernsthaft bewogen wird und sorgfältige Nachkontrollen nicht gesichert werden können.

LIPPEN

Der Lippenkrebs entsteht im Lippenrot. Er kann sich ausbreiten und die benachbarte Haut, die Schleimhaut oder den Mundwinkel befallen. Tumoren, die von der Innenfläche der Lippe oder vom Mundwinkel ausgehen, sind strenggenommen Läsionen der Mundschleimhaut. Der Lippenkrebs ist der häufigste Mundkrebs und entspricht in vielen Ländern ungefähr 25% aller Fälle. Die Unterlippe wird 10mal häufiger befallen als die Oberlippe. Männer erkranken häufiger als Frauen, das Verhältnis schwankt je nach Land zwischen 10:1 und 50:1.

Pathologie

Der niedrige Malignitätsgrad des Lippenkrebses ist charakteristisch. Die Wachstumsrate ist besonders klein und die Ausbreitung auf dem Lymphweg selten. Trotzdem können in vernachlässigten Fällen (2—5 Jahre oder mehr) die Hautmuskeln und (später) die Knochen befallen sein. Die Lymphknoten der submandibulären, der submentalen und schließlich der oberen tiefen zervikalen Gruppen sind im allgemeinen nur in Spätfällen oder bei Rezidiven befallen.

Diagnose

Im Frühstadium erscheint der Lippenkrebs als oberflächliches Geschwür oder als chronische Cheilitis, die von einem Schorf bedeckt ist. Er blutet schon beim kleinsten Trauma. Manchmal kann man auch eine indurierte Plaque, ein Knötchen, eine Fissur oder eine warzenähnliche Läsion beobachtet.
Bei allen Formen ist der Verlauf langsam, Schmerzen treten spät auf. Spätfälle zeigen entweder ein pilzartiges Wachstum mit verschiedenen Infiltrationsgraden, oder sie erscheinen als ulzerierende, tief einwuchernde Läsion mit Verhärtung der Umgebung.

TNM-Klassifikation

T1 ist ein auf die Lippe begrenzter Tumor, dessen größtes Ausmaß 2 cm oder weniger beträgt. T2 ist ein auf die Lippe begrenzter Tumor, dessen größtes Ausmaß mehr als 2 cm, aber weniger als 4 cm beträgt. T3 ist ein auf die Lippe begrenzter Tumor, dessen größtes Ausmaß mehr als 4 cm beträgt. T4 ist ein Tumor, der über die Lippe hinaus in die umgebenden Strukturen, z. B. Knochen, Zunge, Haut des Halses, usw. eingedrungen ist.

Behandlung

T1- und T2-Fälle können chirurgische oder radiotherapeutisch mit gleich guten Resultaten behandelt werden. Eine keil- oder u-förmige Exzision mit Primärnaht ist ein einfacher Eingriff und hinterläßt keine Entstellung oder Funktionsstörung.
T3- und T4-Fälle werden am besten chirugisch behandelt. Eine exophytisch wachsende T3-Läsion (ohne Tiefeninfiltration) kann auch bestrahlt werden. Es sollte eine großzügige Exzision des Tumors mit den befallenen Strukturen ausgeführt werden. Dieser Eingriff erfordert eventuell eine partielle oder komplette Entfernung des Unter- oder Oberkiefers. Der Defekt wird mit Hilfe eines Transplantats sofort oder später mit einem einfachen oder gestielten Hautlappen geschlossen. Manchmal ist eine Exzision in Kombination mit einer radikalen Halsausräumung (neck dissection) erforderlich. Eine präoperative Bestrahlung scheint die Endresultate zu verbessern.
Eine prophylaktische Lymphknotenausräumung wird im allgemeinen nicht empfohlen.
Die Total-Ausräumung des Halses wird einseitig oder beidseitig ausgeführt wenn die Lymphknoten klinisch befallen sind. Einige Chirurgen führen nur eine ein- oder beidseitige supraomohyoide Ausräumung durch.
Wenn die Lymphknoten fixiert sind und die Läsionen inoperabel erscheint, kann man als letzten Ausweg eine palliative Bestrahlung in Kombination mit einer Chemotherapie wählen.

ZUNGE

Der Zungenkrebs ist nach dem Lippenkrebs das häufigste Karzinom der Mundhöhle. Die Inzidenz ist gegenwärtig vor allem in den höher entwickelten Ländern rückläufig. Männer erkranken 10mal häufiger als Frauen. Die höchste Inzidenz liegt im 6. und 7. Lebensjahrzehnt.

Pathologie

Man findet nicht selten ein Karzinom des lateralen Zungenrandes, wo angebrochene, kariöse Zähne eine chronische Reizung erzeugen. Ungefähr 75% der Zungenkrebse entstehen in den beiden vorderen Dritteln und sitzen normalerweise am lateralen Rand. Außer den infiltrierenden Geschwüren und den nodulären, pilzartigen Gewächsen existiert eine weniger häufige Varietät, die eine tiefe Infiltration, eine Induration, eine Schrumpfung und eine ausgeprägte Fixierung mit oder ohne Geschwürbildung aufweist („holzartige Zunge"). Geschwülste der vorderen zwei Drittel der Zunge sind im allgemeinen nur mäßig ausdifferenzierte Plattenepithelkrebse. Tumoren des hinteren Drittels umfassen weniger ausdifferenzierte Karzinome und Lymphoepitheliome. Lymphome entstehen nicht selten auf dem hinteren Drittel der Zunge. Die direkte Ausbreitung führt zum Befall der benachbarten Strukturen. Die Ausbreitung auf dem Lymphweg ist häufig und kann bilateral streuen, da es auf der Mittelebene der Zunge freie Anastomosen der Lymphgefäße gibt. Ungefähr 40% der Patienten haben bei der ersten Untersuchung klinisch positive Lymphknoten. Ungefähr 40% mit zunächst negativen Lymphknoten zeigen erst nach der Behandlung der Primärläsion positive Lymphknoten.

Die oberen tiefen zervikalen Lymphknoten sind am häufigsten befallen, seltener die submaxillären, submentalen und die unteren tiefen zervikalen Lymphknotengruppen. Die Lymphknoten der Gegenseite werden infiziert, wenn die Läsion nahe der Mittellinie liegt oder über diese hinauswächst, ebenso in fortgeschrittenen Fällen.

Ein Karzinom des hinteren Drittels hat eine schlechtere Prognose als ein Karzinom der vorderen Drittel der Zunge. Es setzt früher Metastasen und die Lymphknoten sind oft groß, beidseitig und fixiert.

Diagnose

Am Anfang kann die Läsion folgendes Aussehen haben: verdickter Fleck, Knötchen, exophatisches Gewächs, Fissur oder Geschwür.

Schmerzen treten spät auf und nahmen mit der Ulzeration, der Sekundärinfektion und der Infiltration progressiv zu. Mit einhergeht eine Dysphagie, eine übermäßige Speichelsekretion und übel riechender Atem.

Die Bewegungseinschränkung ist ein Spätzeichen, bedingt durch die Schmerzen und die Infiltration der Muskeln des Mundbodens. In seiner extremen Form spricht man von der „holzigen, fixierten Zunge". Das Karzinom des hinteren Drittels wird selten frühzeitig entdeckt. Das erste Symptom ist der Schmerz, der im allgemeinen als Halsentzündung bezeichnet wird, sich bei der Nahrungsaufnahme verschlimmert und ins Ohr oder in eine Kopfhälfte ausstrahlt. Ungefähr 60% der Fälle zeigen positive Lymphknoten.

Behandlung

Die Resultate der Chirurgie oder Radiotherapie sind im allgemeinen in Fällen mit exophytisch wachsenden oder proliferierenden Läsionen besser, als bei ulzerierenden und infiltrierenden Formen.

Vordere zwei Drittel der Zunge. Kleine T1-Fälle werden nach den oben erwähnten allgemeinen Prinzipien chirurgisch oder radiotherapeutisch behandelt. Die Resultate sind mit beiden Methoden gleich. Lokalisierte Resektionen der Zunge, einschließlich der Hemiglossektomie, haben nur minimale Sprachschwierigkeiten zur Folge, die in kurzer Zeit spontan korrigiert werden.

Die Chirurgie ist indiziert, wenn Leukoplakie-Flecken, die präkanzerös oder schon bösartig entartet sein können, vorhanden sind. Sie sprechen auf eine Bestrahlung schlecht an. T2- und T3-Fälle werden chirurgisch und mit Bestrahlung kombiniert behandelt. In fortgeschrittenen Fällen werden alle befallenen Strukturen durch Hemimandibulektomie und Total-Ausräumung des Halses entfernt. Ein Ganzhaut-Stiellappen ist manchmal zur Rekonstruktion des Mundbodens, der Mundschleimhaut und eines Teiles des Oropharynx erforderlich. Die Lymphknoten werden nach den oben erwähnten allgemeinen Prinzipien behandelt.

Hinteres Drittel der Zunge. Die meisten Tumoren des hinteren Drittels der Zunge werden durch externe Bestrahlung behandelt. Die Lymphknoten werden ins Bestrahlungsfeld der Primärläsion mit einbezogen.

Prognose

Bei Fällen mit negativen Lymphknoten ist die 5-Jahres-Überlebensdauer 70% und fällt bei positiven Lymphknoten auf 25%. Bei Krebsen des hinteren Drittels der Zunge beträgt die 5-Jahres-Überlebensdauer nur 15%.

MUNDSCHLEIMHAUT

Die Karzinome der Mundschleimhaut machen 10—15% aller Krebse der Mundhöhle aus. Die Inzidenz ist im Süden Indiens, in Südost-Asien und auf den Philippinen besonders hoch. Sie ist dem Betelnußkauen zuzuschreiben. Die höchste Inzidenz liegt im 6. und 7. Jahrzehnt. In den oben erwähnten Ländern sind jüngere Altersklassen befallen, weil mit dem Betelnußkauen schon sehr früh begonnen wird. In den meisten Ländern erkranken 10mal mehr Männer als Frauen. In den oben erwähnten Gebieten ist das Verhältnis viel ausgeglichener, weil viele Frauen ebenfalls Betelnuß kauen.

Pathologie

Normalerweise entwickeln sich die Karzinome der Mundschleimhaut gegenüber dem unteren Molarzahn nahe der Lippenkommisur oder in der retromalaren Region.
Die Leukoplakie ist besonders häufig. Der verruköse Plattenepithelkarzinom (eine seltene Form) befällt die Mundschleimhaut und das Zahnfleisch häufiger als andere Stellen. Diese Krebsvarietät ist hochdifferenziert mit einer starken Verhornung und wächst zu einer umfangreichen Masse an. Die Ausbreitung auf dem Lymphweg ist sehr begrenzt. Manchmal sind mehrere Biopsien erforderlich, bevor eine richtige Diagnose gestellt werden kann.

Behandlung

Bei T1-Läsionen ergeben Bestrahlung und chirurgische Exzision gleich gute Resultate. Nach der Exzision wird die Wunde durch einen Hautspaltlappen bedeckt.
In weiter fortgeschrittenen Fällen (T2 und T3 kommt eine Kombination von Chirurgie und Bestrahlung in Frage. Alle befallenen Strukturen werden exzidiert. Manchmal ist eine Hemimandibulektomie und/oder eine Teilexzision des Kiefers, oder eine Ausräumung der Fossa pterygoidea im Flügelfortsatz des Keilbeins notwendig. Hinzu kommt meist eine Total-Ausräumung des Halses. Um den Defekt zu decken, werden im allgemeinen gestielte Vollnahtlappen, die vom Vorderhaupt oder der Brustgegend entnommen werden, verwendet. Die Lymphknoten werden nach den schon erwähnten Grundprinzipien behandelt.

Prognose

Wenn die Lymphknoten negativ sind, kann eine 5-Jahres-Heilungsrate von über 70% erreicht werden. Wenn die Lymphknoten befallen sind, fällt die Rate auf etwa 35% ab.

MUNDBODEN

Krebse des Mundbodens machen etwa 15% aller oralen Karzinome aus. Im Verhältnis der Erkrankung bei Mann und Frau schwanken die Angaben von Land zu Land unterschiedlich von 10:1 bis 3:1. Das Hauptmanifestationsalter liegt im 6. und 7. Lebensjahrzehnt.

Pathologie

Der Tumor entsteht in den meisten Fällen auf einer Seite nahe der Mittellinie. Die Invasion des Unterkiefers ist häufig. Es werden schließlich die Zunge, die sublingualen, submaxillären Speicheldrüsen und die Muskeln des Mundbodens befallen.
Die Lymphdrainage des Mundbodens erfolgt in die submandibulären und oberen tiefen zervikalen Lymphknoten. Ungefähr 40% der Fälle zeigen positive Lymphknoten zur Zeit der ersten Untersuchung. Bilaterale Metastasen sind häufig und können schon vorhanden sein, wenn der Tumor noch auf eine Seite beschränkt ist.

Behandlung

In Frühfällen (T1) können Bestrahlung und Chirurgie mit gleich guten Resultaten angewandt werden. Es gibt viele radiotherapeutische Techniken, die das Risiko einer Radionekrose des Knochens herabsetzen. Läsionen von ca. 1 cm Durchmesser können zusammen mit einem entsprechenden Sicherheitsrand exzidiert und primär verschlossen werden. Größere Läsionen müssen nach der Exzision mit Hautlappen bedeckt werden. T1- und kleinere T2-Läsionen werden häufig bestrahlt.
Für weiter fortgeschrittene Fälle (T2 und T3) ist eine präoperative Bestrahlung, gefolgt von einer chirurgischen Exzision, die beste Lösung. Eine kombinierte Exzision der befallenen Strukturen einschließlich einer partiellen Mandibulektomie und einer Total-Ausräumung bringt die besten Resultate. Die submentalen, submaxillären und die oberen tiefen zervikalen Lymphknoten der Gegenseite werden am besten während der gleichen Sitzung entfernt. Gestielte Hautlappen, die vom Vorderhaupt und/oder von der Brust entnommen werden, dienen der sofortigen oder späteren Rekonstruktion. In einigen Zentren wird vor der Chirurgie die intraarterielle Chemotherapie eingesetzt.
Für die Behandlung der Lymphknoten gelten die erwähnten Grundprinzipien.

Prognose

In Fällen mit negativen Lymphknoten erzielt man 5-Jahres-Heilungsraten von ungefähr 70%, in Fällen mit positiven Lymphknoten von ungefähr 35%.

ZAHNFLEISCH

Karzinome des Zahnfleischs machen ungefähr 5—10% aller oralen Krebse aus. Das Zahnfleisch des Unterkiefers wird häufiger befallen. Männer erkranken 10mal häufiger als Frauen. Die höchste Inzidenz beobachtet man im 6. und 7. Jahrzehnt.

Pathologie

Das Zahnfleischkarzinom entsteht im allgemeinen im hinteren Mundraum und zeigt die üblichen Erscheinungsformen. Es breitet sich lokal aus und greift auf die Mundschleimhaut, den Mundboden, die Zunge und den Gaumen über. Eine Invasion des Unterkiefers und des Oberkiefers erfolgt erst ganz zum Schluß. Die Drainage des Zahnfleisches des Unterkiefers geschieht in die submentale, submaxillären und oberen tiefen zervikalen Lymphknotengruppen. Die Drainage des Zahnfleisches des Oberkiefers erfolgt in die submaxillären und oberen tiefen zervikalen Lymphknoten. Ungefähr 30% der Fälle zeigen positive Lymphknoten bei der Erstuntersuchung.

Diagnose

Die Läsion wird oft irrtümlich als entzündliches Granulom bei einem eiternden Zahn, als traumatisches Geschwür oder indurierter Fleck unter einer Zahnprothese diagnostiziert. Der Befall des Knochens erfolgt spät, der Schmerz ebenfalls, oft erst nach einer Zahnextraktion. Das gewöhnliche klinische Bild ist ein fortschreitendes Geschwür oder Gewächs nach einer Zahnextraktion. Daher ist die Frühdiagnose durch den Zahnarzt wichtig. Die Biopsie wird oft verspätet ausgeführt. Eine Röntgenuntersuchung ist unbedingt erforderlich. Sie kann eine Knocheninvasion aufzeigen, die klinisch nicht diagnostiziert werden kann. Epulis (granulomatöse, fibröse oder fibrosarkomatöse Gebilde mit Riesenzellen) und Tumoren des Antrums sind die Hauptläsionen, die bei der Differentialdiagnose beachtet werden müssen. Die Biopsie ist entscheidend.

Behandlung

Bei T1-Läsionen ohne radiologisch nachgewiesene Knocheninvasion kann die Bestrahlung erfolgreich sein. Das Risiko einer Radionekrose ist hoch.

Im allgemeinen ist die Chirurgie die Therapie der Wahl. Die Keilexzision des Knochens bewahrt die Kontinuität des Kiefers. T2- und T3-Läsionen und alle Fälle mit radiologisch nachgewiesener Knocheninvasion, sowie Krebse des Zahnfleisches, des Unterkiefers, erfordern eine Hemimandibulektomie oder, je nach Sitz der Geschwulst, eine noch ausgedehntere Knochenresektion. Hinzu kommt eine homolaterale Total-Ausräumung und in einigen Fällen, je nach Sitz der Läsion, eine kontralaterale suprahyoidale Ausräumung. Geschwülste des oberen Zahnfleisches müssen einer partiellen oder totalen Maxillektomie unterzogen werden. Die Lymphknoten werden nach den oben erwähnten Standardprinzipien behandelt.

Prognose

In Fällen mit negativen Lymphknoten beträgt die 5-Jahres-Überlebensrate ungefähr 60%, in Fällen mit positiven Lymphknoten ungefähr 40%.

GAUMEN

Tumoren des harten und des weichen Gaumens sind selten. Der weiche Gaumen ist häufiger befallen. Wegen der Vielzahl von Schleim- und Speicheldrüsen in der Submukosa sind Tumoren solcher Strukturen besonders häufig. Die Plattenepithelkrebse befallen ältere Menschen, vorwiegend Männer. Tumoren der Schleim- und Speicheldrüsen treten bei jüngeren Menschen auf.

Pathologie

Am harten Gaumen sind die benignen und malignen Tumoren der Schleim- und Speicheldrüsen 3—4mal häufiger als das Plattenepithelkarzinom. Für den weichen Gaumen gilt das Gegenteil. Der Plattenepithelkrebs ist im allgemeinen vom ulzerösen Typ und tritt auf einer Seite des harten Gaumens oder am freien Rand des weichen Gaumens auf. Da der Tumor sich lokal ausbreitet, werden zunächst der übrige Gaumen, dann der Knochen und schließlich die angrenzenden Strukturen befallen. Er ist im allgemeinen gut differenziert und breitet sich langsam aus. Die oberen tiefen zervikalen und die submaxillären Lymphknoten, selten die retropharyngealen Lymphknoten, werden schließlich in 50% aller Fälle befallen.

Diagnose

Die gutartigen und die bösartigen Tumoren der Schleim- und Speicheldrüsen wachsen langsam. Der Patient kann während vieler Jahre nur eine schmerzlose Anschwellung fühlen. Die Geschwülste können eine respektable Größe erreichen und schließlich durch Drucknekrose geschwürig werden. Schmerzen treten spät auf. Das Plattenepithelkarzinom ist von Anfang an ein Geschwür. Zuerst glaubt der Patient an eine Halsentzündung. Wenn der weiche Gaumen tief befallen ist, stellen sich Dysplasie und schließlich Dysphonie ein.

Behandlung

Gut- und bösartige Tumoren der Schleim- und Speicheldrüsen werden chirurgisch exzidiert. Diese Exzision kann lokalisiert sein oder den größten Teil des Gaumens und des Oberkiefers mitentfernen. In diesem Fall ist eine Prothese nötig.

T1-Plattenepithelkrebse werden entweder chirurgisch behandelt oder bestrahlt. T2- und T3-Fälle werden chirurgisch angegangen. Große Resektionen müssen manchmal mit gestielten Hautlappen überbrückt werden; im allgemeinen genügen aber Prothesen, um den Gaumendefekt zu beheben. Eine präoperative Bestrahlung kann die Resultate verbessern.
Die Lymphknoten werden nach den Standardmethoden behandelt.

Prognose

Die Prognose des Plattenepithelkrebses lautet: Fälle mit negativen Lymphknoten: 60—70% 5-Jahres-Überlebensrate, Fälle mit positiven Lymphknoten: 30—40% 5-Jahres-Überlebensraten.

RACHENMANDELN

Die malignen Tumoren der Rachenmandeln sind häufig. In den USA machen sie 10% aller Karzinome des Halses und des Kopfes aus. Die Inzidenz ist in vielen anderen Ländern sogar noch höher. Es kommen sowohl Plattenepithelkrebse als auch maligne Lymphome vor. Der Plattenepithelkrebs ist häufiger. Die größte Inzidenz beobachtet man im 6. und 7. Jahrzehnt. Männer erkranken 10mal häufiger als Frauen. Das Lymphom befällt jüngere Altersgruppen und kommt auch bei Kindern vor. Männer erkranken doppelt so viel wie Frauen.

Pathologie

Das Karzinom der Tonsillen erscheint als ein Ulkus oder als exophytisches Gewächs. Das Lymphoepitheliom ist ein lokalisierter, submuköser Tumor, der später geschwürig werden kann. Die malignen Lymphome entwickeln sich ebenfalls submukös und können eine beträchtliche Größe erreichen ohne geschwürig zu zerfallen. Ein großer Teil der Plattenepithelkrebse ist schlecht differenziert. Das Lymphoepitheliom ist ein undifferenziertes Plattenepithelkarzinom mit massiver lymphozytärer Infiltration. Es ist hochmaligne.
Es kommen alle Varietäten von Lymphomen vor; das häufigste ist das Lymphosarkom (nicht Hodgkinsches Lymphom).
Die direkte Ausbreitung in die benachbarten Gebiete vollzieht sich rasch. Schließlich wird die Gegend des Pterygoids befallen. Die oberen tiefen zervikalen Lymphknoten werden in einem hohen Prozentsatz der Fälle früh erfaßt. Die Hälfte aller Patienten zeigt schon am Anfang positive Lymphknoten, weitere 20% erst später. Auf dem Lymph- oder Blutweg entstandene Fernmetastasen sind bei Tumoren der Tonsillen häufiger als bei anderen Karzinomen der Kopf- und Halsgegend.

Diagnose

Die meisten Fälle weisen einen Tumor auf, der mehr als 2 cm groß ist, obwohl die Mandeln druckempfindlich sind, tritt der Schmerz erst spät auf. Ein unangenehmes Gefühl ähnlich einer Halsentzündung ist ein Frühzeichen. In fortgeschrittenen Fällen wird der Schmerz stark und strahlt ins Ohr und in eine Gesichtshälfte aus. Häufig ist damit ein Trismus und eine übermäßige Speichelsekretion verbunden. Vergrößerte Lymphknoten können manchmal als erstes Symptom auftreten. Retropharyngeale und parapharyngeale Tumoren können den Phyrynx und die Tonsillen zur Mitte hin verdrängen. Tiefe Tumoren der Parotis und Lymphknoten, neurogene Tumoren und primäre und tertiäre syphilitische Läsionen müssen differentialdiagnostisch gewertet werden.

Behandlung

Lymphome, Lymphoepitheliome und undifferenzierte Plattenepithelkarzinome werden durch externe Bestrahlung behandelt. Die entsprechenden Lymphknoten werden ins Bestrahlungsfeld mit einbezogen. Im allgemeinen sprechen diese Tumoren auf die Bestrahlung zu Anfang gut an. Spätere Rezidive sind leider häufig. Die Behandlung der Lymphome wird im Kapitel über „Lymphome" (Seite 260) besprochen.
Gutdifferenzierte Plattenepithelkrebse werden oft präoperativ bestrahlt, dann werden sie chirurgisch exzidiert, entweder lokal mit nachfolgender Total-Ausräumung des Halses oder kombiniert in den fortgeschrittenen Fällen. In einigen Zentren wird ohne chirurgischen Eingriff bestrahlt.

Prognose

Die Prognose der Karzinome der Tonsillen lautet: Fälle mit negativen Lymphknoten: 50—60% 5-Jahres-Überlebensdauer; Fälle mit positiven Lymphknoten: 25% 5-Jahres-Überlebensdauer. Die Resultate für lokalisierte Lymphome entsprechen ungefähr diesen Zahlen.

Nasen-Nebenhöhlen

Die Tumoren der Nasen-Nebenhöhlen machen etwa 3% aller Kopf- und Halskarzinome aus. Sie sind in Ostafrika besonders häufig. Das Hauptmanifestationsalter liegt im 5. und 6. Jahrzehnt. Männer erkranken 3mal häufiger als Frauen.

Pathologie

Am häufigsten ist das Antrum des Oberkiefers (90%), selten der Sinus frontalis und der Sinus sphenoidalis, befallen. Der Sinus ethmoidalis ist der Primärsitz in ungefähr 10% der Fälle. Nicht selten entwickeln sich die Geschwülste im unteren Teil des Antrums, das durch ein mit Zilien versehenes Zylinderepithel ausgekleidet ist und häufig eine Plattenepithel-Metaplasie erfährt. 80% der Fälle sind meist mäßig differenzierte Plattenepithelkrebse. Adenokarzinome machen weniger als 20% der Fälle aus. Sie entstehen im ausgekleideten Epithel der Nebenhöhlen oder in den kleinen Speichel- und Schleimdrüsen.

Sich lokal ausbreitend befallen die Tumoren das Zahnfleisch der Oberkieferzähne, den Gaumen, den lateralen Nasenflügel, den Orbitaboden, die Wange, die Fossae pterygomaxillares und das Wangenbein (Os malare). Die Ausbreitung nach occipital ist am gefährlichsten, weil der Tumor dann auf die Fossa infratemporalis und die Schädelbasis übergreift. Die anderen Lufthöhlen und die Nasenhöhle werden ebenfalls befallen. Tumoren, die vom Sinus ethmoidalis ausgehen, führen früh zu Infiltration mit Verdrängungs- und Drucksymptomen.

Lymphknotenmetastasen kommen nur in etwa 10—15% der Fälle vor. Die submaxillären, die oberen tiefen zervikalen und manchmal die retropharyngealen Lymphknoten werden befallen. Metastasen auf dem Blutweg sind selten.

Klinisches Bild und Diagnose

Symptome sind: Nasenbluten oder einseitige Nasenverstopfung; Zahnschmerzen, Lockerung der Zähne, Anschwellen des Zahnfleisches oder des Gaumens, schließlich Ulzeration; Schmerzen, die eine Sinusitis vortäuschen, Parästhesien der Wange, lokale Druckempfindlichkeit, gefolgt von Schwellung, Hautbefall und Geschwürsbildung; ebenfalls Tränenfluß, Verdrängung der Augen und Ptose. Ein Befall der Fossae pterygomaxillares und der Fossa infratemporalis ist mit stärkeren Schmerzen und einer größeren Schwellung verbunden.

Zur Diagnose ist die Röntgenuntersuchung von Nutzen. Sie zeigt eine Verschattung und Knochenzerstörung an. Manchmal ist eine Sinuslavage zur zytologischen Untersuchung nützlich. Die Biopsie ist unentbehrlich.

Behandlung

Die besten Resultate werden durch eine kombinierte Behandlung mit Bestrahlung und Chirurgie erzielt. Die radikale Entfernung des Oberkiefers, einschließlich der Ausräumung der Orbita ist angezeigt. Die präoperative externe Bestrahlung und postoperative radioaktive Moulagen kommen ebenfalls in Betracht.

Die arterielle Perfusion-Chemotherapie ist für diese Tumoren besonders geeignet. In fortgeschrittenen Fällen wird sie zur Schmerzlinderung oder zur Verkleinerung eines Tumors vor einem chirurgischen Eingriff angewandt. Zervikale Metastasen werden chirurgisch angegangen (Halsausräumung), wenn die Primärgeschwulst unter Kontrolle ist. Die Lymphknoten werden nach den üblichen Prinzipien behandelt.

Prognose

Es wird eine Heilungsrate von 30—40% angegeben. Die Prognose ist bei sich nach hinten ausbreitenden Geschwülsten am schlechtesten.

Nasopharynx

In einigen Ländern machen die malignen Tumoren des Nasopharynx 10% aller Krebse aus. Sie sind selten in Nordeuropa, während die Chinesen, Koreaner und bestimmte Bevölkerungsgruppen Südostasiens ungewöhnlich stark, besonders zum Lymphomtyp prädisponiert sind. Das gleiche gilt für Menschen dieser Abstammung, die in andere Länder ausgewandert sind. Die höchste Inzidenz findet sich im 4. und 5. Jahrzehnt. Lymphome werden auch oft in jüngeren Altersgruppen und sogar bei Kindern angetroffen.

Pathologie

Die Läsion entwickelt sich als nodulärer oder ulzerierter Tumor in der hinteren oder seitlichen Wand des Nasopharynx. Er kann sich in die Nasen, den weichen Gaumen oder die Lufthöhlen ausbreiten. Wenn er die Aponeurose der Pharyns durchdringt, befällt der Tumor die Schädelbasis, wo er alle austretenden Hirnnerven, die Tuba Eustachii und die mittlere Schädelgrube infiltrieren kann. Histologisch ist das Plattenepithelkarzinom einschließlich eines großen Anteils nur wenig differenzierter Tumoren am häufigsten (70% der Fälle). Das maligne Lymphom macht 20% und das Adenokarzinom 5% der Fälle aus.
Die Lymphknoten-Metastasen treten früh und meist bilateral auf. Es werden, wie oft schon bei der Erstuntersuchung zu zeigen, die oberen tiefen zervikalen und retropharyngealen Lymphknoten befallen, in 80% der Fälle einseitig, in 40% beidseitig. Gelegentlich werden Fernmetastasen nachgewiesen.

Diagnose

Der Tumor bleibt gewöhnlich lange Zeit symptomlos. Die Symptome hängen von der Richtung der lokalen Invasion ab. Das Übergreifen auf die Tuba Eustachii bewirkt ein dumpfes Gefühl im Ohr, das oft nicht beachtet wird. Die Symptomatologie umfaßt bei 50% der Patienten auch

eine Verstopfung der Nase, Blutungen und eine näselnde Sprache. In etwa 50% der Fälle ist das erste Anzeichen eine Vergrößerung der zervikalen Lymphknoten, ohne daß irgendwelche Lokalsymptome bestehen. Die primäre Läsion kann klein und verborgen sein. Manchmal wird sie für Wochen, Monate oder Jahre nicht entdeckt. In diesen Fällen sollte die nasopharyngeale Schleimhaut, auch wenn die normal erscheint, einer Biopsie unterzogen werden. Diese Untersuchung ergibt oft eine positive Diagnose.
In weiter fortgeschrittenen Fällen beobachtet man Zeichen einer Hirnnervenerkrankung: Schielen (6., 3. und 4. Hirnnerv) oder Blindheit (2. Hirnnerv). Die Schmerzen im Ausbreitungsgebiet des 5. Hirnnerven werden immer stärker. Lähmungen der Zunge sind durch Befall des N. hypoglossus, Lähmungen der M. sternocleidomastoideus und des M. trapezius durch den Befall des N. accessorius bedingt. Eine Nasopharyngoskopie, sowohl direkt als auch indirekt, ist angezeigt. Eine Biopsie sollte ausgeführt werden. Die Rö-Untersuchung kann eine Verschattung der Weichteile und eine Knochenzerstörung aufdecken.

Behandlung und Prognose

Der anatomische Sitz, die pathologischen Typen des Tumors und der Ausbreitungsmodus machen die Bestrahlungstherapie zur Methode der Wahl. Die beste Methode ist die externe Bestrahlung. Ein großes Gewebsvolumen, einschließlich die Lymphknotenfelder, auch wenn sie klinisch nicht befallen scheinen, muß betrachtet werden. Die 5-Jahres-Überlebens-Resultate schwanken zwischen 20 und 40%, je nach Stadium der Erkrankung und nach Befall der Lymphknoten. Bei Patienten mit Metastasen der oberen tiefen zervikalen Lymphknoten, auch wenn eine sorgfältige Untersuchung und eine Biopsie der nasopharyngealen Schleimhaut keinen Primärtumor aufdeckt, muß man von der Annahme ausgehen, daß eine nasopharyngeale Primärgeschwulst vorliegt. Der Patient ist entsprechend zu behandeln (mit Bestrahlung).

Larynx

In den Ländern Nordeuropas macht der Kehlkopfkrebs ungefähr 20% aller Kopf- und Halskarzinome und ungefähr 1% aller Krebse überhaupt aus. Die höchste Inzidenz beobachtet man im 5. bis 7. Jahrzehnt. 90% der Patienten sind Männer. Das Rauchen spielt ätiologisch eine signifikante Rolle. Statistisch ist die Mortalität bei Rauchern 5mal höher als bei Nichtrauchern.

Pathologie

Die Stimmbänder (Glottis) sind am häufigsten befallen (60%), gefolgt von den supraglottischen und infraglottischen Regionen. Der Krebs befällt im allgemeinen den vorderen Teil des Stimmbandes, breitet sich am Stimmband entlang bis zu den Kommisuren weiter aus, und greift dann auf andere Strukturen über. In Spätfällen können auch der Knorpel, die Muskeln und die Haut infiltriert sein. Die supraglottischen Läsionen können den Pharynx und die Zungenbasis befallen. Die extralaryngeale Ausbreitung wird oft durch unsachgemäße Bestrahlung noch gefördert. Das Plattenepithelkarzinom macht 95% der Fälle aus. Adenokarzinome, Sarkome (Chondro-, Lympho- und Firbrosarkome) und Melanome stellen die seltenen Typen dar. Die Ausbreitung auf dem Lymphweg ist selten und tritt bei den Läsionen der Glottis spät auf, weil die Stimmbänder fibrös und relativ arm an Lymphgefäßen sind. Die supraglottischen und infraglottischen Läsionen sind in dieser Beziehung „aggressiver". Die letzteren können in die unteren tiefen zervikalen, paratrachealen und retrosternalen Lymphknoten drainieren. Die epilaryngealen Lymphknoten, die gegenüber der Membrana cricothyroidea liegen, können schon früh befallen werden, wenn die vordere Kommissur betroffen ist. Eine bilaterale Lymphknoteninvasion kann in Spätfällen, wenn die andere Seite des Larynx befallen ist, stattfinden. Fernmetastasen sind selten.

Diagnose

Die Läsionen der Glottis führen zu Heiserkeit und Stimmveränderung. Die Heiserkeit tritt früh auf und sollte Verdacht erwecken, wenn sie länger als 3 Wochen anhält. Ein Gefühl der Reizung und Ankleben von Schleim (häufiges Räuspern) ist bei supraglottischen Läsionen häufig. Spätmanifestationen äußern sich in Veränderungen der Stimme, Dyspnoe, ununterbrochenem Husten, Hämoptyse (Bluthusten), lokalem und übertragenem Schmerz, der einer Infektion oder einer extralaryngealen Ausbreitung zuzuschreiben ist, sowie in einer Dysphagie, einer Lymphoadenopathie und einer Invasion der Haut.

TNM-Klassifikation (Glottis)

T1 ist ein Tumor, der sich auf eine befallene Region beschränkt. Die Beweglichkeit der Stimmbänder bleibt normal. T2 ist ein Tumor, der sich auf den Larynx beschränkt und mit einer Ausbreitung in die supra- oder infraglottischen Regionen einhergeht. Die Beweglichkeit der Stimmbänder ist normal oder eingeschränkt. T3 ist ein Tumor, der sich auf den Larynx beschränkt, aber eine Fixierung eines oder beider Stimmbänder bewirkt. T4 ist ein Tumor mit einer direkten Ausbreitung über den Larynx hinaus.

Behandlung

Der Kehlkopfkrebs ist ein sehr typisches Beispiel einer bösartigen Läsion mit einem begrenzten invasiven Ausbreitungspotential. Fast 90% der Patienten können geheilt werden, wenn sie entsprechend behandelt werden. Daß dieses Resultat oft nicht erreicht wird, ist einerseits einer falschen Behandlung, andererseits dem Widerstand der Pateinten gegen einen erforderlichen chirurgischen Eingriff zuzuschreiben.
Bestrahlung und Chirurgie können erfolgreich sein und haben ihre bestimten Indikationen.

Läsionen der Glottis. Bei T 1-Tumoren ist die Bestrahlung im allgemeinen erfolgreich. Die Stimme kann erhalten werden. Die Entfernung eines Stimmbandes durch Laryngofissur gibt ebenso gute Resultate. Das Stimmband wird durch einen fibrösen Strang ersetzt und die Stimme deshalb nur minimal verändert.
Bei T 2-Tumoren, wenn die vordere Kommissur, der Gießbeckenknorpel (Arytenoid) oder das andere Stimmband befallen sind, oder wenn das betroffene Stimmband fixiert ist, ist der chirurgische Eingriff die Therapie der Wahl, d. h. je nach Änderung der Läsion eine partielle oder totale Laryngektomie. In den letzten Jahren hat sich der Indikationsbereich der partiellen Laryngektomie erweitert. Es können damit gute Resultate erzielt werden und die Stimme ist zufriedenstellend erhalten.
T 3- und T 4-Läsionen erfordern eine totale Laryngektomie. Bei T 4-Fällen wird sie mit einer partiellen oder totalen Pharyngektomie kombiniert. Die totale Laryngektomie oder die Laryngopharyngektomie wird mit einer homolateralen Total-Ausräumung des Halses kombiniert, auch wenn die Lymphknoten klinisch nicht befallen sind.
Fortgeschrittene Fälle mit Infiltration der Haut und/oder Geschwürsbildung können manchmal durch äußerst radikale Eingriffe gerettet werden. Es handelt sich im allgemeinen um Rezidive nach einer chirurgischen Behandlung oder einer Radiotherapie. Die befallene Haut wird weit im Gesunden exzidiert. Ein breiter, gestielter Hautlappen wird dann von der Thoraxgegend entnommen und nach oben gelegt, um die Wunde zu bedecken.

Läsionen der supraglottischen Region. Diese werden durch eine partielle oder totale Laryngektomie in Kombination mit einer Total-Ausräumung einer oder beider Halsseiten behandelt. In einigen Klinik-Zentren werden T 1 und T 2-Läsionen durch Bestrahlung behandelt.

Läsionen der subglottischen Region. Sie werden durch totale Laryngektomie mit Exzision aller umgebenden infiltrierten Strukturen behandelt. Die Lymphknoten werden nach den oben erwähnten Prinzipien behandelt.

Prognose

Bei T1-Läsionen der Glottis erzielt man eine Heilung durch Bestrahlung oder durch einen chirurgischen Eingriff in 80—90% der Fälle. Die aus verschiedenen Zentren stammenden Daten zeigen, daß die Heilungsrate bei allen durch Laryngektomie behandelten Stadien ca. 50% beträgt.

Rehabilitation

In ungefähr 70% der Fälle können spezialisierte Sprachtherapeuten die Patienten in der Erlernung der oesophagealen Sprache trainieren. Die besten Resultate erzielt man, wenn das Training früh in der postoperativen Periode begonnen wird. Einige Patienten erlernen die oesophageale Sprache spontan. Bei dieser Sprechtechnik wird die Luft in die Speiseröhre und in den Magen inhaliert und mit einem exspiratorischen Stoß wieder ausgeblasen, so daß diese Luft gegen den übrig gebliebenen Musculus cricopharyngeus oder gegen irgendeinen fibrösen Strang vibriert und eine wahrnehmbare Sprache erlaubt. Für Patienten, die nicht in der Lage sind, eine solche Sprache zu entwickeln, gibt es künstliche Kehlköpfe.

Hypopharynx

SINUS PIRIFORMIS

In den meisten Ländern ist das Karzinom des Sinus piriformis der häufigste aller Krebse des Hypopharynx. Männer werden viel häufiger befallen (90%), vor allem im 5.—7. Lebensjahrzehnt.

Pathologie

Alkohol und Tabak scheinen eine wichtige Rolle zu spielen, teils weil sie einen lokalen Reizzustand erzeugen, teils weil sie die Nahrungsaufnahme beeinträchtigen und so zu Vitaminmangel und Leberschäden führen. Im Gegensatz zum Karzinom des hinteren Ringknorpels (Krikoid) spielt Eisenmangel keine Rolle.
Am Anfang ist die Läsion im allgemeinen klein, breitet sich aber schnell in die Submukosa aus und bildet eine ausgedehnte noduläre, pilzartige Masse oder ein tief einwachsendes Geschwür. Schließlich können auch andere Bezirke des Hypopharynx befallen werden, sowie die Valleculae, der Larynx und die Schilddrüse. Manchmal bleibt die Primärläsion klein und verborgen, während die entsprechenden Lymphknoten schon stark vergrößert sind.

Es handelt sich meist um ein mäßig differenziertes Plattenepithelkarzinom. Schlecht differenzierte Varietäten sind in dieser Region häufiger als in den übrigen Bereichen des Hypopharynx oder Larynx. Die Aussaat in die drainierenden Lymphknoten erfolgt häufig und frühzeitig. Die oberen tiefen zervikalen Lymphknotengruppen sind befallen. Sie können in kurzer Zeit eine beträchtliche Größe erreichen, zerfallen und sich fixieren.

Diagnose

Die Erkrankung kann für einige Zeit symptomlos bleiben. Ein Gefühl von Klebrigkeit, einer Halsentzündung und häufige Versuche, die Stimme zu klären, sind die Hauptklagen der Patienten. Dysphagie, Stimmveränderung, häufige Hustenanfälle, übler Mundgeruch, Bluthusten sowie lokale und ausstrahlende Schmerzen sind Spätsymptome. Vergrößerte Lymphknoten der befallenen Seite können die einzige Manifestation des Tumors sein. Man kann sie in 50% der Fälle bei der ersten Untersuchung nachweisen.

TNM-Klassifikation

T1 ist ein Tumor, der auf eine Seite beschränkt ist. T2 ist ein Tumor, der sich in der Umgebung der Primärläsion ausbreitet, ohne die entsprechende Kehlkopfseite zu fixieren. T3 ist ein Tumor, der sich auf die Umgebung ausdehnt und die entsprechende Kehlkopfseite fixiert. T4 ist ein Tumor mit Befall der angrenzenden Knochen, Knorpel und Weichteile.

Behandlung

Gegenwärtig bevorzugt man die radikale, chirurgische Behandlung in Form einer Laryngektomie und Pharyngektomie, kombiniert mit einer gleichzeitigen Halsausräumung. Diese Methode wird in den meisten spezialisierten Zentren durchgeführt. Alle befallenen Strukturen, sowie der angrenzende Schilddrüsenlappen und eventuell ein Teil der Zunge werden entfernt. In einigen Fällen ist ein Primärverschluß des pharyngealen Defekts möglich. In vielen Fällen muß man in einer oder zwei Sitzungen einen gestielten Vollhautlappen aus der Deltopectoralis-Gegend zur Rekonstruktion einsetzen. Die Resultate der kombinierten Behandlung — präoperative Bestrahlung, dann radikaler chirurgischer Eingriff — sind noch zu wenig beweiskräftig, um eine signifikante Überlegenheit dieser Methode über die alleinige Chirurgie zu zeigen. Eine postoperative Bestrahlung kann eventuell die Inzidenz lokaler Rezidive senken (aber nicht längere Überlebenszeiten garantieren).

Prognose

In Frühfällen mit negativen Lymphknoten beträgt die Heilungsrate ca. 35%, in Spätfällen mit positiven Lymphknoten nur noch 15—20%.

HINTERES RINGKNORPELGEBIET UND HINTERWAND

Sie werden zusammen beschrieben, weil sie die meisten epidemiologischen, pathologischen, klinischen und therapeutischen Aspekte gemeinsam haben. Das Karzinom des hinteren Ringknorpelgebietes gehört zum Plummer-Vinson oder Patterson-Kelly Syndrom, das bei Frauen bestimmter Länder (Schweden, England, usw.) häufig vorkommt. Dieses Syndrom ist gekennzeichnet durch atrophische Veränderungen der Schleimhaut des Mundes und des Pharynx, durch Rhagaden der Lippen, Verlust der Zähne und Uhrglasnägel. Es wird begleitet von einer Eisenmangel-Anämie und einer Achlorhydrie. In der Anamnese findet man eine Hypermenorrhoe und eine andauernde Dysphagie.

Dazu kommt, daß bei diesem Syndrom die Mukosa eine Hyperkeratose der oberflächlichen Zellen und schließlich eine Atrophie aufweist. Die tieferen Zellen zeigen eine Hyperplasie, eine Dysplasie, ein Carcinoma *in situ* und schließlich eine Invasion. Die Submukosa und die Muskelhüllen sind chronisch entzündet und werden fibrös. Eine Fibrose wird im unteren Hypopharynx häufig angetroffen. Ungefähr 10% der Fälle entarten in ein Karzinom der Mundhöhle und des Hypopharynx. Bei diesen Patienten besteht eine Mangelernährung für Eisen und die Vitamine C und B. Wenn man diesen Mangel korrigiert, verschwinden viele der beschriebenen pathologischen Manifestationen. Die Inzidenz der Karzinome des hinteren Ringknorpelgebietes hat in Schweden und England deutlich abgenommen, seit diese Ernährungsmängel behoben wurden. Karzinome der Hinterwand des Pharynx und des hinteren Ringknorpelgebietes treten auch in anderen Ländern auf und sind nicht unbedingt mit dem Plummer-Vinson-Syndrom in Verbindung zu setzen. Die höchste Inzidenz findet man in Aegypten und im Irak. Es erkranken besonders männliche Landarbeiter im 5. Lebensjahrzehnt. Die genaue Ätiologie ist unbekannt.

Pathologie

Ob nun das Karzinom vom hinteren Ringknorpelgebiet oder von der Hinterwand des Pharynx ausgeht, in beiden Fällen kommen die meisten Patienten erst dann zum Arzt, wenn sich der Tumor schon ausgebreitet, andere Gebiete befallen oder sogar den ganzen Hypopharynx befallen hat. Das maligne Geschwür oder das infiltrierende, pilzartige Gewächs

kann später den Sinus piriformis, den zervikalen Oesophagus, den Oropharynx, den Larynx und die Schilddrüse befallen.
Der Tumor ist gewöhnlich ein mäßig differenziertes Plattenepithelkarzinom. Die Lymphknoten-Metastasierung erfolgt spät. Ungefähr 40% der Fälle zeigen positive Lymphknoten. Es werden die paratrachealen, die oberen und unteren tiefen zervikalen Lymphknotengruppen befallen. Ein beidseitiger Befall wird häufig beobachtet.

Diagnose

Die Patienten klagen meist über eine progressive Dysphagie. Stimmveränderungen und Dyspnoe sind Spätmanifestationen und einer Invasion des Larynx zuzuschreiben. Die Pharyngoskopie deckt eine Ansammlung von schaumigem Sputum hinter dem Larynx auf. Man kann in fortgeschrittenen Fällen ein Ödem oder die tatsächliche Grenze der Geschwulst sehen. Um den Tumor betrachten und eine Biopsie entnehmen zu können, benutzt man die direkte Laryngoskopie.
Das Röntgenbild zeigt eine Verbreiterung des retrolaryngealen und des retrotrachealen Raumes. Ein Bariumbreischluck zeigt einen unregelmäßigen Fällungsdefekt.
Die TNM-Klassifizierung erfolgt nach den gleichen Prinzipien wie für den Sinus piriformis beschrieben.

Behandlung

Eine präoperative Bestrahlung kann das Ausmaß des Tumors und der Lymphknoten verringern. Eine präoperative Bestrahlung in Kombination mit einem chirurgischen Eingriff hat noch keine signifikant besseren Resultate als der Radikaleingriff allein erbracht.
Eine lokalisierte Exzision sehr kleiner Läsionen, die von der Hinderwand des Pharynx ausgehen, ist mit Hilfe einer lateralen Pharyngotomie möglich. Die Diagnose solch kleiner Läsionen wird jedoch selten gestellt.
Der Standardeingriff für die meisten Fälle ist die radikale Laryngopharyngektomie.
Hypopharynx, Larynx, zervikaler Oesophagus, ein Teil der Trachea, die prätrachealen Muskeln und die Schilddrüse oder ein Teil der Schilddrüse werden exzidiert. Dieser Eingriff wird mit einer Ausräumung der Halslymphknoten auf einer oder auf beiden Seiten kombiniert. Ein gestielter Vollhautlappen wird an der Brustwand (deltopektoraler Lappen) entnommen, um die eigene Achse gedreht und als Rohr verwendet, um den exzidierten Pharynx und zervikalen Oesophagus zu ersetzen. In einigen Fällen wird die Operation in mehreren Sitzungen ausgeführt.

Prognose

Die 5-Jahres-Überlebensrate beträgt 40% für die Fälle mit negativen Lymphknoten und 15% für die Fälle mit positiven Lymphknoten.

Speicheldrüsen

GROSSE SPEICHELDRÜSEN

Die Tumoren der Speicheldrüsen machen 0,5—2% aller Neoplasmen aus. Sie entstehen in den großen Speicheldrüsen (mit in der Häufigkeit abfallender Reihenfolge) in Parotis, submandibulären und sublingualen Speicheldrüsen. Sie gehen seltener von den kleinen Speicheldrüsen der Mundhöhle, der Nebenhöhlen der Nase, des Pharynx und des Larynx aus. Benigne und maligne Tumoren können pathologisch-anatomisch unterschieden werden. Die klinische Differenzierung ist oft schwierig, weil der klinische Verlauf und die Symptomatologie ähnlich sind. Im allgemeinen ist eine sorgfältige histologische Untersuchung nötig, um die beiden Geschwulstarten voneinander zu unterscheiden.

Das Hauptmanifestationsalter ist das 5. Lebensjahrzehnt. Männer und Frauen sind gleich oft betroffen.

Pathologie

Der Ausdruck „Mischtumoren der Speicheldrüsen", ob gutartig oder bösartig, wird immer noch vor allem in der klinischen Praxis gebraucht. Er beruht auf der falschen Vorstellung, daß der Tumor sich aus verschiedenen epithelialen und mesothelialen Strukturen entwickelt. Es ist jetzt bewiesen, daß der Tumor ausschließlich epithelialen Urpsrungs ist. Es gibt histologische Varianten und Komponenten. Der heute gebräuchlichste Ausdruck für benigne Tumoren ist „pleomorphes Adenom"; „Adenokarzinom" bezieht sich auf maligne Neoplasmen.

Die benignen Mischtumoren (pleomorphe Adenome) der Parotis entstehen häufig im unteren Teil der Drüse, oberhalb des Nervus facialis. Der Tumor ist gewöhnlich abgerundet und abgekapselt, manchmal mit kleinen Vorwölbungen. Sie dringen manchmal in die Kapsel ein, bleiben aber gut abgegrenzt. Bei der Ausschälung des Tumors können sie an Ort und Stelle zurückbleiben. Sie sind wahrscheinlich verantwortlich für die hohe Inzidenz an Rezidiven nach einer Enukleation. Die Tumoren wachsen langsam und können, wenn sie vernachlässigt werden, nach Jahren eine beachtliche Größe erreichen. Die maligne Entartung kann sich schleichend oder manchmal schnell vollziehen.

Das Adenolymphom (Whartinscher Tumor) ist eine ungewöhnliche Geschwulst, die vor allem bei Männern vorkommt. Sie ist im allgemeinen gutartig und rezidiviert nach einer Enukleation selten.
Maligne Tumoren können sich aus gutartigen Geschwülsten entwickeln oder von Anfang an bösartig sein. Sie sind im allgemeinen härter, wachsen invasiv und können Metastasen setzen. Ihre pathologische Struktur kann sein: bösartiger Mischtumor, mukoepeidermoider Tumor, Adenokarzinom, adeno-idozystische Tumoren, Plattenepithelkrebs, anaplastische Karzinome.
Die Mehrzahl der malignen Tumoren bleiben auf die Parotis begrenzt, können aber später den N. facialis, die Haut, die Ohren, die Masseteren, den Unterkiefer, die Fossa pterygoidea, die Äste des 5. Hirnnerven und den Oropharynx befallen.
Die wenig malignen mukoepidermoiden Krebse sind am wenigsten aggressiv, während die Plattenepithel- und die anaplastischen Karzinome die aggressivsten Formen darstellen. Auch die Lymphknoten des Halses werden schließlich befallen.

Klinisches Bild

Das ,,benigne pleomorphe Adenom" ist ein langsam wachsender oder stationär bleibender Tumor, der vom Patienten als schmerzlose, gewöhnlich unter dem Ohrläppchen sitzende Beule bezeichnet wird. Das Ausmaß variiert. Der Tumor ist im allgemeinen abgerundet, seine Konsistenz entweder fest oder in einigen Bezirken zystisch. Selten beobachtet man eine Geschwulst, die sich im tieferen Teil der Ohrspeicheldrüse entwickelt und als rundliche Masse im Bezirk der Tonsillen und des Oropharynx sitzt.
Es sind keine Anzeichen einer Fixierung oder einer Invasion festzustellen. In der Anamnese können Rezidive nach früheren Operationen verzeichnet werden. Die bösartigen Geschwülste können zunächst gutartig erscheinen und manchmal für viele Jahre ruhen, um sich schließlich schleichend oder schnell in Aussehen und Struktur zu verändern. Sie können auch von Anfang an bösartig, schnell wachsend, schmerzhaft und verhärtet sein, mit Zeichen eines Befalls des N. facialis.

Diagnose

Die einzig wirksame diagnostische Maßnahme ist die Sialographie. Bei dieser Methode wird Lipoidol in den Parotisgang injiziert. Man kann so eventuell einen Füllungsdefekt darstellen, der jedoch nicht immer eine zuverlässige Aussage zuläßt.

Behandlung

Die gutartigen Tumoren werden chirurgisch behandelt. Der Abtragung der Geschwulst durch Enukleation folgt oft ein Rezidiv und eine maligne Entartung und sollte daher nicht angewandt werden. Die Exzision des oberflächlichen Parotislappens (der fast immer der Sitz des Tumors ist) zusammen mit einer Resektion des Hauptastes des N. faciales ist der angemessene Eingriff. Eine sorgfältige Operation erlaubt die Entfernung der Geschwulst ohne Schädigung des Nerven. Diese Operation ist unter dem Namen „oberflächliche Parotidektomie" bekannt.

Die malignen Tumoren verlangen eine radikale, totale Parotidektomie mit Entfernung des N. faciales und der befallenen Strukturen (Unterkiefer, Haut, usw.). Wenn die Lymphknoten befallen sind, wird diese Operation mit einer Total-Ausräumung des Halses kombiniert. Eine sofortige Nerventransplantation ist manchmal erfolgreich. Wenn die Umgebung „verdächtig" ist, sollte nach der Operation bestrahlt werden.

Prognose

Im Falle eines malignen Tumors hängt die 5-Jahres-Überlebensrate vom Stadium und von histologischen Typ der Geschwulst ab; große Variationen der 5-Jahres-Überlebensrate zwischen 20—80% sind möglich.

Kleine Speicheldrüsen

Tumoren der kleinen Speicheldrüsen in der Mukosa der Mundhöhle, des Pharynx, der Nasenhöhle, der Lufthöhlen, des Larynx und der Trachea sind selten. Sie neigen zu einer größeren Malignität als die Tumoren der großen Speicheldrüsen. Sie sind meist am Gaumen und in der Schleimhaut der Mundhöhle lokalisiert. Eine großzügige oder sogar radikale chirurgische Exzision ist indiziert. Manchmal ist eine Knochenresektion nötig, z. B. am harten Gaumen, am Ober- oder Unterkiefer. Die Lymphknoten werden nach den üblichen Prinzipien behandelt.

Kiefer

Ober- und Unterkiefer werden oft durch Tumoren der Mundhöhle und der paranasalen Lufthöhlen infiltriert. Eine Vielzahl von Tumoren gehen vom Periost und vom Knochen des Kiefers aus. Es können sich ebenfalls spezifische Zysten und Tumoren dentalen Ursprungs entwickeln.

Epulis (Zahnfleischgeschwulst)

Epulis bezeichnet einen Tumor, der vom Rand der Zahnalveolen ausgeht. Folgende Varietäten gehören dazu:

1. Entzündliche Geschwülste, die aus weichem gefäßreichem Granulationsgewebe bestehen. Sie sind oft mit Zahninfektionen und Zahnüberresten in Zusammenhang zu bringen.
2. Periphere, reparative Riesenzellgranulome. Es handelt sich um ein pilzartiges Gewächs, das am Alveolarrand entsteht und aus Fibroblasten und Riesenzellen besteht.
3. Das einfache Fibrom.

Alle diese Geschwülste und Läsionen werden einfach exzidiert. Eine maligne Epulis ist ein Fibrosarkom oder ein Myxosarkom und geht vom Mukoperiost aus. Es handelt sich um eine feste, noduläre Geschwulst, die schnell wächst und eine ansehnliche Größe erreicht, geschwürig zerfällt, pilzförmig auswächst und den Knochen befällt. Die Behandlung besteht in einer radikalen Exzision, die eine Hemimandibulektomie oder eine Maxillektomie nach sich zieht.

Odontome

Zysten und Tumoren, die von den ursprünglichen epithelialen und mesothelialen Strukturen (in denen sich die Zähne entwickeln) ausgehen, werden als Odontome bezeichnet. Man unterscheidet je nach Ursprung epitheliale, mesotheliale und gemischte Odontome. Die mesothelialen und gemischten Odontome zeigen verschiedene Varietäten, sind jedoch so selten, daß sie hier nicht beschrieben werden müssen.
Die epithelialen Odontome umfassen die Zahnzysten, die dentigenen Zysten und die Adamantinome. Bei den Zahnzysten handelt es sich um einfache, kleine Zysten, die von der Wurzel eines infizierten Zahns ausgehen. Sie haben eine fibröse Wand und enthalten meist eine Flüssigkeit. Die Zyste muß zusammen mit dem betroffenen Zahn entfernt werden.
Die dentigene Zyste entwickelt sich in der Substanz des Alveolarrandes und steht in enger Beziehung mit einem nicht durchgebrochenen Zahn, den man radiologisch nachweisen kann. Die Diagnose kann durch eine Rö-Aufnahme gestellt werden.

Adamantinom

Das Adamantinom (Ameloblastom, fibrozystische Krankheit) entsteht aus zerstreuten odontogenen Zellresten (dépris von Malassez) in der knöchernen Struktur des Kiefers. Es ist in den meisten nördlichen Ländern selten, wird aber in einigen Gebieten Afrikas häufig angetroffen. Frauen sind häufiger betroffen und die höchste Inzidenz liegt im 3. und 4. Jahrzehnt. Das Adamantinom entsteht meist in der Gegend des Unterkieferwinkels.

Pathologie

Als langsam wachsender, multilokulärer Tumor kann das Adamantinom sehr groß werden, wenn es nicht behandelt wird. Es besteht aus zystischen Bezirken, die mit bräunlichem Material und soliden weißlichen Klumpen ausgefüllt sind. Es wächst lokal invasiv und rezidiviert, wenn es ungenügend exzidiert wird. Bei wirklichen Adamantinomen beobachtet man keine lymphatischen- oder Fernmetastasen.
Histologisch besteht das Adamantinom aus unregelmäßigen Klumpen oder Strängen odontogenen Epithels. Die äußeren Zellen sind säulenartig und palisadenförmig angeordnet, so daß sie wie Ameloblasten aussehen. Die zentral gelegenen Zellen sind lose und sternförmig angeordnet, ähnlich wie die Zellen des sternförmigen Retikulums der Zahnfollikel. Sie werden von einem Bindegewebsstroma umgeben. In fortgeschrittenen Fällen zerfällt der Tumor geschwürig und durchbricht die Mundschleimhaut. Er wächst nicht immer pilzartig aus, aber die Geschwulst kann die Tiefe eines zystischen Raumes aufweisen. Schmerz ist immer ein Spätsymptom. Das Röntgenbild deckt einen gut begrenzten multilokulären Tumor auf.
Die Adamantinome werden durch eine adäquate chirurgische Exzision behandelt. In Frühfällen kann die Kontinuität des Kiefers bewahrt werden. Eine komplette segmentäre Exzision oder eine Hemimandibulektomie ist in fortgeschrittenen Fällen angezeigt. Manchmal kann der Defekt im Unterkiefer mit Knochentransplantaten oder anderem prothetischem Material überbrückt werden.

ZENTRALE KIEFERGESCHWÜLSTE

Benigne Tumoren

Eine ganze Anzahl seltener gutartiger Geschwülste und tumorähnlicher Gebilde können sowohl im Oberkiefer als auch den Unterkiefer befallen, Osteome, Chondrome, verknöcherte Fibrome und Angiome sind die wichtigsten Abarten, die zu dieser Gruppe gehören.
Eine chirurgische Exzision kann nötig werden.
Die fibröse Dysplasie und ein zentrales, reparatives Riesenzellgranulom können ähnliche klinische und radiologische Bilder ergeben. Für die Diagnosestellung ist die Biopsie entscheidend. Die peripherer oder

zentral gelegenen reparativen Granulome können der Ausdruck einer generalisierten Osteitis fibrosa cystica bei einem Hyperparathyeoidismus sein. Diese Erkrankung wird oft mit einem Osteoklastom verwechselt.

Maligne Tumoren

Alle malignen Tumoren, die primär vom Knochen oder vom Knochenmark ausgehen, können sich im Ober- oder Unterkiefer entwickeln, wie z. B. Osteosarkome, Chondrosarkome, der Ewingsche Tumor, Myelome, Retikulosarkome und Lymphosarkome, wie auch metastatische Ablagerungen entfernter Karzinome, z. B. der Mamma, der Schilddrüse, usw. Die Behandlung hängt von der Natur des Tumors ab. Osteo- und Chondrosarkome werden weit im Gesunden exzidiert. Besonders beim Chondrosarkom sind lange Überlebenszeiten zu beobachten. Die meisten Fälle entwickeln später Lungenmetastasen, aber man kann wenigstens den Schmerz, das pilzförmige Auswachsen und die Blutungen verhindern. Der Ewingsche Tumor und die Myelome werden radio- und chemotherapeutisch angegangen. Metastasen werden entsprechend der Natur des Primärtumors meist durch Bestrahlung behandelt. Das Burkittsche Lymphom, das im allgemeinen bei Kindern vom Kiefer ausgeht, wird in einem anderen Kapitel besprochen.

Schilddrüse

Epidemiologie

Das Schilddrüsenkarzinom macht etwa 1% aller Krebse aus. In endemischen Kropfgebieten ist die Krebsinzidenz höher. Das gilt vor allem für weniger differenzierte Arten des Schilddrüsenkrebses. Das Schilddrüsenkarzinom kommt in jedem Alter vor, mit zwei Gipfeln: einmal zwischen dem 7. und 20. Lebensjahr (seltener) und zwischen dem 40. und 65. Lebensjahr. Frauen erkranken doppelt so häufig wie Männer. Ungefähr 25% der Patienten hatten früher einen nodulären Kropf. Es ist wahrscheinlich, daß das Karzinom sich im umgebenen Schilddrüsengewebe und nicht innerhalb der in Rückbildung begriffenen Knoten entwickelt. Die Bestrahlung der ganzen Schilddrüsenregion (wie sie bei Kindern zur Behandlung von Erkrankungen wie Tuberkulose und anderen Adenopathien der Lymphknoten, Thymushypertrophien und Angiomen angewandt wurde) erhöht das Risiko der Entwicklung eines Schilddrüsenkarzinoms ganz wesentlich.

Pathologie

Die Tumoren können wie Knoten (ähnlich einem gutartigen Gewächs) aussehen oder wie harte, infiltrierende Geschwülste. Die Schnittfläche ist weißlich oder kann ein im ganzen papilläres Aussehen haben, zystisch entarten oder sogar verkalken.
Das histologische Bild entscheidet im allgemeinen über die natürliche Entwicklung der Geschwulst. Die papillären Tumoren sind gewöhnlich multizentrisch, mit mikroskopischen Herden im kontralateralen Lappen in 50% der Fälle. Sie neigen dazu, frühzeitig in die lokalen und regionalen Lymphknoten auszustreuen. Auf dem Blutweg verbreitete Metastasen treten erst in späteren Jahren auf. Die follikulären Tumoren sind eher unifokal, sie streuen weniger oft in die lokalen Lymphknoten aus, haben aber eine etwas größere Tendenz, auf dem Blutweg zu streuen. Tumoren, die sowohl papillär als auch follikulär strukturiert sind, kommen häufig vor, wobei die papilläre Form, wie erwähnt, metastasiert und die Art des chirurgischen Eingriffes bestimmt.
Diese Tumoren wachsen im allgemeinen langsam und breiten sich auch dann langsam aus, wenn sie metastasieren. Es handelt sich um die „chronischsten" aller Tumoren, Metastasen in den Lymphknoten und Lungen können jahrelang bestehen, ohne sich in ihrem Ausmaß oder in ihrer Ausbreitung zu verändern. Das Hürtle-Zellen-Adenokarzinom ist eine seltene Variante, bei der die Zellen groß, eosinophil und zu Trabekeln angeordnet sind. Papilläre und alveoläre Adenokarzinome sind bei alten Leuten bösartiger als bei jungen Patienten, ohne ausgeprägt histologische Unterschiede aufzuweisen.
Aggressivere Formen des Schilddrüsenkarzinoms werden in 10% der Fälle diagnostiziert. Sie enthalten kleine runde Zellen, Spindelzellen oder Riesenzellen, die eher anaplastisch wachsen. Die Wachstumsrate ist groß und lokale Infiltration und Fernmetastasen treten früh auf. Das medulläre Karzinom kommt weniger häufig vor und ist weniger bösartig. Bei diesem Tumor vermischen sich verstreute Klumpen von kleinen Zellen mit einem amyloiden Stroma.
Sarkome, Lymphome und Metastasen anderer Primärtumore sind selten. Die Natur eines Solitärknotens der Schilddrüse ist immer umstritten. Ungefähr 70% sind nicht neoplastischen, sondern involutiven Ursprungs, 30% sind neoplastische, meist alveoläre oder papilläre Adenokarzinome. Die Krebsdiagnose kann schwierig sein, weil die Krebszellen wie normale Zellen aussehen können. Ein Durchdringen der Kapsel oder eine Invasion der Gefäße kann das einzige Anzeichen einer Malignität sein.
Trachea, Larynx, Pharynx, Oesophagus, die Rekurrensnerven des Larynx, die Karotisscheide, andere tiefe Strukturen des Halses sowie

der Haut können direkt infiltriert werden. Die oberen und unteren tiefen zervikalen und die mediastinalen Lymphknoten einer oder beider Seiten können befallen sein. Fernmetastasen sind häufig und sitzen in der Lunge, in den Knochen, im Gehirn und in der Leber. Die Tumoren durchwachsen manchmal das Lumen der Schilddrüsen- und der inneren Jugularvenen.

Die Lymphknoten-Metastasen können ein großes Ausmaß erreichen, auch wenn der Primärtumor zu klein ist, um klinisch manifest zu sein.

Einige Schilddrüsenkarzinome, besonders die alveoläre Varietät, können funktionell sein, oder (in seltenen Fällen) im Übermaß sezernieren. Man weiß, daß der Medullärkrebs Thyrocalcitonin sezerniert, dessen Wirkung mit dem Parathormon und dem Serotonin in Zusammenhang steht. Ein medulläres Karzinom kann gleichzeitig mit einem Phäochromozytom und/oder mit einem Pankreaskarzinom (multiple endokrine Adenome-MEA) auftreten.

Diagnose

Eine vergrößerte Schilddrüse (Kropf) ist sehr häufig. Die überwiegende Zahl sind multinoduläre adenomatöse Kröpfe. Eine relativ kleine Anzahl sind Solitärknoten. Nur etwa 10% der Solitärknoten sind bösartig. Folgende Faktoren sollten bei einer Diagnose beachtet werden, besonders wenn der Verdacht einer Malignität besteht.

1. Das Risiko ist bei Männern viel höher.
2. Wenn der Patient am Meer wohnt (und daher mit seiner Nahrung viel Jod aufnimmt) ist das Risiko eines neoplastischen Solitärknotens viel größer, als wenn der Patient aus einem Kropfendemiegebiet kommt, in dem die Erde wenig Jod enthält.
3. Solitärknoten bei Kindern sind in 30% der Fälle krebsverdächtig.
4. Eine Bestrahlung der Hals- und Kropfgegend in der Kindheit macht einen Solitärknoten krebsverdächtig.
5. Die meisten Schilddrüsenkrebse speichern ^{131}J beim Scanning nur spärlich und sind deshalb „kalte" Knoten. Die meisten „kalten" Knoten sind jedoch adenomatöse Zysten. Aus diesem Grunde ist der Test oft wertlos.
6. Die Ultrasonographie kann bei der Differentialdiagnose der soliden Knoten und der zystischen Knoten hilfreich sein.

Die anderen Zeichen und Symptome (außer dem einzelnen Knoten) helfen bei der Diagnosestellung meist nicht weiter. Die meisten harten Knoten sind Verkalkungen und keine Karzinome. Viele weiche Geschwülste sind bösartig. Ein in der Anamnese kürzlich aufgetretenes Wachstum ist krebsverdächtig, aber auch Adenome und Zysten können wachsen.

Blutungen in einer Zyste führen oft zu akuten Schmerzen und einer Tumorvergrößerung und sind leicht zu diagnostizieren. Vergrößerte Knoten im Hals einer jungen Person erwecken den Verdacht auf einen Schilddrüsenkrebs. Die Tatsache, daß der Knoten oft seit Jahren besteht, schließt die Möglichkeit eines Krebses nicht aus.
Anaplastische Tumoren sind nicht häufig (weniger als 10%) und haben das Aussehen einer raschwachsenden umfangreichen Geschwulst, die mit den umgebenden Strukturen fest verwachsen ist, oft das Tracheallumen einengen und so die Atmung behindern.

Behandlung der Schilddrüsenknoten

Es sollte eine totale Lobektomie des den Knoten enthaltenden Krebses ausgeführt werden, da die partielle Lobektomie keine Exzision im Gesunden erlaubt. Ein Gefrierschnitt des Knotens muß angefertigt werden. Wenn es sich um einen papillären Tumor handelt, wird auch eine Lobektomie der anderen Seite zusammen mit einer Entfernung der Thymusdrüse und der peritrachealen Drüsen ausgeführt werden. Dies wird nötig, weil mikroskopische Herde des Tumors im anderen Schilddrüsenlappen in 50—70% der Fälle angetroffen werden.
Wenn bei der Gefrierschnittuntersuchung ein follikuläres Karzinom diagnostiziert wird, sollte auch der andere Lappen entfernt werden, nicht nur weil ein bilateraler Befall möglich ist, sondern um postoperativ einen vorübergehenden Hypothyreoidismus zu erzeugen. So werden alle übriggebliebenen follikulären Tumorzellen im Körper zu einer maximalen Funktionssteigerung angeregt und können durch therapeutische ^{131}J-Dosen zerstört werden. Diese Methode ist bei papillären Tumoren nicht nützlich, da nur etwa 10—15% dieser Geschwülste Jod aufnehmen.
Oft kann der Pathologe das follikuläre Karzinom oder den Papillärkrebs (in geringem Ausmaß) nicht diagnostizieren, und die Krebsdiagnose kann erst gestellt werden, wenn einige Tage später endgültige Schnitte zur Verfügung stehen. In diesen Fällen ist ein neuer Eingriff nicht indiziert, wenn der Tumor weit im Gesunden exzidiert werden konnte. Die Behandlung hat das Ziel, das übriggebliebene Schilddrüsengewebe auszuschalten, indem man dem Patienten soviel Thyroidhormon als möglich verabreicht, ohne Symptome von Hyperthyroidismus zu erzeugen (3—10 g am Tag). In einigen Zentren führt man beim papillären Tumor eine Reoperation durch.
Die Ausräumung des Halses wird nur dann ausgeführt, wenn die klinische Evidenz einer Metastasierung besteht. In allen Fällen ist eine suppressive Therapie mit Thyroidhormon bis zum Lebensende des Patienten indiziert.

Behandlung der anaplastischen Tumoren

Die anaplastischen Tumoren können nicht geheilt werden. Ihre Behandlung ist rein palliativ. Die Resektion des vor der Trachea gelegenen Tumors und die Anlegung einer Tracheotomie kann indiziert sein, um dem Patienten die Atmung zu erleichtern. Man kann auch eine Bestrahlung versuchen, deren Wert aber nur gering ist. Nach neueren Untersuchungen scheinen die Tumoren auf eine Behandlung mit Adriamycin signifikant, aber nur vorübergehend anzusprechen.

Prognose

Das Schilddrüsenkarzinom hat den stärksten chronischen Verlauf aller Krebse. Es gibt viele Patienten mit papillären und follikulären Karzinomen, die 20 Jahre oder mehr überleben, trotz der Anwesenheit von Lymphknoten-Metastasen und manchmal sogar Fernmetastasen. Weil der Schilddrüsenkrebs so langsam wächst, sich ausbreitet und tötet, sind die Überlebensstatistiken (besonders die 5-Jahres-Überlebensraten) und die Vergleiche der verschiedenen Behandlungsmethoden nur schwer zu beurteilen.

Eine 5-Jahres-Überlebensrate von 80—90% kann beim papillären Typ, von 50—70% beim alveolären (follikulären) Typ und von 30—40% bei den medullären Formen erzielt werden. In der anaplastischen Gruppe sinkt die Überlebensrate auf weniger als 5% ab; fast alle Patienten sterben innerhalb eines Jahres.

Augen

Bei den Tumoren der Augen wird zwischen Tumoren der Augenlider, der Bindehaut, der Hornhaut, der Skleren und intraokulären (Uvea und Netzhaut), sowie ins Auge metastasierenden Tumoren unterschieden.
Das maligne Melanom ist die häufigste bösartige — insgesamt jedoch seltene — Geschwulst des Auges (2—6 pro 10000 Augenpatienten). Es zeigt keine steigende oder fallende Tendenz und tritt am häufigsten im 6. und 7. Lebensjahrzehnt auf. Das Retinoblastom wird bei kleinen Kindern (im Mittel im Alter von 18 Monaten) angetroffen. Seine Inzidenz scheint zuzunehmen (1 Fall auf 34000 Geburten im Jahre 1931, 1 Fall auf 14000 Geburten im Jahre 1961), weil ein starker Erbfaktor bei den Erkrankungen eine Rolle spielt: früh diagnostizierte und geheilte Fälle erreichen das Fortpflanzungsalter. Bilaterale Retinoblastome besitzen einen ausgeprägteren Erbfaktor als einseitige Retinoblastome und sind mit einem größeren Risiko zur Entwicklung eines Osteosarkoms verbunden. Man hat keine Geschlechtsspezifität beobachtet.
Die häufigsten Primärlokalisationen der Karzinome, die im Auge Metastasen setzen, sind Brust und Lunge.

Ätiologie

Man weiß relativ wenig über die Ätiologie dieser Tumoren. Ein ätiologischer Faktor ist beim Melanom möglicherweise das Vorbestehen eines pigmentierten Naevus. Eine Prädisposition zu einem Retinoblastom kann väterlicher- oder mütterlicherseits vererbt sein. Einige Autoren vermuten eine Korrelation zwischen denjenigen Gruppen, in denen das Auftreten rein statistisch, und denjenigen, in denen das Auftreten familiär bedingt ist. Es scheint möglich, daß eine Strukturanomalie vererbt wird, die die Voraussetzung für die Entwicklung eines Retinoblastoms sein kann. Beim Karzinom der Bindehaut kann Samenreizung eine Rolle spielen.

Pathologie

Das maligne Melanom kann von der Iris oder auch von der Chorioides (von einem Naevus) ausgehen. Wenn der Naevus bösartig wird, wächst er, wird stärker pigmentiert und auch stärker vaskularisiert. In den Melanomen trifft man 2 Zelltypen an: Spindelzellen und die bösartigen

Epitheloidzellen, mit eventuellen Mischformen. All diese Zellen entstehen aus dem Neuroektoderm. Metastasen findet man gewöhnlich in der Leber. Das Retinoblastom ist im allgemeinen multifokal. Seine Zellen sind hoch anaplastische Retinoblasten, die sich zu differenzierten Rosetten ansammeln können. Die Retinalschicht, von der sie abstammen, ist schwer zu bestimmen. Der Tumor breitet sich im allgemeinen am Sehnerv entlang bis ins Gehirn und die Orbita aus. Er bildet eine große, pilzförmige, ulzerierte Geschwulst, die aus der Orbita herausragt. Metastasen treten meist in den Knochen und in der Leber auf.
Das Karzinom der Bindehaut wächst über viele Jahre sehr langsam und führt selten zum Tode.

Diagnose

Das maligne Melanom der Chorioidea kann schon früh zu Sehstörungen führen, wenn es nahe der Macula der Netzhaut lokalisiert ist. Es kann sich aber lange Zeit unbemerkt entwickeln, wenn es peripher liegt. Eine Netzhautablösung und Blutungen können das Krankheitsbild verwischen. Die Diagnostik stützt sich auf die Ophthalmoskopie, die Biomikroskopie, die transsklerale Transillumination, die Fluoreszein-Angiographie, die Ultrasonographie (mit einer Zuverlässigkeit von 95—97%) und auf die Tests mit radioaktivem Phosphor. Die komputerisierte Tomographie kann herangezogen werden, um den Befall der Orbita zu bestimmen.
Das maligne Melanom der Iris wird durch das Auftreten von einem oder mehreren pigmentierten Gewächsen auf der Iris diagnostiziert, die Sehstörungen verursachen und zu einem Glaukom führen können.
Ein Retinoblastom wird auch aufgrund des Alters des Patienten und einer Familienanamnese diagnostiziert. Die Symptome sind: der ,,weiße Pupillenreflex" (Amaurotisches Katzenauge), Schielen, rotes schmerzhaftes Auge und Sehschwierigkeiten.
Das Karzinom der Bindehaut sieht harmlos aus und erscheint als solider, grauweißer, langsam wachsender Knoten, der in der Gegend des Lumbus (Bindehautsaum) auftritt. Man muß diesen Krebs von einem gutartigen Papillom oder einem Pterygium (Flügelfell) differenzieren.

Behandlung

Das Melanom der Chorioidea wird in fortgeschrittenen Fällen durch Enukleation des Augapfels behandelt. Auch mit weniger aggressiven Methoden scheinen, vor allem bei kleineren Läsionen, gute Resultate erreichbar; zum Beispiel durch Photokoagulation mit dem Axenon-Bogen oder mit dem Laser (wird oft mit der transscleralen Diathermie kombiniert). Ein weiteres Beispiel ist die Behandlung mit Kobald-60-

Platten, die bei größeren Melanomen direkt an den Augapfel angenäht werden. Nicht bewährt haben sich die Kryotherapie und die Chemotherapie.
Die Melanome der Iris sind weniger bösartig und wachsen langsam. Sie können durch Iridektomie oder Iridozylektomie angegangen werden. Bei den diffusen Typen oder der Entwicklung eines Glaukoms sollte eine Enukleation vorgenommen werden. Im Falle eines unilateralen oder fortgeschrittenen Retinoblastoms wird das Auge enukleiert und das andere konservativ behandelt, wenn der Erhalt der Sehkraft erwartet werden kann. Da das Retinoblastom strahlensensibel ist, kann man Hochvoltbestrahlung (Betatron) oder Kobalt verwenden. Kleinere Geschwülste können mit Photokoagulation, Kryotherapie oder Diathermie behandelt werden. Bei „high-risk" Tumoren kann nach der Chirurgie eine systematische chemotherapeutische Behandlung (Vincristin, Cyclophosphamid) hinzugezogen werden.
Tumoren, die hinter dem Augenäquator liegen, werden bestrahlt. Die Bestrahlung verursacht weniger Schaden an den Strukturen der Netzhaut als die Photokoagulation.
Kinder mit Retinoblastomen scheinen zur Entwicklung anderer Neoplasmen zu neigen. Nach einer Bestrahlung des Auges beobachtet man manchmal osteogene Sarkome der Orbita. Die malignen epithelialen Tumoren der Bindehaut werden durch Bestrahlung mit Beta-Strahlen + ^{90}Sr/^{90}Y-Applikatoren behandelt.
Augenmetastasen werden radiotherapeutisch angegangen.

Prognose

Die Mortalitätsrate der malignen Melanome der Choiroiodea beträgt ungefähr 55% nach 5 Jahren. Die Prognose ist für das Melanom der Iris besser. Die Heilungsraten der Retinoblastome variieren — je nach Ausmaß der Läsion — zwischen 20 und 95%.
Die Karzinome der Bindehaut haben eine gute Prognose.

Lunge

Epidemiologie

Der Lungenkrebs bedarf ganz besonderer Beachtung, weil er:

1. schon jetzt auf der ganzen Welt der Krebs mit der höchsten Mortalitätsrate ist, und er wie eine Epidemie stetig zunimmt (siehe Abb. 3);
2. durch Kontrolle des Zigarettenrauchens ganz vermieden werden könnte;
3. und weil es eine solche Kontrolle bisher noch nicht gibt; weil die Verantwortlichen der Welt keine adäquate Lösung dieses Problems anstreben.

Weil die Frauen nicht so starke Zigarettenraucher waren wie die Männer, beträgt bei ihnen die Sterblichkeit an Lungenkrebs nur etwa 10—25% der Männersterblichkeit. Aber die Frauen holen mit erschreckender Geschwindigkeit auf. Die New York State Registry schätzt, daß in 5 Jahren der Lungenkrebs mehr Frauen als jeder andere Krebs töten wird. Die Daten der American Cancer Society zeigen, daß unter den stark rauchenden Männern 11% an einem Lungenkarzinom sterben werden (dieser Prozentsatz umfaßt weder die anderen Krebstodesfälle, die durch das Rauchen verursacht werden, noch die Sterblichkeit, die durch eine kardiovaskuläre Erkrankung oder ein Emphysem hervorgerufen wird).

Ätiologie

Obwohl das Zigarettenrauchen für 90% der Lungenkrebse verantwortlich ist, erkrankt auch eine kleine Anzahl von Leuten, die nie geraucht haben, an einem Lungenkrebs. Ein solches Karzinom ist im allgemeinen von einem anderen Typ (Adenokarzinom) als das vom Zigarettenrauchen verursachte Karzinom (Plattenepithelkrebs oder undifferenziertes Karzinom). Die Luftverschmutzung spielt wahrscheinlich eine, wenn auch untergeordnete Rolle in der Ätiologie des Lungenkrebses. Dies gilt vor allem für hochindustrialisierte Gebiete. Verschiedene berufliche Faktoren wurden im Kapitel über die Ätiologie im Teil I erwähnt. Von besonderem Interesse ist die Tatsache, daß der Lungenkrebs unter den Asbestarbeitern fast ausschließlich bei Rauchern auftritt.

Pathologie

Der Lungenkrebs nimmt seinen Ausgang vom Epithel der Bronchien. Er entwickelt sich im allgemeinen vom Epithel der primären- und Segmentbronchien, weniger häufig von den peripheren Bronchien aus. Das Lungenkarzinom tritt in verschiedenen Typen auf: als Plattenepithelkrebs, als kleinzelliges Karzinom, als Adenokarzinom und als undifferenziertes Karzinom. Ein spezieller Typ sind Bronchialadenome und ihre unterschiedlichen Erscheinungsformen. Sie sind durch regelmäßige Strukturierung und geringe Mitosezahlen charakterisiert. Selten vorkommende Arten des Bronchialadenomes sind das Karzinoid und das Zylindrom. Gloor: neue Formulierung?

Die Symptome der zentral gelegenen Lungenkrebse hängen vom Grad der Durchgängigkeit der Bronchien ab. Je weniger durchgängig der Bronchus ist, um so ausgeprägter ist die Symptomatologie: Husten, entweder trocken oder mit Auswurf; Bluthusten, wenn der Tumor durchbricht; Thoraxschmerzen mit komplettem Bronchusverschluß und Atelektase oder mit obstruktivem Emphysem. Wenn der Bronchus verstopft ist, sistiert auch die Ventilierung des entsprechenden Segments oder Lappens. Das führt zu einer Sekretansammlung über dem zerstörten Gewebe und zur Entwicklung von infektiösen Komplikationen, die im allgemeinen als Krebspneumonie bezeichnet werden. Fieber ist typisch. Die Krebspneumonie verschwindet, wenn die bronchiale Durchgängigkeit wiederhergestellt ist.

Das periphere Lungenkarzinom, das vom Epithel der Bronchiolen ausgeht, kann lange symptomfrei bleiben und wird oft zufällig bei einer Röntgenreihenuntersuchung diagnostiziert. Symptome treten auf, wenn der Tumor in die Pleura einbricht oder wenn ein großer Bronchus komprimiert wird.

Ausbreitung

Eine Ausbreitung auf dem Lymphweg beobachtet man besonders dann, wenn die Pleura befallen ist. Sie betrifft die mediastinalen, peritrachealen, perikardialen Lymphknoten und später, durch das Zwerchfell hindurch, die aortalen und oesophagealen Lymphknoten. Eventuell können sogar die axillären, supraklavikulären und zervikalen Lymphknoten befallen sein. Die Ausbreitung auf dem Blutweg geschieht über die pulmonalen oder bronchialen Venen und über den vertebralen Plexus. Die Lokalisation der Fernmetastasen ist nach ihrer Frequenz: Gehirn Knochen, Nebennieren und Leber.

Diagnose

Eine gute Anamnese kann ausschlaggebend sein. Wiederholte Anfälle von Lungenentzündung, Husten, Thoraxschmerzen und Bluthusten bei starken, über 40jährigen Rauchern erwecken Verdacht. Der entscheidende Faktor für die Diagnose eines Lungenkrebses ist die Rö-Untersuchung (einschließlich der Schirmbilduntersuchung), die pluriaxiale Radiographie und die Tomographie, manchmal die Bronchographie, die Pneumomediastinographie und die Angiographie. In den Frühstadien eines zentral gelegenen Lungenkrebses beobachtet man eine segmentäre Atelektase oder ein lobäres Emphysem, das auf eine Kompression der Lunge und auf eine Hemmung der Expiration des entsprechenden Lungenfeldes zurückzuführen ist. In einigen Fällen kann das Röntgenbild der perihilären Gegend einen Tumorknoten aufdecken. Die Tomographie, die Bronchographie und die Pleuramediastinographie ermöglichen eine Lokalisation des Tumors und geben Information über die Lymphknotenverhältnisse im Mediastinum und in der Hilusgegend.
Bei den peripheren Formen des Lungenkrebses kann die Röntgenaufnahme die sphärische Neubildung in der Lunge sichtbar machen. In den Frühstadien ist der Krebsschatten sternförmig. Wenn der Tumor wächst, wird seine Form sphärisch mit krenelierten Konturen.
Die Bronchoskopie erlaubt die Kontrolle der Bronchien und die Entnahme von Biopsien und Sekretionen für zytologische Untersuchungen. Die Brochoskopie ist besonders bei zentral gelegenen Läsionen nützlich, bei peripheren Veränderungen aber von geringem Wert. Die Mediastinoskopie hilft, die Operabilität eines Tumors zu bestimmen, weil sie die Kontrolle der Lymphknoten des vorderen Mediastinums bis hinunter zur Bifurkation der Trachea gestattet. Die zytologische Untersuchung des Sputums ist ein wichtiges Hilfsmittel für die Diagnose. Die routinemäßigen Laboruntersuchungen helfen nicht viel weiter, weil sie unspezifisch sind. Die Feinnadelbiopsie wird mehr und mehr zur Diagnose herangezogen. In einigen Zentren wird das Scanning mit Gallium als Hilfsmittel zur Erstellung der Diagnose benützt.
Der Lungenkrebs muß von der chronischen, nicht spezifischen Pneumonie, den chronischen purulenten Erkrankungen der Lunge, der chronischen Tuberkulose und den gutartigen Geschwülsten differentialdiagnostisch unterschieden werden.
Dies ist oft nicht leicht, weil spezifische Symptome des Lungenkarzinoms fehlen. In jedem Fall erfordern zahlreiche Lungenerkrankungen mit radiologisch sichtbaren Schatten oder Verdichtungen eine Probethorakotomie. In der Tat ist der Krebs die häufigste Ursache solcher Verschattungen in den peripheren Lungengebieten.

Bestimmung der Ausbreitung der Erkrankung

Weil die Probethorakotomie auch ohne Lungenresektion eine hohe Letalität hat, ist es wichtig, vorher die inoperablen Patienten auszuschließen. Eine sorgfältige Bewertung aller Kriterien ergibt, daß ungefähr 70% aller Patienten unheilbar erkrankt sind und die Thorakotomie in diesen Fällen vermieden werden sollte.

Die Kriterien der Unheilbarkeit stützen sich auf das Vorhandensein von:

1. regionalen oder Fernmetastasen (Biopsie) — es kann auch eine Lymphknoten-Biopsie durch Mediastinoskopie ausgeführt werden;
2. Fern- oder extrathorakale Metastasen (Leber, Gehirn, Knochen, Gegenseite der Lunge, usw.);
3. Pleuraerguß (vor allem wenn die Zytologie positiv ist);
4. Lähmung des N. phrenicus oder recurrens.

Behandlung

Die Therapie der Wahl ist die chirurgische Exzision (außer im Falle des kleinzelligen Karzinoms). Die Lobektomie (wenn sie mit Exzision im Gesunden ausführbar ist) muß vorgezogen werden, weil sie ebenso gute Resultate ergibt wie eine Pneumonektomie. Sie ist besonders dann indiziert, wenn die Lungenfunktion begrenzt ist. Die hilären Lymphknoten sollen bei der Lobektomie oder der Pneumonektomie gleichzeitig entfernt werden. Der Befall der Lymphknoten ist prognostisch ungünstig. Das kleinzellige, anaplastische Karzinom (oat-cell carcinoma) kann chirurgisch nicht geheilt werden. Die Erkrankung hat fast immer Metastasen außerhalb des Thorax gesetzt. In 50% der Fälle ist das Knochenmark befallen. Eine Behandlung umfaßt die Bestrahlung der Lunge sowie eine intensive chemotherapeutische Behandlung der Metastasen.

Nur wenige Patienten mit kleinzelligem BC können chirurgisch geheilt werden, wenn das Tumorstadium T_{1-12}, No, Mo nicht überschreitet. Bei den *meisten* Patienten liegt zur Zeit der Diagnose eine den Thorax überschreitende Metastasierung vor. Bei Inoperabilität besteht die Behandlung aus initialer, intensiver, kombinierter Chemotherapie, prophylaktischer Schädelbestrahlung und Bestrahlung des Tumorkernschattens. Durch diese kombinierte Behandlung konnte bei Patienten mit auf den Thorax beschränkter Erkrankung die mittlere Überlebenszeit von weniger als 4 auf mehr als 12 Monate verbessert werden.

Die Strahlentherapie ist zur palliativen Behandlung bei inoperablen Patienten mit Symptomen angebracht, aber bei symptomfreien Kranken mit Metastasen selten indiziert. In seltenen Fällen, z. B. bei Patienten

mit einem lokalisierten Tumor, die aus medizinischen Gründen nicht operiert werden können, kann die Bestrahlung kurativ wirken. Einige Tumoren des Sulcus superior können durch eine präoperative Bestrahlung mit nachfolgender chirurgischer Behandlung geheilt werden. Eine Obstruktion der Vena cava superior kommt in einigen seltenen Fällen von Lungenkrebs (und anderen Neoplasmen) vor. Sie wird durch Bestrahlung behandelt. Gleichzeitig werden Diuretika intravenös verabreicht. Die Chemotherapie ist in diesen Fällen von nur geringem Wert. Man sollte sie nur bei den Patienten anwenden, die darauf bestehen, daß etwas unternommen wird.
Die Immuntherapie (intrapleurale Injektion von BCG) hat bei einigen Patienten im Stadium I zu einer verlängerten Überlebenszeit geführt. Mehrere andere immuntherapeutische Behandlungsmethoden des Lungenkrebses werden gegenwärtig erprobt.

Prognose

Die Prognose des Lungenkrebses ist sehr schlecht (80% der Patienten sterben innerhalb eines Jahres nach gestellter Diagnose). Die Mortalität nach einer Pneumonektomie beträgt 5—10%, nach einer Lobektomie 2—5%. 30% der Patienten mit kleinen, peripheren Läsionen können mehr als 5 Jahre nach der Operation überleben. Die 5-Jahres-Überlebenszeit für *alle* Lungenkrebse beträgt 5—10%. Die Überlebensdauer ist bei Patienten mit Plattenepithelkarzinomen länger und bei Kranken mit undifferenzierbaren und kleinzelligen Karzinomen, sowie Adenokarzinomen viel kürzer. Bestrahlung gibt eine 5-Jahres-Überlebensrate von 1—2%. Die durchschnittliche Überlebensdauer bei bestrahlten Patienten beträgt weniger als 1 Jahr.

Ernährungstrakt

Oesophagus

Der Speiseröhrenkrebs macht etwa 2% aller malignen Tumoren aus. Seine Inzidenz ist in den letzten 40 Jahren gleich geblieben. Epidemiologische Studien zeigen, daß die geographische Verteilung des Oesophaguskarzinoms nicht gleichmäßig ist. In einigen Ländern ist die Inzidenz bei Männern sehr hoch (60 pro 100 000 in Turmenistan, 40 pro 100 000 in Japan), während die Zahlen in anderen Ländern viel niedriger sind (10 pro 100 000 in den Vereinigten Staaten). Die Tumoren des Oesophagus sind in Ägypten, Saudi Arabien, Iran und China relativ häufig. Die Inzidenz ist in einigen Gebieten Ostafrikas ansteigend. Die Geschwulst kommt bei Männern häufiger vor. In bestimmten europäischen Ländern (z. B. in Schweden und Finnland) sind Männer und Frauen gleich oft betroffen. Dagegen erkranken weiße Frauen in Amerika äußerst selten an Speiseröhrenkrebs.

Ätiologie

Obwohl viele Faktoren verdächtigt wurden (heiße Nahrungsmittel und Getränke, Alkohol, Rauchen, Gewürz), hat sich keiner dieser Faktoren als wirklich kausal erwiesen. Die Rolle von Karzinogenen, wie Nitrosamine konnte ebenfalls nicht eindeutig bewiesen werden. Ein Zusammenhang zwischen dem Auftreten von Tumoren und chronischem Alkoholismus in einigen Ländern weist auf eine mögliche Beziehung von Störungen der Leberfunktion und dem Auftreten eines Karzinoms hin.

Das Syndrom von Plummer-Vinson, die durch Laugen erzeugten Strikturen, die Achalasie und Zwerchfellhernien wurden von einigen Autoren als prädisponierende Zustände angeführt.

Pathologie

Die große Mehrzahl der Oesophaguskarzinome sind vom epidermoiden Typus. Man begegnet auch Adenokarzinomen. In diesen Fällen entwickelt sich der Tumor jedoch nach Ausbreitung eines Magenkarzinoms oder entsteht in ektopischen Herden der Magenschleimhaut. Die Geschwulst entwickelt sich als exophytisches Gewächs oder als geschwürige Läsion. Manchmal breitet sie sich oberflächlich entlang der Schleimhaut aus.

Ausbreitung

Der Tumor breitet sich zuerst kontinuierlich aus, indem er die Mukosa und die Submukosa, manchmal weit über die sichtbaren Grenzen der Läsion hinaus infiltriert. Rasch kommt es zu einer lokalen Ausbreitung, der Tumor dringt, durch den Mangel an Serosa des Oesophagus noch gefördert, tief in die Wand der Speiseröhre ein. Ein Eindringen in wichtige Nachbarstrukturen ist häufig.
Die metastatische Aussaat tritt frühzeitig ein, sowohl auf dem Lymph- als auch auf dem Blutweg. Je nach der Lokalisation des Tumors (oberes, mittleres oder unteres Drittel des Oesophagus) können die jugulären, supraklavikulären, mediastinalen oder sogar die subdiaphragmatischen Lymphknoten befallen sein. Fernmetastasen in den Lungen, in der Leber und in den Knochen können später via V. cava-System auftreten. Bei einem hohen Prozentsatz aller Fälle (bis zu 50% sind bei der Diagnosestellung Lymphknoten- und Fernmetastasen vorhanden.

Diagnose

Die Symptome der Erkrankung sind im allgemeinen typisch und die Diagnose leicht zu stellen. Typische Anzeichen sind Schmerzen, Dysphagie und Sialorrhoe (übermäßiger Speichelfluß), begleitet von einem rapiden und progressiven Gewichtsverlust und einer Anämie. Die Symptome variieren je nach Lokalisation und Ausbreitung des Tumors.
Das lokale Wachstum und die Invasion der Speiseröhrenwand verursacht Schmerzen. Die Dysphagie ist direkt proportional der Obstruktion des Oesophaguslumens, während die Sialorrhoe wahrscheinlich vagalen Reflexen und einer Speichelansammlung im dilatierten Segment der Speiseröhre oberhalb des Tumors zuzuschreiben ist. Je weiter die Infiltration der Gewebe fortschreitet, um so größer ist die Gefahr einer Ruptur in die benachbarten Organe, wie z. B. in die Bronchien oder ins Mediastinum. Die Symptome bestätigen schwere Komplikationen (Mediastinitis, Aspirationspneumonie, schwere Blutungen). Die klinische Untersuchung deckt Lymphknotenmetastasen im Hals oder Symptome eines mediastinen Befalls auf. Folgende diagnostische Maßnahmen sind erforderlich, um die Verdachtsdiagnose zu bestätigen:

1. Schirmdurchleuchtung mit Bariumkontrastbrei (Störungen der Peristaltik oder Füllungsdefekte, Obstruktion, Verbreitung des Mediastinums);

2. Endoskopie mit gleichzeitiger Biopsie; und

3. zytologische Untersuchung der ausgewaschenen abgeschilferten Zellen.

Wegen der relativ großen Häufigkeit von Fernmetastasen zur Zeit der Diagnosestellung sind Thoraxbilder sowie Leber- und Knochenscanning zusammen mit anderen fakultativen diagnostischen Maßnahmen angezeigt.
Keine dieser Methoden hat sich für eine wirkliche Frühdiagnose als brauchbar erwiesen.

Behandlung

Chirurgie und Radiotherapie bleiben die einzigen Behandlungsmethoden. Die Resultate sind immer noch sehr schlecht.

Chirurgie. Die radikale Resektion der Speiseröhrenkrebse ist mit großen technischen Schwierigkeiten verbunden (Darstellung, Entfernung, rekonstruktive Verfahren). Im allgemeinen sind die chirurgischen Probleme um so größer, je höher der Tumor liegt. Die Operabilitätsraten sind für die Tumoren des unteren Drittels größer, während die Geschwülste des mittleren Drittels weniger leicht zu resezieren sind. Karzinome des oberen Drittels werden selten chirurgisch behandelt. In den letzten Jahren haben sich die Kriterien für die Operabilität verändert. Gelegentlich sind totale Oesophagektomien, gefolgt von einem rekonstruktiven Verfahren mit substernalen Kolontransplantaten ausgeführt worden. Das Verfahren hat den Vorteil, intrathorazisch gelegene Nahtlinien zu vermeiden, weil die Anastomosen im Hals und Abdomen liegen. Es ergibt sich so eine niedrigere postoperative Mortalität. Der Einfluß auf die Überlebensdauer ist aber gering. Chirurgische Palliativmaßnahmen, wie z. B. das Einsetzen von tubulären Prothesen in das Lumen des Oesophagus (Souttar, Mousseau-Barbin) können zur Behebung der Dysphagie benützt werden.

Radiotherapie. Bestrahlung ist für die meisten Tumoren des mittleren und oberen Drittels der Speiseröhre angezeigt. Für Tumoren des unteren Drittels wird die präoperative Strahlentherapie mit Hochvolt-Bestrahlung als Teil eines integrierten Behandlungsprogramms angewandt. Diese kombinierte Therapie befindet sich immer noch im Versuchsstadium und es stehen keine endgültigen Daten zur Verfügung.

Chemotherapie. Sie ist wenig wirksam, weder bei der Behandlung der Primärgeschwulst selbst, noch bei der Behandlung von Metastasen, obwohl Bleomycin, allein oder in Kombination mit anderen Antimitotika, gelegentlich zur Anwendung kam.

Prognose. Die Prognose der Oesophagustumoren ist sehr schlecht. Trotz radikaler operativer Eingriffe und einer subtilen Radiotherapie liegt die 5-Jahres-Überlebensrate unter 5%. Für die leichter zugänglichen und

operierbaren Tumoren des unteren Drittels des Oesophagus beträgt die 5-Jahres-Überlebensrate ca. 15%.
Für das mittlere Drittel beträgt die 5-Jahres-Überlebensrate ungefähr 6%, für das obere Drittel weniger als 1%. Mit der Strahlentherapie wurden bessere Resultate erzielt wenn es sich um kombinierte Behandlungsprogramme handelte, besonders bei präoperativer Bestrahlung und Chirurgie. Ausgewählte Patienten, die mit dieser Kombinationstherapie behandelt wurden, hatten eine 3-Jahres-Überlebensrate von über 40%, im Vergleich zu 20% bei nur chirurgisch behandelten Kranken.

Magen

Der Magenkrebs ist eine Alterserkrankung, die hauptsächlich im 6. Lebensjahrzehnt auftritt. Männer erkranken doppelt so oft wie Frauen. Vor der dramatischen Zunahme der Inzidenz der bronchogenen Karzinome stand der Magenkrebs an erster Stelle der männlichen Karzinome. Schwarze Völker sind häufiger betroffen als weiße.
Die Inzidenz des Magenkarzinoms ist in einigen Ländern außerordentlich hoch (die Mortalitätsrate beträgt in Japan 60 auf 100000 Männer), während Ägypten, El Salvator und Mexiko viel niedrigere Raten haben (1—10 pro 100000 Männer). Das Magenkarzinom macht über die Hälfte der Krebstodesfälle in Japan aus, wo es verglichen mit anderen Ländern bei jüngeren Menschen auftritt. Die Inzidenz in den Vereinigten Staaten ist in den letzten 45 Jahren unerklärlicherweise stetig gefallen und die Mortalität sank in den Jahren 1949—1951 und 1969—1971 um 55% bei den Männern und um 60% bei den Frauen. Trotz dieser Abnahme schätzt man, daß der Magenkrebs im Jahre 1975 in den USA 14000 Todesopfer forderte. Sozio-ökonomische Verhältnisse, Lebensgewohnheiten und der Lebensstandard haben starken Einfluß auf die Inzidenz des Magenkrebses.

Ätiologie

Außer der bis jetzt unerklärten Beziehung sozio-ökonomischer Verhältnisse zu Magenkrebserkrankungen konnten keine spezifischen Kausalfaktoren festgestellt werden. Folgende ätiologische Faktoren können erwogen werden: Ernährungsgewohnheiten wie der Konsum geräucherter Nahrungsmittel, die potentielle Karzinogene enthalten; die Bodenart, auf der Getreide, Früchte, usw. wachsen (Magenkrebs kommt in Gebieten mit Torfboden häufiger vor); familiäre und heditäre Faktoren (es konnte für das Vorliegen von Erbfaktoren kein Beweis erbracht werden — trotz der oft zitierten multiplen Magenkrebse in der Familie Napoleons). Man

hat auch keine Korrelation zwischen Magenkrebs und Personen der Blutgruppe A nachweisen können.
Man hat bestimmte pathologische Veränderungen als mögliche präkanzeröse Läsionen betrachtet. Die atrophische Gastritis, die Achlorhydrie, die perniziöse Anämie, metaplastische Veränderungen des Darmes, die Acanthosis nigricans (Schwarzwucherhaut) und die hypertrophe Gastritis sind verdächtig. Man hat beobachtet, daß Patienten mit Achlorhydrie 4—5mal häufiger vom Magenkrebs befallen werden als gleichaltrige Leute mit einer normalen Magensäureproduktion. Das Vorhandensein einer perniziösen Anämie erhöht das Risiko im Vergleich zur Normalbevölkerung 18fach. Die adenomatösen Polypen des Magens sind als Karzinomvorstufen aufzufassen. Nur die hyperplastischen Polypen sind keine Präkanzerosen. Ob ein Magenulkus tatsächlich in keinem Fall zum Karzinom führt, steht noch zur Diskussion.

Pathologie

Über 90% der malignen Magentumoren sind Adenokarzinome, die hauptsächlich im Pylorusgebiet (60%), entlang der kleinen Kurvatur und an der Kardia (10%) lokalisiert sind. Diese Tumoren findet man selten entlang der großen Kurvatur; sie befallen nicht den ganzen Magen.
Es müssen die beiden Haupttypen von Lauren erwähnt werden, nämlich der *diffuse* und der *intestinale* Typ, die ebenfalls epidemiologische Bedeutung haben.
Die epidermoiden Karzinome, die die Kardiagegend befallen, nehmen ihren Ursprung im allgemeinen im Oesophagus. Maligne Lymphome, vom nicht-Hodgkinschen Typ, können beobachtet werden (1—3% aller Magentumoren).
Die makroskopische Pathologie der Magenkrebse weist verschiedene Formen auf: polypoide, ulzerierende und infiltrierende Läsionen. Der Tumor breitet sich heimtückisch und stetig aus. Die Linitis plastica ist das typische Beispiel für diese Ausbreitung. Es handelt sich dabei um eine ausgedehnte szirrhöse Infiltration der Magenwand, die mit der Zeit ausgesprochen starr wird. Schwere Komplikationen wie Bluterbrechen, Obstruktion des Pylorus und Perforation stellen sich ein.

Ausbreitung

Der Tumor kann sich kontinuierlich ausbreiten und die angrenzenden Organe befallen, das Bauchnetz (Omentum majus et minus), die Leberlappen und das Pankreas, sowie durch peritoneale Aussaat — den Douglasschen Raum. Die Ovarien werden bevorzugt, oft bilateral

(Krukenbergscher Tumor) befallen und es kommt zu einem serösen bis blutig-serösen Aszites wenn Bauchfell und Bauchnetz stark mit Metastasen durchsetzt sind. Die Ausbreitung auf dem Lymphweg geschieht entlang der Magenarterien bis zum Ursprung der A. coeliaca und dann über den Ductus thoacicus bis zu den supraklavikulären Lymphknoten (Troisiersches Zeichen, Virchowscher Knoten). Untersuchungen chirurgischer Resektionspräparate nach totalen oder ausgedehnten Gastrektomien haben gezeigt, daß die Lymphknoten im Milzhilus sowie entlang dem Körper und dem Schwanz des Pankreas oft befallen sind. Fernmetastasen entstehen über das Pfortadersystem, vor allem in der Leber. Es können auch Metastasen in den Lungen, in den Knochen und in der Haut angetroffen werden.

Diagnose

Die Frühdiagnose des Magenkrebses ist nur bei ,,high-risk" Gruppen möglich, die dank der Anwesenheit der oben erwähnten präkanzerösen Läsionen selektioniert werden. Es werden verschiedene Screening-Methoden empfohlen (Doppelkontrastaufnahme, Gastroskopie, zytologische Untersuchung (exfoliative cytology)). Der klinische Verlauf der Erkrankung, zumindest in der frühen oder lokalisierten Phase, ist meist relativ asymptomatisch, so daß man die Patienten oft mit Zeichen einer mäßig fortgeschrittenen Erkrankung antrifft. Diese Zeichen können ein leichtes Unbehagen in der Magengegend, unbestimmte Schmerzen, eine hypochrome Anämie, Gewichtsverlust und Anorexie sein. Bei den Tumoren der Kardia kann die Dysphagie schon früh auftreten. Karzinome des Magenfundus hingegen machen keine oder wenig Symptome und werden oft beim Bariumbrei-Kontrastverfahren oder bei der Gastroskopie übersehen. Entsprechend der lokalen Ausbreitung der Erkrankung kann es zu einer Obstruktion, einer Blutung oder zu einer Perforation kommen. Die klinische Untersuchung des Abdomens zeigt manchmal einen palpierbaren Tumor, einen Befall der Leber oder eine intraperitoneale Geschwulst. Die Lymphknoten der linken Schlüsselbeingruben sind auf Metastasen zu untersuchen. Die Laboruntersuchungen können eine Anämie oder eine Achlorhydrie aufdecken.

Die beste Methode zur Erkennung eines Magenkrebses ist eine radiologische Magendarm-Passage-Untersuchung, wenn nötig im Doppelkontrastverfahren. Sie sollte in allen Fällen durchgeführt werden.

Die Gastroskopie ist zur Sichtbarmachung des Tumors und zur Entnahme einer Biopsie erforderlich. In einigen Zentren wird die Zytologie des Magens (mit Zellentnahme durch Bürstenabzug und Auswaschung) angewandt. Ein Scanning der Leber ist bei Verdacht auf Lebermetastasen durchzuführen.

Behandlung

Nur eine radikale chirurgische Resektion, normalerweise eine subtotale Gastrektomie „enbloc" mit einer Resektion der Omenta und der zöliakalen und pankreatikolienalen Lymphknoten ist kurativ. In vielen Zentren wird eine Splenektomie durchgeführt. Wenn benachbarte Organe befallen sind, müssen noch radikalere Operationen, eventuell mit Resektion von Leberteilen, Pankreas und Colon transversum durchgeführt werden.

Eine totale Gastrektomie ergibt keine besseren Resultate als die radikale subtotale Gastrektomie. Ganz im Gegenteil sind Morbidität und Mortalität der totalen Gastrektomie signifikant höher. Sie sollte daher nur wenn unbedingt erforderlich ausgeführt werden. In einigen Fällen kann eine palliative Resektion durchgeführt werden, um Symptome zu beheben oder schweren Komplikationen vorzubeugen. Bei lokal fortgeschrittenen Fällen sollte wenigstens — wenn technisch noch möglich — der Tumor entfernt werden. Bei Lymphomen des Magens wird eine Resektion mit anschließender Radio- oder Chemotherapie vorgezogen, je nach Stadium der Erkrankung. Manchmal können Lymphome der kardio-ösophagealen Gegend nur bestrahlt werden, weil eine Oesophagogastrektomie mit einer größeren Morbidität und Mortalität behaftet wäre.

Radio- und Chemotherapie als adjuvante Behandlung zur Chirurgie verbessert die Überlebensraten beim Magenkarzinom nicht. Die Chemotherapie mit 5-FU, Mitomycin-C und Nitrosurea wurde versuchsweise angewandt ohne daß eine überzeugend bessere Überlebensrate erreicht werden konnte. In fortgeschrittenen Fällen beobachtet man bei 15—20% der chemotherapeutisch behandelten Patienten ein objektiv erfaßbares Ansprechen. Die Besserung ist jedoch nur vorübergehend.

Prognose

Die Resultate der radikalen chirurgischen Resektion hängen vom Grad der Ausbreitung ab; folglich ist die Prognose bei Frühläsionen ohne Lymphknoten-Metastasen besser. Bei allen Resektionen beträgt die 5-Jahres-Überlebensrate 25%. Die Operabilitätsrate hat in den letzten Jahren zugenommen, aber die Überlebensdauer hat sich nicht signifikant verändert. Auch eine zusätzliche Bestrahlung und Chemotherapie hat die Heilungschancen nicht verbessert. Die postoperativen Nachkontrollen sind wichtig, um Spätfolgen der Magenresektion sofort behandeln zu können (Anämie, usw.).

Pankreas

Epidemiologie

Pankreaskrebs ist vor dem 30sten Lebensjahr selten und im 6. und 7. Jahrzehnt häufiger. Männer werden häufiger befallen als Frauen. Die Inzidenz der Erkrankung ist bei den im Kopfteil des Pankreas gelegenen Krebsen höher als bei den im Schwanzteil gelegenen Karzinomen. Diese ungleiche Häufigkeit beruht jedoch auf dem größeren Gewebsvolumen des Pankreaskopfes als auf einer besonderen Prädisposition zur Karzinogenizität. Pankreastumoren machen ungefähr 2—3% aller Krebserkrankungen aus. In den letzten Jahren hat die Inzidenz dieser Krebse in den USA signifikant zugenommen. Das Pankreaskrazinom ist dort die vierthäufigste Todesursache unter allen bösartigen Tumoren.

Ätiologie

Man kennt keine ätiologischen Faktoren. Offenbar besteht keine Korrelation zwischen dem Pankreaskarzinom und der chronischen oder akuten Pankreatitits oder ihren Folgeerscheinungen. Es existiert aber sicher ein Zusammenhang zwischen dem Bauchspeicheldrüsenkrebs und einer Gallensteinbildung oder einer Leberzirrhose. Man findet bei Zigarettenrauchern eine vermehrte Inzidenz von Pankreaskrebsen.

Pathologie

Diese Tumoren verlaufen wegen ihrer schleichenden und heimtückischen Entwicklung meist tödlich. Man unterscheidet 2 Haupttypen des Pankreaskrebses:

1. Das Adenokarzinom vom Zylinderzelltyp, das seinen Ursprung im duktalen System hat; und
2. den großzelligen Granulartyp und den Fettzelltyp, die sich vom Parenchym aus entwickeln.

Der erstgenannte ist häufiger und neigt zur zystischen Degeneration (Zystadenokarzinom). Beide Typen sind hart, fibrös und bilden Knötchen. Beide setzen früh Metastasen in den regionalen Lymphknoten (90%) sowie in den mediastinalen und supraklavikulären Lymphknoten. Zur Zeit der Diagnosestellung weisen mehr als die Hälfte der Patienten Lebermetastasen auf, mehr als ein Viertel zeigen eine peritoneale Aussaat und ein Drittel eine Invasion des Duodenums, die oft eine Geschwürsbildung verursacht. Ebenfalls häufig sind Knochen- und Lungenmetastasen.

Obwohl sie selten sind, müssen die Inselzelltumoren erwähnt werden. 10% dieser endokinaktiven Tumoren sind bösartig und können Metastasen setzen. Sie sind oft multipel. Die nichtendokinaktiven Tumoren sind extrem selten und fast immer multipel, sie sind in 30—50% der Fälle bösartig.

Diagnose

Bei den Adenokarzinomen des Pankreaskopf ist eine schmerzlose Gelbsucht, mit oder ohne Juckreiz das häufigste Symptom. Andere Symptome sind Fieber, Schüttelfrost, achylische Stühle und Gallenfarbstoff enthaltender Urin. Diese charakteristischen Anzeichen einer Obstruktion des Choledochus und das Ausbleiben einer Gallensekretion ins Duodenum sind sehr tumorverdächtig. So kann man gleichzeitig antreffen: dunkelgefärbten Urin, lehmfarbene Stühle (voluminös, fettig und sehr übelriechend), einen Tumor im Epigastrium, ein Oedem der unteren Extremitäten (infolge Stenosierung der Vena cava inferior), eine Thrombophlebitis migrans.
Die Tumoren des Pankreasschwanzes sind oft von einem starken Dauerschmerz begleitet der sich manchmal beim Sitzen oder Vornüberbeugen verändert und in den Rücken aussstrahlt.
Die Frühdiagnose ist schwer zu stellen. Der Verdacht auf ein Karzinom des Pankreaskörpers sollte bei persistierendem Unwohlsein im Epigastrium oder Schmerzen in der linken Rückengegend in Kombination mit Gewichtsverlust und zunehmender Mattigkeit bestehen bleiben, auch wenn Routine-Untersuchungen wiederholt unauffällig sind. Symptome eines funktionierenden Inselzelltumors, der zur Überproduktion von Insulin führt, sind: Hypoglykämie, Müdigkeit und Unwohlsein. In schweren Fällen können sich diese Symptome bis zum Sensoriumverlust und Koma steigern. Die nicht endokrinaktiven Tumoren, die Gastrin produzieren, verursachen das bekannte Zollinger-Ellison-Syndrom (oder fulminate Ulkuserkrankungen).
Folgende diagnostische Maßnahmen werden empfohlen: Aufnahmen während der Magendarm-Passage eines Bariumkontrastbreies (Verformung der C. Schlinge des Duodenums) die transhepatische Cholangiographie (Obstruktion der Gallenwege), Pankreas-Scan (wenig zuverlässig), die selektive Arteriographie der A. coeliaca, die komputerisierte axiale Tomographie eingefügt. Laparotomie und Biopsie sind manchmal zur Unterscheidung chronischer Pankreatitis von einem Karzinom erforderlich. Um Fisteln vorzubeugen, sollte die Pankreasbiopsie vom eröffneten Duodeum aus durchgeführt werden.

Behandlung und Prognose

Diese Karzinome verlaufen lethal, es sei denn, sie entwickeln sich auf Zellen des unteren, intrapankreatischen Choledochus und können deshalb einer radikalen Resektion (Pankreatektomie und Pankreatikoduodenektomie) unterzogen werden. Gegenwärtig beträgt die 5-Jahres-Überlebensrate für diese Operation weniger als 1%. Die Resektion aber stellt die einzige Hoffnung dar. In den meisten Fällen werden Bypass-Maßnahmen unternommen, um den obstruktiven Ikterus zu beheben. (Cholezystojejunostomie). Radiotherapie und Chemotherapie haben nur sehr beschränkten Wert.

Die Behandlung der funktionellen Inselzelltumoren besteht in der lokalen oft sehr schwierigen Exzision der Geschwulst. Deshalb wird häufig eine distale subtotale Pankreatektomie vorgezogen. Diese totale Gastrektomie mit oder ohne Resektion des Tumors ist die Therapie der Wahl für die nicht endokinaktiven Inselzelltumoren.

Leber

Epidemiologie

Der primäre Krebs der Leber (Hepatom) ist selten und wird oft mit Karzinomen der extrahepatischen Gallenwege verwechselt. Das Hepatom ist bei den gelb- und schwarzrassigen Völkern häufiger, mit einer Inzidenz von 17,3 pro 100 000 Einwohner in Japan und 58 pro 100 000 Einwohner in Westafrika. Männer erkranken 4mal häufiger als Frauen. Das Durchschnittsalter beim Auftreten der Erkrankung liegt zwischen dem 6. und 7. Lebensjahrzehnt.

Pathologie

Beim Erwachsenen geht das Hepatom in 60% der Fälle mit einer atrophischen, annulären Leberzirrhose einher, während der Tumor bei Kindern eine spezielle histologische Struktur hat, die man Hepatoblastom nennt. Alle Patienten, die an einer Leberzirrhose leiden müssen sorgfältig überwacht werden, weil sich in einer zirrhostischen Leber oft Hepatome verbergen. Ein anderer Typus eines primären Leberkarzinoms ist das Cholangiokarzinom, das man recht häufig in Südostafrika antrifft. Andere Erkrankungen, die manchmal gleichzeitig mit Tumoren der Leber auftreten, sind Darmparasitismus (Schistosomiasis) und Hämochromatose.

Diagnose

Die klinischen Symptome des Leberkrebses bestehen unter anderen im zutreffenden Verschlußikterus, einen Tumor im Epigastrium, sowie ein allgemeines Unwohlsein und Krankheitsgefühl. Der Leberfunktionstest ist oft pathologisch verändert und hauptsächlich auf eine gleichzeitige Lebererkrankung zurückzuführen.

Die primären Lebertumoren müssen von den sekundären metastatischen Ablagerungen in der Leber, den gutartigen Tumoren und der Zirrhose unterschieden werden. Außer den klinischen Daten erlauben im allgemeinen folgende Maßnahmen eine richtige Diagnose: das Radioisotopen-Scanning mit kolloidalem Gold und ^{99m}Tc (eine nicht immer verläßliche Methode), die selektive Arteriographie und Laboruntersuchungen (Erhöhung der alkalischen Phosphatase und der BSP-Retention).

Die Feinnadelbiopsie, die Laparoskopie oder die Laparotomie sind im allgemeinen nötig, um zu einer korrekteren Diagnose zu gelangen.

Die Identifizierung des alpha-Foetoproteins im Serum hat letzter Zeit diagnostische Bedeutung erlangt.

Behandlung und Prognose

Das Leberkarzinom ist schwer zu behandeln. Manchmal ist eine Resektion technisch durchführbar. Bei Kindern konnte gelegentlich ein Hepatoblastom geheilt werden. In den letzten Jahren wurden immer mehr Resektionen bei Erwachsenen durchgeführt, die in einigen Fällen zur Heilung führten.

Leberkarzinome sind nicht strahlensensibel. Die Chemotherapeutika 5FU, Methotrexat und Adriamycin wurden verabreicht (systemisch oder intra-arteriell). Man konnte nur vorübergehende Remissionen erzielen. Die Prognose ist äußerst schlecht. Von 100 Patienten hat nur ein einziger die Chance, 5 Jahre nach der Diagnosestellung noch am Leben zu sein.

Gallenblase

Epidemiologie und Aetiologie

Das Karzinom der Gallenblase ist selten und hauptsächlich eine Erkrankung älterer Menschen. Es kommt häufig bei Frauen vor (Verhältnis Männer:Frauen 1:3—4). Man beobachtet es häufiger bei den Schwarzen Amerikas als bei den Schwarzen Afrikas. In fast allen Fällen treten Gallensteine zusammen mit dem Krebs auf.

Pathologie und Ausbreitung

Die Invasion der Leber ist sehr häufig und die Ausbreitung entlang den Gallenwegen in die portalen Lymphknoten, sowie Metastasen in den Knochen und in der Lunge sind beschrieben worden.

Diagnose

Die Symptome werden ursprünglich durch die Anwesenheit von Gallensteinen verursacht. Die Cholezystographie ist nur äußerst selten in der Lage, den Chirurgen auf die Möglichkeit eines Karzinoms aufmerksam zu machen. In fast allen Fällen wird die Diagnose erst bei der Laparotomie gestellt oder der Krebs wird zufällig bei der Obduktion entdeckt.

Behandlung und Prognose

Die auffallende Assoziation mit Gallensteinen erfordert eine prophylaktische Cholezystektomie in allen Fällen von Gallensteinen. Da das Karzinom der Gallenblase sich erst spät entwickelt und hauptsächlich eine Erkrankung älterer Menschen darstellt, ist eine radikale Behandlung einschließlich einer partiellen Hepatektomie selten durchführbar. Die Prognose bleibt schlecht und die Mortalität ist hoch.

Der Tumor reagiert weder auf Bestrahlung noch auf Chemotherapie.

Kolon, Rektum, Anus

Epidemiologie

In vielen Ländern steht das Karzinom des Kolons und des Rektums an zweiter Stelle nach dem Lungenkrebs als Todesursache unter den malignen Tumoren, wenn die Mortalitätsraten für beide Geschlechter zusammen betrachtet werden. Diese Tumoren treten selten bei jüngeren Leuten (unter 35 Jahren) auf, ausgenommen bei Patienten mit familiärer Polyposis. Ihre Inzidenz wird progressiv höher bei Leuten über 50 Jahre. In den Vereinigten Staaten sind beide Geschlechter gleich häufig befallen, aber in den meisten Gegenden der anderen Länder sind Inzidenz und Sterblichkeitsraten im allgemeinen bei den Männern höher. Diese Tumoren sind relativ weniger häufig in Ländern wie Finnland und Japan, wo die Inzidenz der Krebse des Oesophagus und des Magens sehr hoch ist. Die Mortalitätsraten betragen 3—6 pro 100000 Männern in Mexiko, Polen, Griechenland und Ägypten, während dem sie auf 18—23 in den USA, Australien, Österreich, Großbritannien, Westdeutschland und der Schweiz steigen. Die höchsten adaptierten Sterblichkeitsraten wurden in Schottland und Neuseeland (24—25 pro 100000 Männern) festgestellt.

Ätiologie

Man kennt keine eindeutige Ursache. Faktoren sind angeschuldigt worden, d. h. eine Diät, welche reich an Kohlehydraten und arm an schlackenbildender Zellulose ist und daher eine verlängerte Passagezeit des Stuhles bewirkt, mit einer längeren Einwirkung von Karzinogenen, welchem man in den Fäzes vermutet, auf die Darmwand. Gewisse pathologische Zustände müssen als prädisponierende Läsionen angesehen werden. Patienten mit einer familiären Polypose entwickeln praktisch immer einen Krebs des Kolons, und zwar schon in frühen Lebensaltern (häufig im 2. Jahrzehnt). Das Risiko bei Patienten mit einer symptomatischen ulzerösen Kolitis kann 20—25% erreichen in Fällen wo die Krankheit schon länger (mehr als 10 Jahre) andauert. Es besteht eine gewisse Kontroverse wegen der Frage, ob die Polypen des Kolons prämaligne sind, während man sich einig ist, daß die Polypen mit einer villösen Komponente (50—60% aller Polypen) eine ausgesprochene Tendenz haben, maligne zu entarten. Polypen von weniger als 1 cm Durchmesser sind selten bösartig, aber wenn sie an Größe zunehmen wird das Krebsrisiko immer größer. Multiple Polypen tendieren mehr dazu (etwa 8mal) als solitäre Polypen, mit einem Karzinom vergesellschaftet zu sein. Eine mögliche Korrelation zwischen Karzinom und Erkrankungen wie eine Divertikulose oder Hämorrhoiden ist nicht augenscheinlich.

Pathologie

Über 50% der Tumoren des Dickdarm sind im Rektum lokalisiert, 20% davon befallen das Sigmoid, während dem das rechte Kolon nur in 15% der Fälle betroffen ist, das Querkolon in 6—8% und das Colon descendus in 6—7% der Fälle. Nur 1% der Fälle bilden Anuskarzinome.
Die Tumoren des Dickdarms sind gewöhnlich Adenokarzinome, welche als polypoide Läsionen erscheinen mit umfangreichen bröckligen, leicht blutenden Gewebsmassen, oder als kraterförmige Geschwüre mit hart eingerollten Rändern. Der am häufigsten vorkommende Tumor der Appendix ist das Karzinoid, aber es können auch Adenokarzinome wie Mukozelen auftreten; letztere sind benigne Läsionen, welche ins Peritoneum einbrechen können, um dort ein Pseudomyxom mit peritonealen Implantationsmetastasen zu erzeugen. Die Tumoren des Analkanals sind meistens vom Plattenepitheltyp.

Ausbreitung

Das kolorektale Karzinom breitet sich direkt in die umgebenden Strukturen und Organe aus.
Die metastatische Ausbreitung erfolgt sowohl auf dem Lymphweg als auch auf dem Blutweg; die meisten Krebse des Kolons metastasieren

in die retroperitonäal gelegenen peri-aortischen Lymphknoten entlang den mesenterialen Gefäßen. Die Analkarzinome breiten sich häufiger in die Lymphknoten der Leiste als retroperitonäal aus. Haematogene Metastasen siedeln sich im besonderen in der Leber ab, aber auch in den Lungen und in den Knochen.

Klinische Klassifikation

Die klinische TNM-Klassifikation für die Karzinome des Kolons und des Rektums lauten folgendermaßen:

T1 ist ein Tumor, welcher sich auf die Mukosa oder Mukosa und Submukosa beschränkt. T2 ist ein Tumor mit Ausbreitung auf die Muskelschicht oder Muskularis und Serosa. T3 ist ein Tumor, welcher sich über das Kolon hinaus auf die unmittelbar benachbarten Strukturen ausbreitet. T4 ist ein Tumor, welcher sich über die unmittelbar angrenzenden Organe und Gewebe ausdehnt.

Die Klassifikation für die Anal-Karzinome ist noch nicht ausgearbeitet worden.

Pathologische Klassifikation

Die von Dukes im Jahre 1932 vorgeschlagene Klassifikation basiert auf der Tiefe der Invasion der Darmwand und auf der An- oder Abwesenheit von mikroskopisch nachgewiesenen Lymphknoten-Metastasen. Diese Klassifikation sieht folgendermaßen aus:

A. Die Läsion ist auf die Mukosa beschränkt. Keine regionalen Metastasen.

B_1. Die Läsion breitet sich in die Muskularis aus, ohne aber sie zu durchdringen. Keine regionalen Metastasen.

B_2. Die Läsion durchdringt die Muskularis. Keine regionalen Metastasen.

C_1. Die Läsion durchdringt alle Schichten. Die unteren Lymphknoten sind befallen, die höher gelegenen Lymphknoten sind negativ.

C_2. Wie oben, aber auch die am höchsten gelegenen Lymphknoten sind positiv.

Diagnose

Screening-Tests. In den Vereinigten Staaten, wo das kolorektale Karzinom am häufigsten vorkommt, sind Versuche unternommen worden, um das Screening-Programm bei großen Kollektiven asymptomatischer Patienten durchzuführen.

Obwohl die American Cancer Society weiterhin periodische Routinesigmoidoskopien befürwortet, ist diese Empfehlung noch nicht überall akzeptiert worden. Aber Berichte aus großen Krebserkennungskliniken zeigen unzweideutig, daß asymptomatische Patienten, bei denen Karzinome durch routinemäßig durchgeführte Sigmoidoskopien frühzeitig entdeckt wurden, eine viel bessere Prognose aufweisen als Durchschnittspatienten. Ein spezieller Test zum Nachweis okkulten Blutes im Stuhl (Haemocult) wurde für das Screening entwickelt und wird nun auf breiter Basis eingesetzt. Patienten mit einem positiven Testergebnis werden mit Hilfe von Sigmoidoskopie, Bariumeinlauf, usw. weiter untersucht. Solche Screening-Programme werden aber bis heute von den meisten Ländern der Welt noch nicht übernommen. Wegen des Fehlens solcher Screening-Programme, muß ein Karzinom des Kolons oder des Rektums bei verdächtiger Anamnese erwogen werden. Veränderungen der Stuhlgewohnheiten, blutige Stühle, Tenesmen, Schleimauflagerungen, unerklärliche Anämien und Gewichtsverlust sind verdachterregende Symptome. Das lokale Tumorwachstum kann eine Obstruktion verursachen sowie zu Komplikationen wie Blutungen und Perforation (besonders im Sigmoid) führen. Die Symptome sind natürlich je nach der Lokalisation des Tumors verschieden.

Selbst ausgedehnte Läsionen des Colons ascendens verursachen wegen des großen Darmlumens und des flüssigen Stuhls nur selten Obstruktionen. Diese Karzinome verursachen meist eine unerklärliche Anämie. Gelegentlich verspüren die Patienten leichtes Unwohlsein oder einen Abdominaltumor auf der rechten Seite. Tumoren des Sigmoids verursachen fast immer Obstruktionssymptome. Das Rektumkarzinom verursacht sichtbare Blutverluste bei der Defäkation und bei weiterem Wachstum das Gefühl einer unvollständigen Stuhlentleerung.

Die klinische Untersuchung kann gelegentlich einen palpierbaren Abdominaltumor aufdecken. Die Rektaluntersuchung mit dem Finger muß immer durchgeführt werden. Fast die Hälfte aller kolorektalen Krebse können mit dem Finger palpiert werden. Auch die Inguinalgegend muß palpiert werden. Folgende diagnostischen Maßnahmen sind unumgänglich.

1. *Barium-Kontrasteinlauf*. Läsionen des Zökums sind oft nur schwer darzustellen. Eine Divertikulose kann manchmal einen begleitenden Krebs verschleiern. Multiple Läsionen sind häufig. Kleine Läsionen des Rektums werden durch den Bariumeinlauf nicht erfaßt.

2. *Rektosigmoidoskopie*. 75% der Tumoren liegen innerhalb der Reichweite des Rektosigmoidoskops. Diese Methode, wie auch die Koloskopie, erlaubt Biopsien.

3. *Lymphangiographie*. Dieses Verfahren wird in manchen Zentren angewandt, um den Befall retroperitonealer Lymphknoten, besonders

bei Analkrebs zu erfassen. Andere diagnostische Maßnahmen, wie Thoraxaufnahmen oder Röntgenbilder der Knochen, die Urographie, die Zystoskopie, das Scanning der Leber, können durchgeführt werden, um eine lokale Ausbreitung oder Fernmetastasen auszuschließen. Die Laboruntersuchungen können eine Anämie oder Störungen der Leberbiochemie nachweisen.

Das karzinoembryonale Antigen (CEA) ist bei kolorektalen Krebsen häufig erhöht. Es hat sich für die Frühdiagnose nicht bewährt, aber es kann nützlich sein, um Rezidive zu erfassen bevor sie klinisch manifest werden, zu einer Zeit also, in der Zweitoperationen noch eine gewisse Aussicht auf Erfolg haben.

Behandlung

Die Resektion ist die Therapie der Wahl und kann den Patienten in vielen Fällen heilen. Das den Tumor tragende Darmsegment wird zusammen mit den drainierenden Lymphknoten reseziert.

Einige Chirurgen sind der Meinung, daß durch Verbesserungen der Operationstechnik die Möglichkeit der Metastasierung oder eines Rezidivs verringert werden kann. Deshalb wurde die „no-touch"-Methode entwickelt. Dabei wird der Darm unmittelbar nach dem operativen Zugang zum Abdomen über und unter dem Tumorsitz ligiert und die Gefäße abgebunden. Es ist fraglich, ob diese Technik des „Nichtberührens" die Überlebensdauer des Patienten wirksam beeinflußt. Sie ist also leicht anzuwenden und birgt keine besonderen Risiken in sich, so daß sie als nutzbringende Methode empfohlen werden kann.

Für Tumoren des Rektums ist die abdomino-perineale Resektion mit linksseitiger Kolostomie die Operation der Wahl. Wenn der Tumor klein und sein Sitz nicht weniger als 12 cm vom Anus entfernt ist, kann die sogenannte „pull through"-Technik angewandt werden, die den Vorteil hat, die Sphinkterfunktion zu erhalten.

In einigen Zentren werden kleine Läsionen des Rektums mit guten Resultaten durch einen begrenzten chirurgischen Eingriff oder durch Kontakt-Radiotherapie behandelt. Aus palliativen Gründen kann die gleiche Technik angewandt werden um fortgeschrittene Tumoren lokal zu begrenzen. Die Methode der präoperativen Bestrahlung größerer Tumoren des Rektums befindet sich immer noch im Versuchsstadium, gewinnt aber Zustimmung. Nach vorliegenden Berichten soll die Chemotherapie in ungefähr 20% der fortgeschrittenen Fälle ein objektives Ansprechen während verschieden langer Zeit bewirken, vor allem bei Anwendung einer Kombination von CCU (Nitrosoharnstoff) und 5-FU. Als adjuvante Behandlung zur Chirurgie kann die Chemotherapie indessen noch nicht empfohlen werden.

Polypen müssen zur histologischen Untersuchung endoskopisch entfernt werden. Wenn es sich um ein infiltrierendes Karzinom handelt, sollte der Patient einem radikalen chirurgischen Eingriff unterzogen werden. Die familiäre Polypose verlangt eine totale Kolektomie. Manchmal kann ein Rektalstumpf belassen werden, so daß die Kontinuität sofort oder später wiederhergestellt werden kann. Es sind häufige Proktoskopien erforderlich, um eventuell rezidivierende Polypen entsprechend zu behandeln.

Prognose

Im allgemeinen haben Tumoren des rechten Kolons eine bessere Prognose, weil sie häufiger operabel sind. Die 5-Jahres-Überlebensrate für die operablen Tumoren des Kolons und des Rektums liegt über 40%. Die 5-Jahres-Überlebensrate für alle Fälle (operabel und nicht operabel) beträgt indessen nur 25%.
Die marginalen Frühläsionen des Anus haben eine sehr gute Prognose, wenn sie kombiniert chirurgisch und radiotherapeutisch angegangen werden. Epidermale Krebse des Analkanals ohne Lymphknoten-Metastasen, die radikal operiert wurden, haben eine ebenso gute Prognose wie die Krebse des Kolons und Rektums.

Rehabilitation

Eine gutes Rehabilitationsprogramm ist für den Kolostomie-Patienten bei der Eingliederung ins normale Leben von großem Nutzen. In einigen Zentren sind spezielle Programme aufgestellt worden, um die Patienten zu instruieren, wie sie ihre Kolostomie irrigieren müssen, um die Stuhlentleerung auf einmal täglich zu begrenzen.

Brust

Epidemiologie

Der Brustkrebs ist gegenwärtig die Hauptursache der Mortalität bei Frauen in vielen Ländern. Die Mortalität beträgt in Großbritannien 25—30 pro 100000 Frauen, ebenso in Dänemark, in den Niederlanden, in USA und Kanada, während in Japan und Venezuela 3—4 pro 100000 Frauen betroffen sind. In den meisten Ländern scheint der langsame aber stetige Anstieg der Sterblichkeit an Brustkrebs einer Zunahme der durchschnittlichen Lebensdauer zugeschrieben werden müssen. Dieser Anstieg läßt sich nämlich nicht mehr nachweisen, wenn man nach Alter angepaßte Daten miteinander vergleicht. Die Mortalitätsrate des Mammakarzinoms steigt bis auf 120—150 pro 100000 in bestimmten Gegenden, während sie in anderen Regionen wie Mocambique und im Kaukasus (UdSSR) nur Raten von 10 pro 100000 Frauen erreicht. Die Inzidenz bei Männern beträgt etwa 1% der Rate bei Frauen. Der Brustkrebs tritt bis zum Alter von 25 Jahren selten auf. Seine Häufigkeit steigt mit dem Alter stetig an, um im hohen Alter seinen Gipfel zu erreichen.

Ätiologie

Die Ätiologie des Mammakarzinoms ist noch lange nicht aufgeklärt, was auch für die Mehrzahl der anderen malignen Tumoren gilt. Es gibt jedoch eine ganze Anzahl von Faktoren, die bei der Entstehung einer Geschwulst eine mehr oder weniger wichtige Rolle spielen können. Epidemiologische Studien wie auch experimentelle und klinische Forschungsarbeiten haben gezeigt, daß bestimmte Gruppen von Frauen ein hohes Risiko aufweisen an Brustkrebs zu erkranken. Die Familienanamnese scheint beim Mammakarzinom eine besonders wichtige Rolle zu spielen. Man hat beobachtet, daß weibliche Angehörige (d. h. Mutter, Tochter und insbesondere Schwestern) der an Brustkrebs leidenden Frauen einem größeren Krebsrisiko ausgesetzt sind als die Allgemeinbevölkerung. Auch genetische Faktoren haben eine gewisse Bedeutung, besonders bei Patientinnen, die bilateral erkrankt sind und bei denen sich der Tumor vor der Menopause entwickelt. Die Geburtenzahl ist ein wichtiger Risikofaktor: Nulliparae sind stärker Brustkrebs gefährdet als Frauen, die geboren haben; je größer die Anzahl der Schwangerschaften ist, um so kleiner ist das Brustkrebs-Risiko. Eine erste Schwangerschaft in jungem Alter verleiht der Frau einen gewissen Schutz. Das Stillen scheint kein schützender Faktor zu sein. Nonnen weisen die höchste Brustkrebs-Inzidenz auf. Das Risiko bei unverheirateten Frauen ist zweimal so hoch wie bei den Frauen, die verheiratet sind oder waren. Unfruchtbare Frauen zeigen ein höheres Risiko als fruchtbare Frauen.

Das Risiko, nach einer radikalen Mastektomie einen Brustkrebs der Gegenseite zu entwickeln ist ungefähr 5mal größer als das Risiko der Allgemeinbevölkerung. Das Risiko der Entstehung eines Krebses der anderen Brust ist besonders hoch bei Patientinnen, die eine gute Überlebenserwartung haben oder in deren Familienanamnese Brustkrebse auftreten. Das Vorhandensein von benignen Läsionen in der Brust wurde ebenfalls als Krebsfaktor erwogen: klinische und statistische Studien haben gezeigt, daß die zystische Mastopathie ein prädisponierender Faktor sein könnte. Die Krebsinzidenz ist bei den an zystischer Mastopathie leidenen Frauen zweimal so hoch wie bei der weiblichen Allgemeinbevölkerung. Die Mastopathia cystica und das Mammakarzinom können eine gemeinsame hormonale Prädisposition aufweisen, so daß die zystische Erkrankung der Brust nicht als präkanzeröse Läsion aufgefaßt werden darf; Läsionen, für die der Ausdruck „präkanzerös" angewandt werden kann sind die atypische epitheliale Hyperplasie und die diffuse Papillomatose.

Man konnte die kürzlich aufgestellte Hypothese nicht bestätigen, wonach eine abnorme Zunahme von Oestrogen und Oestradiol (obwohl diese Substanzen karzinogen sind) und ein Mangel an Oestriol (das angeblich eine Schutzwirkung ausübt) Ursachen für das Auftreten des Mammakarzinoms sind. Frauen, bei denen man vor dem 35. Lebensjahr eine Ovariektomie durchgeführt hat, weisen ein vermindertes Brustkrebs-Risiko auf. Nach anderen Studien soll eine Überstimulierung von Androgenen als Ursache des Mammakarzinoms angesehen werden. Diese Annahme wird gestützt durch die Tatsache, daß die Inzidenz der Erkrankung bei Frauen in der Postmenopause größer ist als bei anderen Frauen.

Möglicherweise wird Brustkrebs durch eine Virus verursacht. In Versuchstieren ist Brustkrebs virusinduzierbar (MTV- mammary tumor virus) — abhängig von genetischem Hintergrund verschiedener Stämme und von endokrinen Faktoren. Bei Frauen konnte eine Virusgenese nicht nachgewiesen werden.

Eine Bestrahlung der Brustgegend, besonders für eine puerperale Mastitis, erhöht das Brustkrebs-Risiko erheblich. Andere mögliche Risikofaktoren von unterschiedlicher statistischer Signifikanz sind: eine Diät mit hohem Fettgehalt, Hypothyroidismus und höherer sozio-ökonomischer Status.

Pathologie

Die Mehrzahl der invasiv wachsenden Brustkrebse entwickeln sich vom Epithel der Milchgänge aus und besitzen keine besonders charakteristischen Merkmale: gelegentlich beobachtet man muzinöse Karzinome, papillifere Karzinome und Medullärkrebse mit lymphoidem Stroma. Die sogenannten nicht-invasiven Karzinome und die lobulären *in situ*-Karzinome sind häufiger als man annimmt. Sie können für Jahre und Jahrzehnte ruhen. Kürzlich wurde das Konzept eines „minimalen Brustkrebses" eingeführt: dieser Ausdruck wird zur Bezeichnung eines lobulären Carcinoma *in situ*, eines intraduktalen, nicht infiltrierenden Karzinoms und schließlich eines infiltrierenden Karzinoms von weniger als 5 mm Durchmesser gebraucht.

Das lobuläre *in situ*-Karzinom zeigt in 35% aller Fälle ein invasives Wachstum. Beim intraduktalen Typ sind 70% der Tumoren invasiv. Die lobuläre Form metastasiert nicht, während die intraduktale Form in 2—3% Lymphknoten-Metastasen setze. Einige seltene Typen der malignen Mammatumoren, wie der Epidermoidkrebs, das hellzellige Karzinom oder das Karzinom mit Knochenmetaplasie sind so außergewöhnlich selten, daß sie hier nicht ausführlich behandelt werden müssen. Das Karzinom von Paget stellt eine besondere epidermotropische Entwicklungsstufe eines intraduktalen, nicht infiltrierenden Karzinoms dar, das sich sehr langsam in der Epidermis der Brustwarze, in der Areolargegend und in der umgebenden Haut ausbreitet. In einem späteren Stadium wird das Karzinom invasiv und entwickelt sich zu einem gewöhnlichen Mammakarzinom. Ein anderer Tumortyp der durch eine früh einsetzende und rasche Ausbreitung nach Durchdringen der Lymphgefäße charakterisiert ist, ist das „entzündliche Karzinom" oder die „Mastitis Carcinomatosa".

Ausbreitung

Das Mammakarzinom breitet sich auf dem Lymph- und auf dem Blutweg aus. Die Lymphknoten wirken wie ein Hauptfilter für die Zellen, die sich vom Primärtumor gelöst haben. Wenn die Tumorzellen das Filter der Axillarhöhle passiert haben, invadieren sie gewöhnlich die supraklavikulären Lymphknoten, um dann in die venöse Blutzirkulation einzudringen. Wenn die Tumoren in die Axilla metastasieren, können sie auch die Lymphoglandulae mammariae internae befallen, in der Regel im 2. und 3. Interkostalraum. Von hier aus können sie sich in die mediastinalen Lymphknoten ausbreiten. Die Ausbreitung auf dem Blutweg ist häufig und zeigt einen bevorzugten Befall folgender Organe: Skelettsystem, Lungen und Leber. Um die häufige Ausbreitung ins Skelett (besonders Wirbelsäule und Becken) in Abwesenheit von Lungenmetastasen, zu erklären, nimmt man an, daß die Geschwulstzellen sich über den paravertebralen Venenplexus ausbreiten können, die über die interkostalen Gefäße eine direkte Verbindung mit der Mamma besitzen. Die Skelettmetastasen eines Mammakarzinoms können vom osteolytischen (85%), osteoblastischen (15%) oder gemischten Typ sein. Manchmal geschieht die Ausbreitung nach Durchbrechen der die Mamma verlassenden Lymphgefäße. Der Befall der Lymphgefäße der Haut führt zu einer Invasion des Rumpfes, und schließlich der Pleura und der Lungen. Eine bessere Kenntnis der natürlichen Entwicklung des Krebses zeigt, daß der Brustkrebs nicht mehr als lokale Erkrankung angesehen werden darf. Es scheint, daß mehr als die Hälfte dieser Tumoren bei der Diagnosestellung schon metastasiert haben.

Diagnose

Die allgemeine Gesundheitserziehung und die Massenuntersuchungs-Programme haben zur Folge, daß die Ärzte gegenwärtig einer stets wachsenden Anzahl von kleinen Tumoren gegenüberstehen, deren Diagnose schwieriger ist und eine größere Erfahrung verlangt.
Die klassischen Zeichen, wie z. B. ein großer Knoten, eine Hautinfiltration, ein Oedem, die charakteristische „*peau d' orange*" und geschwüriger Zerfall, sind Zeichen eines lokal fortgeschrittenen Tumors. Deshalb erfordert die Erkennung eines relativ kleinen Karzinoms nicht nur Erfahrung und Wissen, sondern auch eine sorgfältige und präzise klinische Untersuchung und die Anwendung der nötigen Instrumente und Apparate. 80% der Brustkrebse werden von den Patientinnen selbst bemerkt; sie sagen ihrem Arzt, daß sie ein Knötchen in der Brust haben. Weniger oft wird der Tumor zufällig während einer klinischen Routine-Untersuchung oder während einer Reihenuntersuchung, entweder klinisch oder mammographisch entdeckt. Noch seltener wird das erste Symptom der Erkrankung durch eine axilläre, Knochen- oder Lungenmetastase verursacht.
Bei Befund eines Knotens in der Brust sollte der Allgemeinarzt in der Lage sein, eine sofortige Entscheidung zu treffen: entweder die Entfernung des Knotens zu empfehlen, weil dieser sicher oder möglicherweise bösartig ist, periodische klinische Kontrolluntersuchungen anzuraten, oder aber weitere diagnostische Maßnahmen verordnen (Mammagraphie, Thermographie). Das Alter des Patienten ist ein wichtiger und mit entscheidender Faktor in der Beurteilung durch den Arzt. Wenn der Patient unter 25 Jahre alt ist, kann eine Beobachtungszeit (für 1—3 Monate, nicht länger!) berechtigt sein. Wenn der Patient über 50 Jahre alt ist, ist ein Abwarten nicht mehr zu verantworten, weil das Risiko einer malignen Entartung des „Knotens" bei Patienten von 60 Jahren bis zu 90%

oder mehr betragen kann. Um die richtige Entscheidung zu treffen, muß der behandelnde Arzt in der Lage sein eine geeignete klinische Untersuchung der Mamma durchzuführen: die Brust muß genau zuerst bei gesenktem Arm, dann bei gehobenem Arm inspiziert werden. Der Arzt muß nach jeder Anomalie fahnden, wie z. B. lokalisierten Schwellungen, Retraktion der Haut und Schrumpfung, fleckige Hautödeme. In diesem Stadium ist es für die Untersuchung nützlich, wenn der Patient seine Brustmuskeln anspannt, um die Brustaponeurose zu fixieren. Alle Quadranten der Brust müssen systematisch palpiert werden, am besten in Horizontallage. Ein sehr harter, schlecht abgegrenzter oder auf der Brustaponeurose nicht beweglicher Knoten sollte den Arzt sofort Verdacht schöpfen lassen, vor allem, wenn mehr als eines dieser aufgeführten Anzeichen vorhanden ist. Die genaue Untersuchung umfaßt eine sorgfältige Palpation der Achselhöhle und der supraklavikulären Gegend auch der anderen Brust samt Axilla. Eine blutige Sekretion der Brustwarze spricht in den meisten Fällen für ein intraduktales Papillom. Bei 10% der Patientinnen kann es sich jedoch um ein okkultes Mammakarzinom handeln. In diesen Fällen sollte unbedingt die retro-areoläre Gegend chirurgisch exploriert werden. In 1% der Fälle manifestiert sich der Brustkrebs in Form eines ekzematoiden Fleckens in der Brustwarzengegend (Paget-Karzinom). Das echte entzündliche Karzinom der Mamma, bei dem die gesamte Mamma und die Lymphgefäße der Haut befallen sind (erysipelähnliches Bild), ist praktisch unheilbar. Daher muß das entzündliche Karzinom sorgfältig von Brustkrebsen unterschieden werden, die von einer Infektion begleitet sind (Rötung, Wärme, lokales Ödem). Einige dieser Krebse haben eine gewisse Heilungschance, wenn sie einer radikalen Therapie unterzogen werden. Da die Patientin ihre Brust selbst untersuchen kann, ist es die Aufgabe des Arztes, sie zu belehren wie und wann sie sich periodisch (nach der Menstruation) palpieren und im Spiegel betrachten sollte.
Die Mammographie kann wertvolle Informationen geben. Bei Frauen, die sich in der Postmenopause befinden, hat sich die Mammographie besser bewährt als die klinische Untersuchung. Bei jungen Frauen, deren Brustdrüsen kompakt und radio-opak sind, sind falsch-negative Resultate nicht selten. Die Mammographie kann manchmal okkulte Mammakarzinome bei Patientinnen aufdecken, die keine klinischen Zeichen aufweisen. Bei Frauen über 50 sollte sie systematisch eingesetzt werden, weil sie bei der Frühdiagnose der Erkrankung von großem Nutzen sein kann. Da aber ionisierende Strahlen eine karzinogene Wirkung haben können, bleibt die Frage der Früherkennung des Brustkrebses mit Hilfe der auf breiter Basis angewandten Mammographie und Xerographie offen, dennoch scheint es, daß der Vorteil dieser diagnostischen Maß-

nahmen für die Erkennung der präsymptomatischen Tumoren mit guten Heilungsraten die Risiken der Karzinogenizität überwiegen. Dies gilt besonders für Frauen in der Postmenopause, wenn für die Mammo- und Xerographie moderne Geräte mit geringer Strahlenbelastung für den Patienten verwendet werden.

Die Thermographie ist eine einfache und leicht wiederholbare diagnostische Maßnahme, aber falsch-positive Resultate sind sehr häufig und falsch-negative Resultate nicht selten. Einige Zentren betonen die Bedeutung der Xerographie, die Informationen über das biologische Verhalten des Tumors liefern kann, indem die Korrelation zwischen Wachstumsrate und Thermogenese bestimmt wird. In Fällen einer Blutsekretion aus der Brustwarze (blutende Mamma!) kann die zytologische Untersuchung nützlich sein, obwohl falsch-negative und falsch-positive Beurteilungen häufig vorkommen.

Die Biopsie ist natürlich die sicherste diagnostische Maßnahme. Wenn möglich sollten unmittelbar vor dem kurativen chirurgischen Eingriff Gefrierschnitte angefertigt werden.

TNM-Klassifikation

T-Primärtumor

TIS Präinvasives Karzinom (Carcinoma *in situ*) nicht infiltrierendes intraduktales Karzinom oder Pagetsche Erkrankung der Brustwarze ohne nachweisbaren Tumor.

Anmerk.: Die Pagetsche Erkrankung mit einem nachweisbaren Tumor wird nach der Größe des Tumors klassifiziert.

T0 Kein nachweisbarer Tumor in der Brust.

Anmerk.: Grübchenbildung der Haut, Schrumpfung der Brustwarze oder andere Hautveränderungen außer denen der T4b-Fälle kommen bei T1, T2 oder T3-Fällen vor und beinflussen die Klassifizierung nicht.

T1 Tumor, dessen Durchmesser 2 cm oder weniger beträgt.
T1a, ohne Fixierung auf der darunterliegenden Pektoralisaponeurose und/oder Pektoralmuskel.
T1b, mit Fixierung auf der darunterliegenden Pektoralisaponeurose und/oder -muskel.

T2 Tumor, dessen Durchmesser mehr als 2 cm aber weniger als 5 cm beträgt.
T2a ohne Fixierung auf der darunterliegenden Pektoralisaponeurose und/oder -muskel.

	T2b mit Fixierung auf der darunterliegenden Pektoralisaponeurose und/oder -muskel.
T3	Tumor, dessen Durchmesser mehr als 5 cm beträgt.
	T3a ohne Fixierung auf der darunterliegenden Pektoralisaponeurose und/oder -muskeln.
	T3b mit Fixierung auf der darunterliegenden Pektoralisaponeurose und/oder -muskeln.
T4	Tumor jeder Größe mit direkter Ausbreitung auf Thoraxwand oder Haut.

Anmerk.: Die Thoraxwand umfaßt die Rippen, die Interkostalmuskeln und den M. serratus anterior, nicht den M. pectoralis.

T4a mit Fixierung auf der Brustwand
T4b mit Oedem, Infiltration oder Ulzeration der Brusthaut (inbegriffen „peau d'orange"), oder Satellitenknötchen der Haut, die auf eine Brustseite beschränkt bleiben.

N —	Regionale Lymphknoten.
N0	Keine palpierbaren homolateralen Lymphknoten in der Axilla.
N1	Bewegliche homolaterale axilläre Lymphknoten.
	N1a Lymphknoten scheinbar nicht befallen.
	N1b Lymphknoten scheinbar befallen.
N2	Homolaterale axilläre Lymphknoten miteinander oder an andere Strukturen fixiert, und scheinbar befallen.
N3	Homolaterale supraklavikuläre oder infraklavikuläre Lymphknoten scheinbar befallen oder Oedem des Arms.

Anmerk.: Ein Oedem des Armes kann durch eine Obstruktion der Lymphgefäße bedingt sein. In einem solchen Fall können die Lymphknoten nicht palpierbar sein.

M —	Fernmetastasen.
M0	Keine Anzeichen für Fernmetastasen.
M1	Anzeichen von Fernmetastasen.

Behandlung

Die Einstellung zur Therapie des Mammakarzinoms hat sich in den letzten 20 Jahren stark geändert. Es bestehen indessen immer noch starke Meinungsverschiedenheiten. Das ist das Ergebnis des Konfliktes zwischen zwei Anschauungen. Die Traditionalisten betrachten einen malignen Tumor als eine Proliferation, die während langer Zeit in der Mamma lokalisiert bleibt, sich anschließend in die Lymphknoten ausbreitet und erst in einer dritten Phase entfernte Organe angreift. Nach einer zweiten Anschauung ist der Tumor eine Proliferation, die von Anfang an den ganzen Organismus mit malignen Zellen bombardiert. Im ersten Fall wird die Prognose vom Ausgang des Wettlaufs zwischen Tumor und Chirurgen abhängen, und das Resultat wird gut sein, wenn der Chirurg das neoplastische Gewächs erfolgreich entfernt bevor es seine Zellen im ganzen Körper ausgestreut hat. Nach der alternativen Anschauung erfordert die Erkrankung von Anfang an eine generalisierte und integrierte Behandlung. Es ist schwer zu sagen, welche dieser beiden Anschauungen die richtige ist. Wahrscheinlich enthalten beide einen Teil der Wahrheit. Die Lösung des Dilemmas obliegt den klinischen Studien, die von verschiedenen Zentren in großem Umfang in Angriff genommen wurden.

Die gebräuchlichste und wirksamste Behandlungsmethode für regionale Tumoren ist die Chirurgie. Die radikale Mastektomie bleibt die Therapie der Wahl in den meisten Tumorzentren: diese Operation umfaßt eine Totalentfernung der Brust und der darüberliegenden Haut, den Brustmuskel und den axillären Lymphknoten. Es besteht gegenwärtig eine wachsende Tendenz, die Behandlung der Ausdehnung des Tumors, seiner histologischen Struktur und der Ab- oder Anwesenheit von klinisch befallenen Lymphdrüsen in der Axilla anzupassen. Für kleine Tumoren (1 cm) ohne palpierbaren Lymphknoten in der Axilla, werden in einigen Zentren begrenzte chirurgische Eingriffe ausgeführt (weite Resektion des befallenen Quadranten mit oder ohne axilläre Ausräumung), im allgemeinen gefolgt von einer Bestrahlung des verbleibenden gleichseitigen Mammagewebse. Es werden gegenwärtig Untersuchungen durchgeführt, die klären sollen, ob diese Art der non-aktiven Therapie von wirklichem Nutzen ist.

Die postoperative Radiotherapie wird selten empfohlen, wenn eine radikale Operation durchgeführt werden konnte. Andererseits glaubt man, daß die Strahlentherapie nötig ist, um lokale Rezidive nach weniger radikalen Operationen als der Mastektomie nach Halsted zu verhindern (wie z. B. nach einer einfachen Mastektomie oder begrenzten Eingriffen).

Da die Prognose vom Status der Lymphknoten zur Zeit der Operation abhängig ist, wird häufig die Chemotherapie als adjuvante Behandlung zur Chirurgie, vor allen bei Frauen in der Postmenopause mit positiven Lymphknoten angewandt. Die Behandlung sollte früh nach der Operation beginnen und während einer langen Periode fortgesetzt werden (12 Monate). Man verwendet verschiedene Cytostatikakombinationen. Die bekannteste Kombination ist das CMF (Cyclophosphamid-Methotrexat-5-Fluorouracil). Man setzt zur Behandlung häufig auch nur ein

Cytostatikum (L-PAN) ein. Wenn der Tumor schon Metastasen gesetzt hat, können hormonale und chemische Maßnahmen getroffen werden: die Oophorektomie oder die radiologische Kastration bei Frauen in der Prämenopause induziert eine klinische Remission in ungefähr 30% der Fälle. Die bilaterale Adrenalektomie oder die Hypophsektomie gibt weitere Remissionen bei ca. 50% der Patienten, die zunächst auf eine Kastration günstig reagierten, bei denen sich die Krankheit aber dann weiter entwickelte.
Patientinnen in der Prämenopause, die auf die Kastration nicht ansprechen, sind Kandidatinnen für die Chemotherapie. Eine adjuvante endokrine Therapie ist bei Frauen in der Menopause und Postmenopause besonders angezeigt. Androgene, Progesteron und Oestrogene (die letzteren sind hauptsächlich bei Frauen über 60 indiziert) bewirken ein klinisches Ansprechen in 20—30% der Fälle. Anti-Oestrogene wie Tamoxifen werden eingesetzt, um hormon-abhängige Tumoren unter Kontrolle zu bringen. In den letzten Jahren hat man Hormon-Rezeptoren in malignen Zellen nachgewiesen. Jetzt werden Labortests entwickelt, mit deren Hilfe diese Rezeptoren in der Praxis bestimmt werden können. Obwohl noch immer eine ganze Reihe von falsch-positiven Tests vorkommen (d. h. rezeptor-positive Fälle, die auf die endokrine Behandlung nicht ansprechen), sind die falsch-negativen Resultate selten. Gegenwärtig steht die Bestimmung der Oestrogen-Rezeptoren im Vordergrund, aber auch Progesteron- und Androgen-Rezeptoren scheinen für die Untersuchungen von Nutzen zu sein.
In fortgeschrittenen Fällen kann die palliative Strahlentherapie helfen, schmerzhafte Läsionen des Skeletts zu behandeln. Zusätzlich zu den eben erwähnten Chemotherapeutika werden auch Adriamycin (wahrscheinlich die wirksamste Einzeldroge zur Bekämpfung des Brustkrebses) und Vincristin auf breiter Basis eingesetzt.

Prognose

Der zuverlässigste Indikator zur Bestimmung des Risikos eines Rückfalls bei operierten Patientinnen ist der histologische Status der axillären Lymphknoten. Die 10-Jahres-Überlebensraten für Frauen mit negativen axillären Lymphknoten (N—) liegen um 80%, während die für Patientinnen mit axillären Lymphdrüsenmetastasen weniger als 40% betragen. Die Anzahl der befallenen Lymphknoten ist für die prognostische Beurteilung des Falles wichtig. Die Überlebensraten bewegen sich um 50 bis 70% in Fällen mit 1—3 positiven Lymphknoten und um 24% in den Fällen, die mehr als 3 positive Lymphknoten aufweisen.
Ein anderer Faktor beeinflußt die Prognose des Brustkrebses, wenn auch in geringem Maß: der histologische Typ des Tumors. Die paillären und

medullären, wie auch die Gallertkarzinome (Colloid-Carcinoma) ergeben ebenso wie die Paget Karzinome ohne palpierbaren Knoten und die Karzinome mit lymphoiden Stroma relativ gute Resultate. Die Resultate sind schlechter bei entzündlichen Karzinomen, für die die mittlere Überlebensdauer 14 Monate nicht überschreitet.

Im Widerspruch zu früheren Ansichten, wonach das Auftreten des Tumors während der Schwangerschaft oder der Stillzeit eine schlechtere Prognose aufweist, haben Studien ergeben, daß die Prognose des Mammakarzinoms durch Schwangerschaften nicht beeinflußt wird. Der Ausgang der Erkrankung hängt vielmehr vom initialen lokalen und regionalen Status ab.

Ein Tumor, der sich während einer Schwangerschaft oder der Laktation manifestiert, hat eine schlechtere Prognose, eine Schwangerschaft hat jedoch keinen negativen Einfluß auf die Überlebensrate bei Patientinnen mit vorangegangener Brustoperation.

Weibliche Geschlechtsorgane

Die Krebse der weiblichen Geschlechtsorgane machen etwa 24% aller malignen Geschwülste bei Frauen aus. Das Karzinom der Cervix uteri nimmt in dieser Gruppe den ersten Platz ein, sofern *in situ*-Krebse mit einbezogen werden.

Cervix uteri

Epidemiologie

Das Kollumkarzinom ist das häufigste oder zweithäufigste Karzinom der weiblichen Bevölkerung. Es macht etwa 12% aller malignen Geschwülste bei Frauen aus. Das Durchschnittsalter der Frauen mit einem invasiven Kollumkarzinom schwankt zwischen 48 und 52 Jahren. Die durchschnittliche Inzidenz in Europa und Nordamerika liegt bei jährlich 30 bis 35 Neuerkrankungen pro 100 000 Frauen.

Ätiologie

Die unmittelbare Ursache des Krebses der Cervix uteri ist nicht bekannt, aber man kann mit großer Wahrscheinlichkeit annehmen, daß sein Auftreten mit mehreren äußeren Faktoren in Zusammenhang steht. Die wichtigsten Faktoren sind:

1. Die Erkrankung ist bei jungfräulichen Patientinnen sehr selten — die Inzidenz ist bei verheirateten Frauen häufiger als bei ledigen und bei den Frauen höher, die jung heirateten oder früh Geschlechtsverkehr pflegten;
2. die Inzidenz steigt mit der Anzahl der Schwangerschaften;
3. die Erkrankung hängt von sozio-ökonomischen Verhältnissen ab — die Inzidenz ist in der Gruppe mit kleinerem Einkommen höher als in der Gruppe mit hohem Einkommen;
4. die Erkrankung ist sehr selten bei Jüdinnen und scheint auch in anderen Gemeinschaften, die die Beschneidung der männlichen Angehörigen durchführen, selten vorzukommen;
5. die Korrelation mit Herpesvirus-Infektionen wird gegenwärtig intensiv erforscht.

Pathologie

Das Kollumkarzinom entwickelt sich gewöhnlich in der Übergangszone von Plattenepithel zum Zylinderepithel des Endometriums. Im Frühstadium seiner Entwicklung ist der Krebs im allgemeinen symptomlos, oder nimmt die Form einer oberflächlichen Erosion an, die man bei der vaginalen Inspektion erkennen kann. Wenn die Erkrankung fortschreitet, lassen sich drei verschiedene Wachstumstypen unterscheiden:

exophytisch: Der Primärtumor wächst nach oben gegen den Scheidenkanal als proliferierendes Gewächs, so daß er schließlich die obere Hälfte der Vagina ausfüllt (oft ist der Tumor von einer Infektion und einer Nekrose begleitet);

endophytisch: Das Gewächs entwickelt sich im Zervikalkanal und hat die Tendenz, die ganze Zervix zu infiltrieren;

ulzerierend: Dieser Typ zerstört die Strukturen der Zervix indem er sehr früh die Scheidengewölbe (Fornices vaginae) befällt.

Die zervikale Dysplasie mit dem Auftreten von Zellatypien in jeder Schicht des Epithels kann als *präkanzeröse Läsion* angesehen werden. Wenn sie bei Vaginalabstrichen erkannt wird, muß sie durch eine Biopsie bestätigt und dann entsprechend behandelt werden. Es gibt keine objektiven Beweise, daß die verschiedenen Formen von Zervizitis (inklusive Erosionen und Ektropion der Zervix) präkanzeröse Läsionen sind. Trotzdem sollten diese Läsionen behandelt und zytologisch kontrolliert werden; wenn sie persistieren, muß eine Biopsie entnommen werden.

Histologisch sind 95—97% aller in der Zervix der Gebärmutter vorkommenden neoplastischen Gebilde Epidermoid- oder Plattenepithelkarzinome. Der Rest sind Adenokarzinome, undifferenzierte Krebse und — sehr selten — Sarkome. Unter den Epidermoidkarzinomen stellt das Carcinoma *in situ* (präinvasives, intraepitheliales oder Stadium 0-Karzinom) eine distinkte morphologische und klinische Einheit dar. Es ist eine Kombination vermehrter Proliferation und Zellatypien, die sich fast über die ganze Dicke der Epithelschicht ausbreiten, die Basalmembran aber nicht überschreiten. Der Beginn eines Carcinoma *in situ* liegt im Durchschnitt mindestens 10 Jahre vor der Entwicklung des invasiven Karzinoms. Man hat Beweise für die spontane Rückbildung einiger präinvasiver Karzinome.

Ausbreitung

Mit dem Fortschreiten der Erkrankung erfolgt die Ausbreitung des Tumors in drei Hauptrichtungen: in die Scheidengewölbe und in die Wände der Vagina, gegen das Corpus uteri und in die Parametrien. In späteren Stadien invadiert der Tumor auch das Septum rectovaginale und die Harnblase. Über die in den Parametrien verlaufenden Lymphgefäße kann das Kollumkarzinom in die äußeren iliakalen und hypogastrischen Lymphknoten metastasieren. Auf dem Blutweg entstandene Fernmetastasen kommen selten vor. In der überwiegenden Mehrzahl (sogar in fortgeschrittenen Fällen) beschränkt sich das Kollumkarzinom auf die Beckengegend.

Diagnose

Die mit dem Fortschreiten der Erkrankung verbundenen klinischen Symptome in der Beckengegend sind nicht pathognomisch für Krebserkrankungen. Im Frühstadium werden oft nur ein leichter Ausfluß aus der Scheide und/oder eine Blutung und Unregelmäßigkeit während der Menstruation beobachtet, besonders nach dem Geschlechtsverkehr. Mit dem Fortschreiten der Erkrankung gibt die Infiltration und Zerstörung verschiedener anatomischer Strukturen in der Beckengegend Anlaß zu verschiedenen klinischen Symptomen, deren Schwere von der Ausbreitung des Tumors abhängen. Im Endstadium tritt eine schwere Niereninsuffizienz infolge einer Obstruktion der Harnleiter ein. Diese sekundäre Niereninsuffizienz ist die Haupttodesursache.
Die wichtigsten diagnostischen Maßnahmen sind:

1. Routinemäßige Abstriche nach Papanicolaou, die Stadium 0-Krebse in einer scheinbar normalen Zervix aufdecken können, noch bevor die Läsion sichtbar ist;

2. Eine sorgfältige gynäkologische Untersuchung mit Inspektion der Vaginalhöhle, vaginaler und rektaler Palpation, die über die klinische Ausbreitung der Erkrankung in der Beckengegend Auskunft gibt (um eine genaue Staging zu ermöglichen, sollte diese Untersuchung unter Narkose stattfinden);

3. Eine Biopsie der zervikalen Läsion, wenn die Infiltration, die Ulzeration oder die Tumorbildung klinisch evident ist. Sie sollte vom Rand der Läsion entnommen werden, um die nekrotischen und entzündlichen Veränderungen, die normalerweise mit Neoplasmen in dieser Gegend einhergehen, nicht zu erfassen. Sie könnten die Art der Erkrankung maskieren;

4. Endozervikale Untersuchungen und Hysterographie, die bei den Läsionen angewandt werden sollte, bei denen nur die Endozervix infiltriert ist, ohne daß ein Gewächs nachgewiesen werden kann;
5. Eine Zystoskopie, zur Kontrolle eines Eindringens der Geschwulst in die Blase;
6. Eine Sigmoidoskopie, die immer ausgeführt werden sollte, wenn eine Ausbreitung nach dorsal vermutet wird;
7. Der Schiller-Test, bei diesem Test werden die normalen (glykogenhaltigen) Zellen mit Jod schwarz gefärbt, während die abnormalen (nicht glykogenhaltigen) Zellen ungefärbt bleiben: aus dieser ungefärbten Zone wird dann eine Biopsie entnommen;
8. Eine Konusbiopsie, die bei Patientinnen mit positiver Zytologie aber unsichtbarer Läsion ausgeführt wird. Diese diagnostische Maßnahme kann auch kurativ sein, besonders bei in situ-Läsionen;
9. Die Kolposkopie. Es wird ein Operationsmikroskop verwendet, um abnormale Gebiete darzustellen und besser zu lokalisieren, eine Biopsie zu entnehmen und eventuell die ganze abnorme Region abzutragen.

Massenuntersuchung (Screening) asymptomatischer Frauen

Die meisten Experten sind der Meinung, daß alle Risiko-Patientinnen periodisch einem Screening unterzogen werden sollten. Dann könne das Kollumkarzinom nicht mehr zum Tode führen. Um dies zu erreichen, müssen folgende Voraussetzungen erfüllt werden:

1. Alle Frauen müssen erzogen und/oder dazu bewogen werden, sich ohne Aufforderung und zu bestimmten Zeitpunkten einem Screening zu unterziehen; die Patientinnen müssen lernen, den Gesundheitsdienst mit Vernunft zu beanspruchen;
2. Personal und Zytotechniker müssen ausgebildet werden, Abstriche nach Papanicolaou anzufertigen und zu interpretieren — obschon gegenwärtig eine automatische Zytologie im Ausbau ist;
3. Das System des Gesundheitswesens muß so aufgebaut werden, daß eine adäquate Behandlung der entdeckten Läsion garantiert;
4. Die Kosten müssen herabgesetzt und Fonds gegründet werden, die wenigstens zum Teil mit öffentlichen Mitteln unterstützt und damit für jedermann zugänglich sind.

Andere wichtige Faktoren der Entwicklung von Massenscreening-Programmen wurden auf Seite 65 erwähnt.

Es ist bisher keiner Nation gelungen, ein Programm durchzuführen, daß zur Eliminierung des Kollumkarzinoms als Todesursache geführt hätte. Es sind aber dennoch signifikante Fortschritte gemacht worden. In einigen Ländern werden 70—80% aller Fälle schon im Stadium 0 oder I entdeckt.

Stadien-Klassifikation

Stadium 0. Carcinoma *in situ*, intra-epitheliales Karzinom.

Stadium I. Das Karzinom ist auf die Zervix beschränkt (eine Ausbreitung auf das Corpus uteri muß ausgeschlossen werden);

Stadium IA. Mikroinvasives Karzinom (früher Befall des Stromes);

Stadium IB. Alle anderen Stadium-I-Fälle; der okkulte Krebs soll als „occ" bezeichnet werden.

Stadium II. Das Karzinom überschreitet die Zervix, die Ausbreitung reicht jedoch nicht bis zur Beckenwand. Das Karzinom befällt die Vagina, reicht aber nicht bis zum unteren Drittel;

Stadium IIA. Kein nachgewiesener Befall des Parametriums;

Stadium IIB. Nachweisbarer Befall des Parametrium.

Stadium III. Das Karzinom hat sich bis in die Beckenwand ausgebreitet. Bei der Rektaluntersuchung besteht kein krebsfreier Raum zwischen Tumor und Beckenwand. Der Tumor befällt auch das untere Drittel der Vagina. Es werden alle Fälle mit Hydronephrose oder nichtfunktionierender Niere eingeschlossen, es sei denn, diese Komplikationen haben nachweislich andere Ursachen;

Stadium IIIA. Befall des unteren Drittels der Vagina;

Stadium IIIB. Ausbreitung bis in die Beckenwand und/oder Hydronephrose oder funktionsunfähige Niere.

Stadium IV. Das Karzinom hat sich über die Beckenwand hinaus ausgebreitet oder hat klinisch die Schleimhaut der Blase oder des Rektums befallen. Ein bullöses Oedem gestattet an sich nicht, den Fall ins Stadium IV einzureihen;

Stadium IVA. Der Tumor breitet sich in die angrenzenden Organe aus;

Stadium IVB. Ausbreitung in entfernt gelegene Organe (Fernmetastasen).

Behandlung

Die Wahl der Behandlung hängt von der Ausbreitung der Erkrankung ab. Bei Tis-Fällen ist die Chirurgie die Therapie der Wahl. Art und Ausdehnung des chirurgischen Eingriffs richtet sich hauptsächlich nach dem Alter des Patienten. (*In situ*-Karzinome sprechen nicht gut auf Bestrahlung an). Die Konisation und die Amputation der Zervix können in einigen Fällen kurativ sein. Diese therapeutischen Maßnahmen werden bei jungen Frauen, die Kinder wünschen und sich häufigen und regelmäßigen Nachkontrollen unterziehen, angewendet. Bei allen anderen Frauen wird eine einfache Hysterektomie ausgeführt.

Wenn ein Tis-Stadium während einer Schwangerschaft diagnostiziert wird, kann man die Patientin normal gebären lassen und die Behandlung bis einige Monate nach der Geburt hinausschieben. In einer großen Anzahl der Fälle bilden sich *in situ*-Karzinome, die während der Schwangerschaft aufgetreten sind, spontan zurück. Wenn während der Schwangerschaft ein *invasives* Karzinom entdeckt wird, ist bis 20 Wochen p. c. der Abort indiziert. Im letzten Vierteljahr der Schwangerschaft wird eine Sectio caesarea vorgenommen, wenn der Foetus lebensfähig ist (gelegentlich wird der Sectio eine Hysterektomie angeschlossen, um den Krebs sofort kurativ anzugehen. Fast immer wird nach der Geburt bestrahlt.

Die Radiotherapie kann in allen Stadien eines invasiven Kollumkarzinoms angewandt werden. Die radikale Radiotherapie umfaßt eine intrakavitäre Radium-Applikation und eine externe Bestrahlung der Parametrien. Man wendet verschiedene Techniken der Radium-Applikation an. Immer jedoch werden Strahlendosen von ungefähr 6000 bis 7000 rad auf die parazervikale Gegend abgegeben.

Radium wird intrakavitär in die Vagina und in das Corpus uteri appliziert. Die Parametrien werden extern bestrahlt, um den rasch abfallenden Dosis-Gradienten der intrakavitären Radiumdosis zu kompensieren. Die mittlere Tiefendosis auf die Parametrien beträgt ungefähr 3000 rad.

Die Indikationen der radikalen Chirurgie werden durch die Ausbreitung der Erkrankung bedingt und begrenzt. Die chirurgische Behandlung ist bei lokalisierten Formen des Kollumkarzinoms, d. h. bei T1- wie auch bei Tis-Fällen ebenso wirksam wie die Radiotherapie. Bei den typischen chirurgischen Eingriffen handelt es sich meist um die radikale Hysterektomie oder Wertheimsche Operation, die in einer totalen Entfernung der Gebärmutter mit dem oberen Drittel der Vagina und den Strukturen der Parametrien besteht. Noch radikalere Operationen umfassen die Ausräumung der benachbarten Lymphknoten. Eine Exenteratio mit der Implantation einer Ileaschlinge (zum Ureten-Ersatz) ist die einzige

Hoffnung bei einem vorgerückten Kollumkarzinom, das noch auf das Becken beschränkt ist. Solche Eingriffe sollten aber nur durchgeführt werden, wenn es der Allgemeinzustand der Patientin gestattet. Wenn alle malignen Gewebe entfernt werden können, erreicht man eine Heilungsrate von ca. 20—40%. Die partielle oder totale Exenteratio pelvis gibt einige recht gute Resultate bei regional fortgeschrittenen Erkrankungen mit septischen Komplikationen oder drohenden Komplikationen der Harnwege.

Prognose

Die Prognose hängt hauptsächlich von der Ausbreitung der Erkrankung ab. Folgende 5-Jahres-Heilungsraten können nach internationalen Statistiken erzielt werden:

T1, 70—85%; T2 40—60%; T3, ungefähr 30%; und T4, weniger als 10%.

Patientinnen unter 30 Jahren scheinen eine schlechtere Prognose aufzuweisen, aber die niedrige Inzidenz des Krebses der Cervix uteri in dieser Altersgruppe macht eine objektive Beweisführung für diese Behauptung schwierig.

Eine Schwangerschaft verschlechtert die Prognose.

Endometrium

Epidemiologie

Der Krebs des Endometriums ist weniger häufig als das Kollumkarzinom. Das Verhältnis der Häufigkeit dieser beiden Krebsarten beträgt 1:3—4. Das Alter der Patientinnen beim Einsetzen der Erkrankung ist beim Krebs des Endometriums viel höher als beim Kollumkarzinom. Die überwiegende Mehrzahl der Patientinnen mit Krebs des Endometriums befindet sich in der Postmenopause. In Europa und Nordamerika ist die durchschnittliche Inzidenz ungefähr 15 neue Fälle pro 100 000 Frauen im Jahr.

In den USA beobachtet man eine eindeutige Zunahme der Inzidenz, so daß gegenwärtig der Krebs des Endometriums häufiger vorkommt als das Kollumkarzinom (vorausgesetzt, daß man den *in situ* Krebs ausschließt).

Ätiologie

Die großen Variationen in der Inzidenz deuten darauf hin, daß Umweltfaktoren in der Entwicklung dieser Erkrankung eine Rolle spielen. Diese Hypothese wird durch eine Anzahl von Befunden bekräftigt. Die Inzidenz des Krebses des Endometriums, im Gegensatz zu den Verhältnissen beim Kollumkarzinom, ist höher bei Leuten mit einem höheren Einkommen und bei Frauen, die nicht geboren haben. Es besteht offensichtlich eine Assoziation zwischen dem Krebs des Endometriums und Stoffwechselstörungen wie Fettleibigkeit, Hypertonie und Diabetes. Immer mehr Daten sprechen für Oestrogene als ätiologischen Faktor. In den Vereinigten Staaten wird nun vor östrogenhaltigen Medikamenten gewarnt.

Pathologie

Der Krebs des Endometriums kann von jeder Region des Endometrium-Epithels aus entstehen. Im Frühstadium der Entwicklung wachsen diese Karzinome im allgemeinen in die Uterushöhle. Je weiter die Erkrankung fortschreitet, um so stärker befällt sie das Myometrium und später die Serosa des Uterus sowie die angrenzenden Organe. Sie breitet sich ebenfalls in den Zervikalkanal und in die obere Hälfte der Vagina aus. Histologisch ist der Krebs des Endometriums ein meist gut differenziertes Adenokarzinom. In einigen Fällen kann es zu einer Plattenepithel-Metaplasie kommen. Diese Typen sind unter dem Namen Adenokanthome bekannt.

Das Carcinoma *in situ* bildet eine Gruppe für sich und ist durch eine atypische Wucherung der Drüsen des Endometriums gekennzeichnet. Sarkome des Uterus sind sehr selten. Sie können sich von schon bestehenden Leiomyomen oder direkt von den mesodermalen Geweben, die am Aufbau des Gebärmutterkörpers beteiligt sind, aus entwickeln. Das Chorionkarzinom, ein seltenes Malignom trophoblastischen Ursprungs während der Schwangerschaft, ist eines der interessantesten Probleme der Tumorentstehung beim Menschen.

Die endometriale Hyperplasie und die endometrialen Polypen werden im allgemeinen als *präkanzeröse Läsionen* angesehen, aber ein Zusammenhang zwischen diesen präkanzerösen Läsionen und dem Krebs des Endometriums wird immer noch diskutiert. Die endometriale Hyperplasie kann die ganze Uterushöhle befallen. Unter dem Mikroskop beobachtet man eine Hyperplasie mit Zellen und Stroma, durchsetzt von zystischen Arealen. Wenn die proliferativen Veränderungen sehr stark sind, ist die endometriale Hyperplasie nur schwer von einem Krebs des Endometriums zu unterscheiden.

Ausbreitung

Die Ausbreitung erfolgt in den letzten Stadien der Erkrankung und betrifft vor allem die äußeren iliakalen und hypogastrischen Lymphknoten. Retrograde Metastasen können im unteren Teil der Vagina angetroffen werden. Auf dem Blutweg entstandene Metastasen sind eher selten.

Das Fortschreiten der Erkrankung geschieht relativ langsam, da die muskuläre Wand des Uteruskörpers eine feste Schranke gegen das invasive Wachstum des endometrialen Karzinoms über längere Zeit bildet.

Diagnose

Die Erkrankung verläuft im allgemeinen schleichend und heimtückisch, weil in der Mehrzahl der Fälle die Symptome der Menopause zugeschrieben werden. Die üblichen Zeichen sind ein vaginaler Ausfluß und/oder Blutungen. Schmerzen und ein Gefühl von Uteruskontraktionen sind ebenfalls häufig angetroffene Beschwerden. Manchmal können profuse Blutungen auftreten. Bei Fortschreiten der Erkrankung werden Drucksymptome beobachtet, die durch die Vergrößerung der Gebärmutter verursacht werden.

Die gynäkologische Untersuchung im Frühstadium ist gewöhnlich ohne Ergebnis. Wegen der Infiltration der Parametrien in weiter fortgeschrittenen Fällen und der Fixierung und Vergrößerung des Uteruskörpers, beobachtet man einen voluminösen diffusen Tumor im kleinen Becken. Eine Kürettage der Uterushöhle einschließlich der Gewebe der endometrialen Höhle und des Zervikalkanals sollte bei jeder postmenopausalen oder intermenstruellen Blutung vorgenommen werden. Die zytologische Untersuchung ist von geringerem Wert als beim Kollumkarzinom, weil die abgeschilferten Zellen des Adenokarzinoms innerhalb der Uterushöhle eine Zytolyse erfahren können.

Die Aspiration des Endometriums zur Entnahme von Zellen für die zytologische Untersuchung kann nützlich sein. Die Hysterographie kann Läsionen im Gebiet der Uterushörner, die schwer zu kürettieren sind, aufdecken. Man kann dann den Typ und die Ausbreitung der intrakavitären Geschwulst besser beurteilen.

TNM-System und Stadieneinteilung

Die Hauptmerkmale für die Klassifizierung sind:

Tis 0   Präinvasives Karzinom (Carcinoma *in situ*);

T1 (Stadium I)   Karzinom auf das Corpus uteri beschränkt;

T2 (Stadium II) Karzinom befällt die Zervix, breitet sich aber nicht über den Uterus hinaus aus;

T3 (Stadium III) Karzinom breitet sich außerhalb des Uterus aus, befällt die Vagina, bleibt aber auf die eigentlichen Genitalorgane beschränkt;

T4 (Stadium IV) Karzinom befällt die Schleimhaut der Harnblase oder des Rektums und/oder breitet sich über das kleine Becken hinaus aus.

Behandlung

Die gebräuchlichsten Behandlungsmethoden eines Krebses des Endometriums sind:

1. Abdominale Hysterektomie mit bilateraler Salpingo-Oophorektomie. Sie ist die Therapie der Wahl bei Tis- und T1-Fällen.
2. Kombinierte Behandlung: Chirurgie und präoperative oder postoperative Strahlentherapie. Die präoperative Bestrahlung vermindert das Risiko eines lokalen Rezidivs und einer metastatischen Absiedelung. Man verwendet entweder die intrakavitäre Applikation von Radium, oder seit jüngerer Zeit die Kobalttherapie. Die mikroskopische Untersuchung des Hysterektomie-Präparates zeigt in einem hohen Prozentsatz der Fälle residuales Tumorgewebe. Zur Anwendung kommen ebenfalls die postoperative Bestrahlung mit intravaginaler Radium-Applikation und externer Strahlentherapie der Parametrien.
3. Strahlentherapie allein. Sie wird vor allem in inoperablen Fällen eingesetzt. Einige Autoren empfehlen sie auch bei Frühstadien des Krebses. Im allgemeinen wird jedoch im letztgenannten Fall die Hochvolt-Bestrahlung angewandt.
4. Hormontherapie mit massiven Progesterondosen. Diese Behandlung kann als Palliativmaßnahme bei fortgeschrittenen Fällen nützlich sein und hemmt die Metastasierung oft für 1—4 Jahre.

Prognose

Die Fähigkeit zu aggressivem Wachstum und zur Dissemination ist relativ gering. Daher ist die Prognose ziemlich günstig. Die Überlebensdauer hängt von der Ausbreitung der Erkrankung ab. Die 5-Jahre-Heilungsrate für Tis- und T1-Fälle kann bis zu 90% betragen. Wenn das Myometrium befallen ist, fällt die Rate auf 70%, und bei Befall der Zervix auf 50%.

Chorionkarzinom

Das Chorionkarzinom ist eine maligne Geschwulst, die im embryonalen Chorion entsteht, wobei beide Schichten des trophoblastischen Epithels befallen sind. Der Uterus ist der häufigste, aber nicht der alleinige Sitz der primären Geschwulst. Es besteht eine klare Korrelation zur Schwangerschaft. Bei 50% der Chorionkarzinome geht eine Blasenmole, in 25% der Fälle ein Abort, in ungefähr 22% eine normale Geburt und in 3% eine extrauterine Schwangerschaft voraus.

Dieser Tumor ist sehr selten. Er kommt hauptsächlich bei Frauen unter 35 vor. In Europa und Nordamerika ist die Inzidenz 1:14000 oder 1:20000 Schwangerschaften, auf den Philippinen 1:1380 Schwangerschaften. Die Inzidenz ist hoch in China und Indonesien. Man vermutet, daß bei rasch aufeinanderfolgenden Schwangerschaften Mangelernährung (vor allem Proteinmangel) eine Ursache des Auftretens dieses Malignoms ist. Das Chorionkarzinom hat die gleichen Eigenschaften wie das trophoblastische Gewebe: seine Invasions- und Ausbreitungskapazität. Der Verlauf der Erkrankung ist sehr bösartig und durch ein rapides lokales Wachstum sowie früh auftretende Fernmetastasen hauptsächlich in den Lungen charakterisiert. Die klinischen Symptome sind die Symptome verschiedener gynäkologischer Erkrankungen, wie z. B. Abort oder Dysfunktionsblutung. Der Nachweis von Chorionkarzinomzellen im Kürettagematerial des Uterus bestätigt die Diagnose. Wenn aber die Geschwulst im Myometrium sitzt, also außerhalb der Reichweite der Kürette, wird die Biopsie ein falsch-negatives Resultat ergeben. In diesen Fällen ist manchmal die Untersuchung des Urins auf Choriongonadotrophin sehr nützlich.

Behandlung

Die Standardtherapie besteht in einer chirurgischen Entfernung des Uterus mit bilateraler Salpingo-Oophorektomie. Der chirurgische Eingriff wird gegenwärtig mit der Verabreichung von Methotrexat kombiniert. Methotrexat ist ein Antagonist der Folsäure mit starker Wirkung auf Chorionkarzinome. Tatsächlich ist das Chorionkarzinom ein typisches Beispiel einer malignen Geschwulst, die mit Erfolg chemotherapeutisch behandelt werden kann. Es gibt Evidenzen dafür, daß die Erkrankung dank der Entwicklung einer Wirtsimmunität gegen den Tumor spontan zurückgehen kann.

Ovar

Epidemiologie

Die malignen Tumoren der Ovarien machen 20% aller bösartigen Geschwülste der weiblichen Geschlechtsorgane aus. Die durchschnittliche Inzidenz aller Geschwulsttypen beträgt jährlich 15 neue Fälle auf 100000 Frauen.

Pathologie

Die tiefgelegenen Tumoren der Ovarien wachsen schleichend in die Bauchhöhle und erreichen oft eine beträchtliche Größe, bevor sie von der Patientin bemerkt oder vom Arzt palpiert werden. Das Wachstum des

Primärtumors mit nachfolgender Infiltration der benachbarten Gewebe und Organe bewirkt verschiedene Drucksymptome. Die Tendenz der Geschwulst, in der Peritonealhöhle Implantationsmetastasen (Abklatschmetastasen) zu setzen, ist charakteristisch für Ovarialgeschwülste und führt oft zu einem Aszites.

Die sich aus den Ovarien entwickelnden Tumoren zeigen eine große Varietät histologischer und biologischer Merkmale. Histogenese und Klassifizierung sind noch umstritten; sie können jedoch wie folgt klassifiziert werden:

1. Zystadenome: Sie machen 40% aller Ovarialtumoren aus. Man unterscheidet 2 Typen: die serösen und die muzinösen Zystadenome. Beide tendieren dazu, sich bilateral zu entwickeln und Implantationsmetastasen in der Abdominalhöhle zu setzen. Maligne Veränderungen treten in einem großen Prozentsatz der Fälle auf und sind häufiger vom serösen Typ. Die pseudomuzinösen papillären Zystadenome sind Abarten des Tumors mit starker lokaler Ausbreitung.

2. Tumoren mesenchymalen Ursprungs mit hormonaler Aktivität. Man vermutet, daß diese Tumoren sich vom Mesenchym der Gonaden aus entwickeln. Dieses Mesenchym ist in der Lage, sich in männliche und weibliche gonade Strukturen zu differenzieren und so virilisierende und feminisierende Tumoren zu bilden.

3. Androblastome oder Tumoren, die sich von dem in männliche gonadale Strukturen differenzierten Mesenchym ableiten. Man unterscheidet zwei Typen:

    a) die Arrhenoblastome, die mikroskopisch durch tubuläre Struktur gekennzeichnet sind und Symptome von Defeminisierung oder Virilisierung zeigen;

    b) die Sertoli-Zellen, den feminisierenden Typ des Androblastoms. Die Sertoli-Zellen sind die Östrogene sezernierenden Zellen in der männlichen Gonade.

4. Mesenchymoma feminisans. Es stammt vom Mesenchym ab und kann sich in weibliche gonadale Strukturen differenzieren. Man unterscheidet 2 Typen:

    a) die Granulosazelltumoren;

    b) die Thekazelltumoren.

In den meisten Fällen sind Elemente beider Tumortypen in der gleichen Geschwulst vorhanden. Sie können mit Symptomen von Hyperöstrogenismus einhergehen. Es wurde über Assoziationen von Hyperplasie des Endometriums und Krebs des Endometriums mit Granulosazellen- und Thekazellen-Tumoren berichtet.

5. Germinome, die aus Keimzellen und ihren Abkömmlingen abstammen. Sie umfassen:
   a) das Dysgerminom, den häufigsten Vertreter dieser Gruppe, ein Homologon des Seminoms der Hoden. Es kommt bevorzugt bei jungen Frauen vor und zeichnet sich durch eine hohe Strahlensensibilität aus;
   b) Teratome, von denen man annimmt, daß sie sich aus embryonalen pluripotentem Gewebe entwickeln und in der Lage sind, Elemente aller drei Keimschichten zu bilden. Die gutartige Form der Teratome (das Teratoma adultum) ist ein relativ häufiger Ovarialtumor älterer Frauen. Das maligne Teratom ist selten.
6. Tumoren, die vom Stroma der Ovarien abstammen, sind im allgemeinen Fibrome. Es handelt sich um relativ häufige, unilaterale Tumoren, die eine beachtliche Größe erreichen und bevorzugt bei älteren Frauen vorkommen. Das Fibrosarkom ist eine seltene Geschwulst.

Ausbreitung

Die Ovarialtumoren breiten sich auf die para-aortischen, mediastinalen und supraklavikulären Lymphknoten aus und metastasieren spät in entfernte Organe, besonders in Lunge und Leber.

Diagnose

Die Topographie der Ovarien macht eine Frühdiagnose der Ovarialtumoren praktisch unmöglich. Die Diagnose stützt sich auf 3 Arten von Symptomen, die im allgemeinen erst spät im Verlauf der Erkrankung auftreten.

1. Drucksymptome, die durch die Primärgeschwulst selbst und nach Infiltration durch benachbarte Gewebe verursacht werden;
2. Ausbreitungssymptome, die von den peritonealen Implantationsmetastasen hervorgerufen werden und sich als Aszites manifestieren;
3. hormonale Symptome, die sich in Form von Defeminisierung, Virilisierung oder Hyperöstrogenismus manifestieren. Die Intensität dieser Symptome ist weitgehend mit dem histologischen Typ der Geschwulst und dem Alter der Patienten korreliert. Gynäkologische Untersuchungen und die Palpation des Abdomens decken einen Tumor oder eine Geschwulst im kleinen Becken auf, deren Konsistenz von zystisch bis solid variiert. Die Art der Geschwulst wird durch die klinische Untersuchung selten diagnostiziert. Deshalb ist die Probelaparotomie mit Biopsie und Gefrierschnitt die nützlichste diagnostische Maßnahme. Man erfaßt die Ausbreitung und die genaue Natur des Tumors. Nach

diesem Befund richtet sich dann die Behandlung. In fortgeschrittenen Fällen mit Befall der supraklavikulären Lymphknoten, kann durch die Biopsie des betreffenden Lymphknotens eine genaue mikroskopische Diagnose gestellt werden.

TNM-Klassifizierung

T 1 Tumor auf die Ovarien beschränkt;
- T 1a Tumor auf 1 Ovar beschränkt, kein Aszites;
  - T 1a1 Kein Tumor auf der Ovaroberfläche, Kapsel intakt;
  - T 1a2 Tumor auf der Oberfläche des Ovars, und/oder Kapsel durchbrochen;
- T 1b Tumor auf beide Ovarien beschränkt, kein Aszites;
  - T 1b1 Kein Tumor auf der Oberfläche des Ovars, Kapsel intakt;
  - T 1b2 Tumor auf der Oberfläche der Ovarien und/oder Kapsel durchbrochen;
- T 1c Tumor auf ein oder beide Ovarien limitiert. Aszites, der maligne Zellen enthält oder positive Peritonealwaschungen.

T 2 Tumor befällt ein oder beide Ovarien mit Ausbreitung auf das kleine Becken;
- T 2a Tumor und Ausbreitung und/oder Metastasen im Uterus und/oder eine oder beide Tuben, aber ohne Befall des viszeralen Peritoneums. Kein Aszites;
- T 2b Tumor mit Ausbreitung auf andere Beckenstrukturen, und/oder Befall des viszeralen Peritoneums. Kein Aszites;
- T 2c Tumor mit Ausbreitung auf den Uterus und/oder eine oder beide Tuben und/oder andere Beckenstrukturen. Aszites mit malignen Zellen oder positive Peritonealwaschungen.

T 3 Tumor befällt Ovarien mit Ausbreitung in den Dünndarm oder ins Netz (Omentum), beschränkt auf das kleine Becken oder intraperitoneale Metastasen über das kleine Becken hinaus oder positive retroperitoneale Lymphknoten oder beides.

M 1 Fernmetastasen.

Behandlung

Die Chirurgie ist die Therapie der Wahl. In Frühstadien besteht der klassische Eingriff in einer abdominalen Hysterektomie mit bilateraler Salpingo-Oophorektomie. Die Größe des Eingriffs ist wegen der ausgeprägten Bilateralität des Tumors und seiner Tendenz, den Uteruskörper ganz zu befallen, berechtigt.

Eine postoperative Strahlentherapie ist im allgemeinen angezeigt. Man kann die Bestrahlung auf das kleine Becken beschränken, wenn die Residualerkrankung (bekannt oder vermutet) auf dieses Gebiet begrenzt ist, oder man bestrahlt die gesamte Bauchhöhle. Eine stetig ansteigende Anzahl von Berichten bestätigt, daß sich die Erkrankung auf das Zwerchfell oder die para-aortischen Lymphknoten ausbreitet, und zwar auch in Frühfällen. Es wird deshalb in Krebszentren immer heftiger prophylaktisch die ganze Bauchhöhle bestrahlt.

Die Chemotherapie ist von großem Nutzen, wobei die alkylierenden Drogen (vor allem Chlorambucil) bevorzugt angewandt werden. Den Aszites kann man mit Hilfe der intraperitonealen Chemotherapie behandeln. Radioaktive Isotopen werden bei dieser Erkrankung nur noch selten benutzt. Die Technik des ,,shunting" des Aszites in die V. jugularis via Plastikrohr mit einem Einwegventil wird gegenwärtig auf breiter Basis angewendet.

Eine Darmobstruktion ist eine häufige Komplikation der fortgeschrittenen Erkrankung und wird durch eine Resektion oder eine Umgehungsoperation behoben. Eine solche Operation kann wiederholt werden, wenn die Patientin in einem guten Allgemeinzustand bleibt.

Wegen der Häufigkeit abdominaler Komplikationen ist im allgemeinen eine aggressive Palliativbehandlung angezeigt.

Prognose

Die Prognose hängt besonders von der Ausbreitung der malignen Erkrankung ab. In T1- und T2-Fällen erreicht die 5-Jahre-Überlebensrate 60—70%. In fortgeschrittenen Fällen kann eine vernünftige Palliativwirkung erwartet werden.

Vagina

Epidemiologie

Das Karzinom der Vagina ist eine seltene Erkrankung, die hauptsächlich bei Frauen über 50 auftritt. Man hat einige Fälle bei jungen Frauen beobachtet, deren Mütter während der Schwangerschaft Stilböstrol erhielten.

Pathologie

Die Läsion entsteht gewöhnlich im oberen Drittel der Hinterwand der Vagina und infiltriert schon früh das Septum rectovaginale. Am Anfang erscheint der Krebs als oberflächliche ulzerierte Läsion, die von Ausfluß und/oder Blutungen begleitet ist. Die Leukoplakie der Vaginalschleimhaut muß als *präkanzeröse* Läsion angesehen werden. Mit dem Fortschreiten der Erkrankung zerstört die maligne Geschwulst die Cervix uteri und greift die Parametrien an. Der Befall der Vulva ist selten. Die Ausbreitung erfolgt spät und betrifft vor allen die äußeren iliakalen und hypogastrischen Lymphknoten. Wenn der Tumor auf die Vulva übergreift, können auch die Lymphknoten der Leistengegend befallen sein. Histologisch ist der größte Teil der Malignome der Vagina vom Typ der Plattenepithelkrebse. Die Adenokarzinome, die von Überresten des Gartnerschen Kanals abstammen, können ebenfalls von dieser Gegend ausgehen. Man hat primäre maligne Melanome, die in der Schleimhaut der Vagina ihren Ursprung haben, beobachtet. Bei jungen Mädchen können auch Sarkome (Sarcoma botryoides) angetroffen werden.

Diagnose

Man sollte von jeder Ulzeration oder Infiltration, die bei der Spekulum-Untersuchung entdeckt wird, eine Biopsie entnehmen. Es muß daran erinnert werden, daß die Vaginalwand, besonders das untere Drittel, häufiger Sitz von Metastasen maligner endometrialer und ovarialer Geschwülste ist. Daher sollte der Diagnose eines primären Karzinoms der Vagina immer eine gründliche gynäkologische Untersuchung vorausgehen, um primäre Malignome anderer Teile des Genitalkrebses auszuschließen.

Vulva

Epidemiologie

80—85% der Karzinome der Vulva treten nach der Menopause auf, noch häufiger erst im 7. Lebensjahrzehnt. Krebse der Vulva machen wenigstens 30% aller Krebserkrankungen dieser Altersgruppe und 3—4% aller gynäkologischen Malignome aus. Bei Frauen vor dem 45. Lebensjahr ist dieses Karzinom selten. Es ist außerordentlich selten während einer Schwangerschaft.

Ätiologie

Man weiß wenig über die Ätiologie. Eine späte Menarche (15 bis 17 Jahre) und eine frühe Menopause (40 Jahre) scheinen eine gewisse ätiologische Rolle zu spielen. Es gibt keine besonderen ethnischen Faktoren, obwohl granulomatöse Läsionen in der Anamnese unter der schwarzen Bevölkerung etwas häufiger sind.

Pathologie

Die Primärläsion ist fast immer ulzerös granulierend und befällt bevorzugt die großen Schamlippen, dann die kleinen Schamlippen, die Gegend der Klitoris und schließlich die Region der hinteren Kommissur. Bilaterale Läsionen sind nicht selten, Die Läsionen der großen Schamlippen können symmetrisch („kissing") auftreten. Histologisch sind über 80% der Karzinome der Vulva gut differenzierte epidermoide Epithelkrebse. Bei den anderen Läsionen unterscheidet man:

1. Basalzellkarzinom;
2. Adenokarzinome, die von den Bartholinischen Drüsen oder von angrenzenden Drüsen abstammen, Fibrosarkome oder Myosarkome;
3. Mischtumoren, Zylindrome (selten) und Melanoblastome, die 1—2% der Krebse der Vulva ausmachen.

Bei 50% der Karzinome der Vulva gehen mehr oder weniger *präkanzeröse* Läsionen voraus. Darunter findet man Dystrophien wie z. B. die atrophische Vulvitis, die diabetische Vulvitis, die Leukoplakie, den Lichen oder lichenoide Zustände, die Kraurosis vulvae mit Hyperplasie. Sehr selten gehen Narbenläsionen (Schanker, venerische Ulzera, Granulome, Abszesse der Bartholinischen Drüsen) dem Karzinom der Vulva voraus. Potentiell maligne Zustände sind häufig, z. B. die Papillomatose, die Erythroplasie, die Bowensche Krankheit im Hautbereich und die Pagetsche Krankheit der Kanäle der apokrinen Drüsen. Es ist sehr wichtig, sich zu vergegenwärtigen, daß diese Zustände, ob sie nun zum Krebs disponieren oder wirklich präkanzerös oder präinvasiv sind, oft multifokal auftreten und sich später zu invasiven Krebsen entwickeln.

Ausbreitung

Die regionale Ausbreitung geschieht in der Umgebung des Introitus und im unteren Drittel der Vagina, in die vordere Fossa ischiorectalis und in das Zellgewebe der genitocruralen Grube. Auch die anorektale Gegend kann später befallen werden. Die Ausbreitung in die Lymphknoten gschieht zuerst in Richtung der oberflächlichen und tiefen Lymphknoten der Leiste; bei Karzinomen der Klitorisgegend werden oft die retrocrualen Lymphknoten befallen. Wenn die Vagina befallen ist, kann die Ausbreitung bis in *Lymphoglandulae obturatoriae* fortschreiten. Im Endstadium bilden Primärtumor und die befallenen Lymphknoten, die im allgemeinen infiziert sind, eine einzige zusammenhängende Tumormasse. Man trifft selten Fernmetastasen an, obwohl manchmal Metastasen in den Lungen und in der Leber, gelegentlich auch in den Knochen angetroffen werden. Die Todesursache des Krebses der Vulva ist eine Folge der Invasion der Urethra und des Afters sowie deren Komplikationen (Infektion und Blutung).

Diagnose

Ungefähr zwei Drittel der Patientinnen klagen über Pruritus vulvae, welcher im allgemeinen etliche Jahre vor dem Auftreten des Krebses verspürt wird und oft mit präkanzerösen Läsionen (ätrophische Vulvitis, Kraurosis) einhergeht. Schmerzen, Aussickern einer serösen Flüssigkeit und Blutungen sind weitere Symptome. Die Läsionen können nicht in die TNM-Klassifikation eingereiht werden, weil sie dazu tendieren, multifokal aufzutreten und einige Läsionen invasiv wachsen, während andere *in situ* Karzinome sind. Ihre Ausdehnung und die Infiltrationstiefe sollten in Betracht gezogen werden. Auch wenn die Palpation der inguinalen Gegenden manchmal keinen Lymphknotenbefall zeigt, ist die histologische Untersuchung in bis zu 40% dieser Fälle positiv. Häufig sind die Lymphknoten palpierbar, oft bilateral, aber noch gut beweglich; dann steigt das Risiko eines Lymphknotenbefalls auf 60—65%. Die Lymphknoten können entzündet und fixiert sein; in diesem Fall kann die Adenopathie das vorherrschende Symptom sein, obwohl dies selten ist.

Die Lymphographie bringt wenig zusätzliche Information, außer daß sie den Befall der retrocruralen Lymphknoten bestätigt (was meistens beobachtet wird, wenn der inguinale Lymphknoten des Canalis femoralis, den man auch als Cloquetschen Lymphknoten bezeichnet, befallen ist). Die Zytologie kann bei der Früherfassung einer degenerativen präkanzerösen Läsion von Nutzen sein. Es sollten alle verdächtigen Läsionen histologsich untersucht werden.

TNM-Klassifikation

T1 ist ein Tumor, der auf die Vulva beschränkt ist und dessen größter Durchmesser 2 cm oder weniger beträgt;

T2 ist ein Tumor, der auf die Vulva beschränkt ist und dessen Durchmesser mehr als 2 cm beträgt;

T3 ist ein Tumor jeder beliebigen Größe mit Ausbreitung auf den unteren Teil der Urethra und/oder Vagina, auf das Perineum oder den After;

T4 ist ein Tumor jeder beliebigen Größe mit Ausbreitung auf den oberen Teil der Urethra und/oder Blasen- oder Rektalschleimhaut, oder der Tumor ist an die Beckenwand fixiert.

Behandlung

Manchmal genügt die einseitige Vulvektomie, um die auf eine Schamlippe beschränkten Geschwülste zu behandeln. Besonders bei jungen Frauen ist die totale Vulvektomie die Operation der Wahl; dabei werden die Schamlippen, der untere Rand der Vaginalmukosa und die Schleimhaut der äußeren Urethralöffnung entfernt. Zusätzlich wird eine bilaterale Totalausräumung der inguinalen Lymphknoten vorgenommen.

Bei alten Patientinnen, die noch andere Erkrankungen aufweisen, wird eine Hemivulvektomie, eine Radium-Applikation oder eine Elektrokoagulation genügen. Die Lymphknotenausräumung wird durch eine Bestrahlung ersetzt.

Der Wert der Strahlentherapie ist begrenzt, weil sie zu einer sehr schmerzhaften Nekrose führen kann und nicht angewandt werden kann, wenn dystrophische Veränderungen vorliegen. Sie kann aber nützlich sein, wenn die Läsionen unilateral und sehr gut begrenzt sind und keine Dystrophie vorliegt. Sie kann palliativ wirken bei diffus infiltrierenden und entzündlichen Läsionen.

Die Chemotherapie hat einen nur adjuvanten Wert: die antiblastischen Drogen können extensive und pseudoinflammatorische Läsionen stark reduzieren. Eine lokale Antibiotikatherapie sowie eine lokale Östrogen-Applikation kann den Juckreiz beseitigen; Applikationen von Podophyllin können bei präkanzerösen Läsionen wirksam sein.

Prognose

Die Prognose hängt vor allem vom Alter der Frau ab. Alte Patientinnen weisen im allgemeinen andere Erkrankungen auf und sterben nicht an ihrer Krebserkrankung, sondern an interkurrenten Infektionen. Bei Frauen unter 50 ist die 5-Jahre-Überlebensrate 65—70%. Die Prognose hängt vom Grad des Lymphknotenbefalls und von der Radikalität der Behandlung ab. Für Patientinnen, bei denen eine radikale Vulvektomie mit Entfernung aller Schleimhautpartien mit Krebsverdacht durchgeführt wurde, ist die Prognose viel besser als für weniger radikal behandelte Frauen. Der histologische Typ hingegen spielt, außer im Fall eines Melanoblastoms, bei dem die Prognose schlechter ist als bei anderen Karzinomen, keine große Rolle.

Männliche Geschlechtsorgane

Hoden

Epidemiologie

Die Malignome der Hoden machen weniger als 1% aller Krebse aus. Sie werden in jedem Alter, hauptsächlich zwischen 15 und 35 Jahren beobachtet. Die Inzidenz ist hoch, wenn die Hodenwanderung nicht stattgefunden hat oder bei ektopischen Hoden. 2% aller männlichen Individuen leiden an einem Kryptorchismus und diese Männer zeigen ein 33mal höheres Risiko einer malignen Entartung. Das Risiko steigt mit dem Grad der Ektopie; es ist 4mal größer, wenn die Hoden intraabdominal liegen. Bei 25% der Patienten mit *normal* gelegenen Hoden ist es dieser Hoden, der bösartig entartet. Die Orchidopexie muß vor dem 6. Lebensjahr erfolgen, um das Risiko einer malignen Entartung zu reduzieren.

Pathologie

Man unterscheidet zwei Hauptgruppen von Hodentumoren:

1. Die Seminome, die 40—50% der Fälle ausmachen. Sie gehen von den primordialen Keimzellen aus. Die Zellen sind gleichförmig, rund, mit gut sichtbarem Zytoplasma und runden Zellkernen.

2. Die Teratome (Dysembryome), die 50—60% der Fälle ausmachen. Sie entstehen aus multipotenten Embryonalzellen, die in der Lage sind, sich in verschiedene mesodermale, entodermale und ektodermale Gewebe zu differenzieren. Diese Tumoren sind im allgemeinen sehr bösartig. Man unterscheidet verschiedene histologische Typen: das embryonale Karzinom, eine Mischvariante (mit Elementen eines Seminoms) und das Chorionkarzinom. Das Chorionkarzinom enthält trophoblastische Zellen, von denen einige mehrkernig sind.

Selten stammen die Tumoren von interstitiellen Zellen ab. Man begegnet auch Weichteilsarkomen und Lymphomen. Es werden der Samenstrang, die Tunica albuginea und schließlich die Haut befallen. Die Ausbreitung auf dem Lymphweg erfolgt früh in die paraaortalen Lymphknoten. In der Folge werden die mediastinalen und supraklavikulären Lymphknotengruppen erfaßt. Die inguinalen Lymphknoten sind nur betroffen, wenn der Samenstrang, die paratestikulären Gewebe und die Haut infiltriert sind. Eine Feinnadel- oder eine operative Biopsie können eine solche Ausbreitung fördern. Fernmetastasen können sich vor allem in der Lunge früh entwickeln.

Diagnose

Ein Hodentumor erscheint im allgemeinen als schmerzlose, harte Geschwulst, die auf die Hoden beschränkt ist. Manchmal kann man bei der Palpation des Abdomens vergrößerte paraaortale Lymphknoten feststellen. Ein Tumor, der sich in einem ektopischen Hoden entwickelt, kann als retroperitoneale oder inguinale Geschwulst palpiert werden. Alle trophoblastische Elemente enthaltenden Tumoren — Mischtumoren oder reine Chorionkarzinome — können mit einer Schmerzempfindlichkeit der Mammae oder einer ausgeprägten Gynäkomastie einhergehen. Die Exkretion der Gonadotropine im Urin ist (am stärksten im Fall eines reinen Chorionkarzinoms) erhöht. Dieser Test hat prognostischen Wert und kann klären, ob die Entfernung des Tumors bei der Operation vollständig war. Im Fall eines Rezidivs oder von Metastasen erhöht sich der Gonadotropin-Titer im Urin wieder. Die Bestimmung der Gonadotropine im Serum ist angezeigt. Sie können erhöht sein, auch wenn die Gonadotropine im Harn normal sind.

Die Hodenmalignome müssen von Hydrozelen, Hämatozelen, einer Epididymo-Orchitis und anderen chronischen entzündlichen Läsionen (Tuberkulose, Syphilis, usw.) unterschieden werden. Das Staging im Hodentumor kann wie folgt durchgeführt werden: Stadium A, Tumor auf den Hoden beschränkt; Stadium B, Metastasen in den regionalen Lymphknoten; Stadium C, disseminierte Erkrankung.

Die Lymphangiographie kann einen Lymphknotenbefall aufdecken. Man hat jedoch zahlreiche falsch-positive und falsch-negative Resultate verzeichnet. In einigen Zentren hält man es für besonders wichtig, die Lymphographie durch direkte Injektion in die Lymphbahnen des Samenstranges zur Zeit der Orchiektomie durchzuführen, um die obersten paraaortalen Lymphknoten darstellen zu können. Zusätzlich werden anschließend Lymphogramme durch Punktion eines Lymphgefäßes des Fußes angefertigt.

Behandlung

Sowohl beim Seminom als auch beim Teratom wird der Primärtumor durch Orchidektomie, mit hoher Ligatur des Samenstranges, entfernt. Eine exakte Identifizierung der histologischen Natur der Geschwulst wird nach der Orchiektomie durchgeführt. Sie bestimmt die Behandlungsmethode der Lymphknoten. Die Bestrahlung der Lymphknoten ist im Falle eines Seminoms die Therapie der Wahl, da der Tumor sehr strahlensensibel ist. Wenn eine starke Vergrößerung der paraaortalen Lymphknoten festgestellt wird, wird die Bestrahlung auf die mediastinalen und supraklavikulären Gruppen ausgedehnt. Die 5-Jahre-Überlebensrate beträgt 80—85%.

Die Behandlung der Lymphknoten beim Teratom besteht in einer radikalen Ausräumung der paraaortalen, paracavalen und iliakalen Lymphknoten. Diese Ausräumung wird auch ohne Nachweis eines Lymphknotenbefalls durchgeführt. Die 5-Jahre-Überlebensrate beträgt 50 bis 60%.

Die Chemotherapie in verschiedenen Kombinationen (Methotrexat, Actinomycin D, Velban, Bleomycin, cis-Platin usw.) kann als adjuvante Therapie eingesetzt werden. Erste Resultate scheinen eine wirkliche Verbesserung der Überlebens- und Heilungsraten zu bestätigen für den Fall, daß bestimmte chemotherapeutische Kombinationen „aggressiv" angewandt wurden.

Penis

Epidemiologie

Der Krebs des Penis ist in nördlichen und höher entwickelten Ländern selten. Er macht weniger als 0,5% aller männlichen Krebse aus. Er kommt in Indien bei den Hindus (12%), in China und in einigen Gegenden Südamerikas häufiger vor. Eine bessere Körperhygiene und die frühe Beschneidung der Knaben spielt bei der schwachen Inzidenz in einigen Ländern eine signifikante Rolle. Die Anhäufung von Smegma und Schmutz wirken ätiologisch signifikant risikoverstärkend, und dies wird bei Phimosen begünstigt.

Präkanzeröse Läsion

Nicht selten treten weiße (Leukoplakie) und rote Flecken (Erythroplasie nach Queyrat) gleicherzeit mit dem Krebs auf oder gehen der Erkrankung voraus. Beide Läsionen zeigen eine ausgesprochene epitheliale Hyperplasie und Dysplasie. Die Erythroplasie ist verdächtiger, weil häufig bösartige Veränderungen in Form eines *in situ* Karzinoms oder eines invasiven Krebses vorliegen.

Pathologie

Das von der Haut abgeleitete Plattenepithelkarzinom ist die häufigste Form des Peniskrebses. Der Tumor ist gewöhnlich gut differenziert. Die Tumoren können sich auf der Glans, im Sulcus oder Collum glandis und unter dem Praeputium (Vorhaut) als harte Knötchen, verdickte Flecken oder papilläre Läsionen ausbilden. Schließlich erfolgt eine Infil-

tration, eine Ulzeration oder Pilzbefall. Die Schwellkörper und die Harnröhre werden befallen, in fortgeschrittenen und vernachlässigten Fällen auch die Abdominalwand. Die Ausbreitung auf dem Lymphweg geschieht in die inguinalen und später in die iliakalen Lymphknoten. Ein beidseitiger Lymphknotenbefall ist bei infiltrierenden Tumoren häufig, auch wenn die Läsionen auf eine Seite lokalisiert bleiben. Metastasenbildung auf dem Blutweg erfolgt spät. Infiltrierende Läsionen neigen zu früher Dissemination und haben eine schlechtere Prognose.
Seltenere Tumoren des Penis sind die bösartigen Melanome und Sarkome der Weichteile.

Stadieneinteilung (Staging)

Die Klassifizierung nach dem TNM-System kann wie für andere Hautgebiete auch bei Peniskrebsen angewendet werden. Es ist indessen praktischer, den Peniskrebs in 4 Stadien einzuteilen.
Stadium I ist ein Tumor, der auf die Eichel oder/und auf die Vorhaut beschränkt ist. Stadium II ist ein Tumor mit Invasion der Schwellkörper ohne Metastasen, Stadium III ist ein Tumor, der am Penis lokalisiert bleibt, mit positiven regionalen Lymphknoten. Stadium IV zeigt fixierte Lymphknoten oder Fernmetastasen.

Behandlung

Wenn die primäre Geschwulst klein (weniger als 2 cm) und lokalisiert ist, kann eine partielle Penisamputation vorgenommen werden. Eine Bestrahlung hat nur bei oberflächlichen Tumoren einen Sinn — und wird vor allem durchgeführt, um das Organ bei jungen Leuten zu erhalten.
Bei infiltrierenden Läsionen ist die Prognose schlecht. Bei weiter fortgeschrittenen Tumoren ist die totale Penisamputation nötig.
Wenn die Lymphknoten befallen sind (ein- oder beidseitig), wird eine bilaterale ilio-inguinale Lymphknoten-Ausräumung durchgeführt. Wenn adäquate Nachkontrollen nicht durchgeführt werden können, wird besonders im Falle von infiltrierenden Tumoren eine prophylaktische Lymphknotenausräumung empfohlen.
Bei Stadium-IV-Tumoren können palliative Strahlentherapie und Chemotherapie einen günstigen Einfluß haben.

Prognose

Die 5-Jahre-Überlebensrate für Stadium-I-Patienten liegt bei 85—90%, während die bei Stadium-II-Kranken 60% beträgt, wenn eine adäquate Behandlung durchgeführt wird.
Der Befall der Lymphknoten senkt die 5-Jahre-Überlebensrate auf 30 bis 40%.

Harntrakt

Niere, Nierenbecken, Ureter

Die bösartigen Geschwülste der Niere, des Nierenbeckens und des Ureters machen weniger als 1% aller Krebse aus. Das Nierenzellenkarzinom und der Krebs des Nierenbeckens kommen bei Erwachsenen vor, während das Nephroblastom (Wilmsscher Tumor) Kinder befällt.

NIERENKARZINOM

Diese malignen Tumoren stammen von Zellen der Nierentubuli ab. Der Ausdruck „Hypernephrom" (Grawitzscher Tumor), der immer noch häufig gebracht wird, wurde in früheren Jahren eingeführt, als man noch glaubte, die Tumoren stammten von Nebennierenresten in der Niere selbst ab. Man hat aber beweisen können, daß die Herkunft renal ist. Diese Krebse treten vor allem im 6. und 7. Lebensjahrzehnt auf. Männer erkranken doppelt so häufig wie Frauen. Die Geschwulst entwickelt sich häufiger im oberen Nierenpol und kann eine beträchtliche Größe erreichen. Auf der Schnittfläche ist sie durch gelbliche, hämorrhagische, degenerative und zystische Areale charakterisiert. Histologisch können die Zellen zu Haufen, Strängen, Alveolen oder papillär angeordnet sein. Das Zytoplasma ist gewöhnlich klar und durchsichtig. In weiter fortgeschrittenen Fällen ulzeriert der Tumor und bricht in das Nierenbecken ein, infiltriert die perirenalen Strukturen, befällt die Venen und kann in die Nierenvene und die Vena cava hineinwachsen. Die Lymphknoten um den Nierenstiel, neben der Vena cava und neben der Aorta können befallen sein. Schließlich werden die mediastinalen und zervikalen Lymphknoten befallen. Die Ansiedelung über das Blut erfolgt in die Lungen, in die Leber, ins Gehirn, in die Knochen usw.
Es können auch solitäre Metastasen auftreten (was für die chirurgische Behandlung der Metastasen eine gewisse Bedeutung haben kann).

Diagnose

Die Hämaturie ist das Hauptsymptom. Diese ist charakteristischerweise intermittierend, profus und schmerzlos. Es können lange Perioden (Wochen oder Monate) ohne Hämaturie oder irgendwelche Symptome vergehen, aber diese Perioden werden immer kürzer. Der Patient oder der

palpierende Arzt kann eine prallelastische oder harte Geschwulstmasse fühlen.
Schmerz und Koliken können, verursacht durch die Wanderung von Blutgerinseln oder durch eine Begleitinfektion auftreten. Ein persistierendes Fieber und eine Varikozele können in einigen Fällen auftreten. Eine unerklärte Anämie kann das einzige Zeichen der Erkrankung sein. Fernmetastasen sind gewöhnlich Spätmanifestationen. Sie können jedoch manchmal vor dem klinischen Nachweis der Nierenläsion in Erscheinung treten. Lungen, Knochen und Gehirn werden am häufigsten von Metastasen befallen. Eine Solitärmetastase wird manchmal für eine maligne Primärgeschwulst des befallenen Organs gehalten.
Die Pyelographie kann gestreckte oder amputierte Nierenkelche, verzerrte Nierenbecken und verdrängte Ureter aufzeigen. Die Angiographie kann eine anomale Vaskularisation aufzeigen.

KARZINOME DES NIERENBECKENS

Sie kommen selten vor und treten oft zusammen mit multiplen Tumoren des Ureters oder der Harnblase auf. Schon lange bestehende Nierensteine und Infektionen der Harnwege können eine epitheliale Metaplasie und eine Dysplasie induzieren, die dann in einem invasiven Krebs entarten können. Die Läsion besteht gewöhnlich aus einem papillären Übergangszellenkarzinom. Sie kann in seltenen Fällen ein Plattenepitheltumor sein. Sie infiltriert schnell die Wand des Nierenbeckens und die perirenalen Gewebe und streut in die renalen und aortalen Lymphknotengruppen aus.
Die Symptome ähneln denen des Nierenzellkarzinoms. Es kann sich eine palpierbare Tumormasse als Ausdruck einer Hydronephrose oder einer Pyonephrose entwickeln. Sowohl die intravenöse als auch die retrograde Pyelographie haben diagnostischen Wert.

Behandlung

Sowohl das Nierenzellenkarzinom als auch das Karzinom des Nierenbeckens sprechen schlecht auf eine Bestrahlung an. Nur der radikale chirurgische Eingriff bringt Aussicht auf Linderung oder ein langjähriges Überleben. Ein schlechter Allgemeinzustand, eine Insuffizienz der anderen Niere, ausgedehnte Fernmetastasen, ein fortgeschrittener Lymphknotenbefall und eine Infiltration der umgebenden lebenswichtigen Strukturen kontraindizieren eine radikale Chirurgie. Bei einer radikalen Chirurgie wird die in ihre perirenale Faszie eingebettete Niere, der Gefäßstiel, die Lymphknoten und der größte Teil des Ureters entfernt. Im Falle eines Tumors des Nierenbeckens wird der gesamte Ureter und ein

Teil der Harnblase um die Eintrittsstelle des Ureters entfernt, weil sie der Sitz anderer Geschwülste oder Herde präkanzeröser Läsionen sein können. Die Harnblase muß nach der Operation regelmäßig zystoskopisch kontrolliert werden, um die Entwicklung anderer Läsionen frühzeitig erkennen und behandeln zu können.

Die postoperative Bestrahlung wurde häufig angewandt, ihr therapeutischer Wert ist jedoch limitiert. Die Bestrahlung kann für die Langzeitkontrolle von Skelettmetastasen wirksam sein. Solitärmetastasen des Gehirns und der Lunge können chirurgisch angegangen werden. Dieser Eingriff kann manchmal zu einer mehr oder weniger langen Remission führen. Die Chemotherapie ist nur begrenzt wirksam, kann aber palliativ helfen. Postoperativ wurden auch Hormone (Progesteron) verabreicht. Ihr Effekt auf die Überlebensrate ist nicht bestätigt worden.

Die Prognose des Nierenzellenkarzinoms ist besser als die Prognose des Nierenbeckenkrebses. Die Langzeitüberlebensdauer nach einer chirurgischen Behandlung des Nierenzellenkarzinoms hängt vom Stadium der Geschwulst ab und erreicht 20—40%.

NEPHROBLASTOM (WILMSSCHER TUMOR)

Das Nephroblastom ist ein selten auftretender Tumor, aber einer der häufigsten soliden Tumoren der Kindheit. Die höchste Inzidenz liegt zwischen dem 1. und 5. Lebensjahr. Die Pathologie, die Diagnose und die Behandlung des Nephroblastoms werden im Kapitel über Krebse der Kindheit auf Seite 281 behandelt.

Blase

Die Blasenkrebse machen ungefähr 3% aller bösartigen Tumoren aus. Die Inzidenz ist in den Ländern mit endemischer Schistosomiasis erhöht, wie z. B. in Ägypten (20%) und im Irak. Die höchste Inzidenz liegt im 6. und 7. Lebensjahrzehnt. Männer erkranken 3mal häufiger als Frauen. Personen, die mit Anilinfarbstoffen, synthetischem Gummi und verschiedenen anderen Chemikalien arbeiten, entwickeln Blasenkrebse, deren Entstehung man der Wirkung von aromatischen Aminen, von Benzidinen, 2-Naphthylaminen, usw. zuschreiben konnte. Diese Tumoren können viele Jahre nach der Exposition manifest werden, in Form von papillären Übergangszellenkarzinomen, die oft multipel auftreten. Der Anstieg der Blasenkrebserkrankungen in vielen Ländern der nördlichen Hemisphäre wird dem Rauchen zugeschrieben. Die Schistosomiasis der Harnwege (Bilharziose) ist eine parasitäre Erkrankung, die in Ägypten und in einigen Gebieten des Irak und Sudan endemisch ist; man trifft sie auch in anderen afrikanischen und asiatischen Ländern an. Die Würmer legen ihre Eier in der Submukosa der Blase ab. Die damit einhergehende bakterielle Infektion, die länger als 20—40 Jahre andauern kann, induziert im Laufe der Zeit eine Metaplasie des Plattenepithels, eine Dysplasie, ein Carcinoma *in situ* und schließlich ein invasives Karzinom, das meist ein gut differenziertes Plattenepithelkarzinom ist. Außer der bakteriellen Infektion sind eine ganze Reihe anderer Kofaktoren für die Krebsinduktion verantwortlich. Der Krankheitsgipfel liegt im 5. Lebensjahrzehnt. Männer erkranken 5mal häufiger als Frauen.

Pathologie

Die Tumoren entstehen häufig im Gebiet des Trigonums und können solitär oder multipel sein (20%). Sie sind im allgemeinen papillär, seltener nodulär oder ulzerativ. Papilläre Formen wachsen oberflächlich, während die ulzerösen und nodulären Formen infiltrativ wachsen und eine schlechtere Prognose haben. Es gibt verschiedene Klassen von Übergangsepithelkarzinomen. Der Plattenepithelkrebs (2—10%) und das Adenokarzinom sind selten. Die Ausbreitung findet durch direkte Infiltration der Blasenwand, der paravesikalen Gewebe und der Beckenorgane statt. Nach einem chirurgischen Eingriff kann es wegen damit verbundener Zellaussaat zu Implantationsmetastasen in der Blasenschleimhaut und in den außerhalb der Blase liegenden Geweben kommen. Die Ausbreitung auf dem Lymphweg erfolgt über die obturatorischen, äußeren iliakalen, inneren iliakalen und kommunen iliakalen Lymphknotengruppen schließlich zu den paraaortalen Lymphknoten. Fernmetastasen treten spät auf und befallen die Knochen, die Leber, die Lunge, usw. In fortgeschrittenen Fällen kann es zu einer peritonealen Aussaat kommen.

Diagnose

Eine intermittierende Hämaturie ist normalerweise das erste Symptom. Diese Blutung kann profus sein; sie ist meist schmerzlos. Eine fast immer eintretende Superinfektion bewirkt eine Dysurie, häufiges Wasserlassen und Schmerzen. Blutgerinsel können zu einer Obstruktion der Harnröhre und zu einer Überlaufblase führen. Symptome einer Harnwegsinfektion und Befall anderer Organe sind möglich.
Häufiger als die Hämaturie ist die Dysurie das eigentliche Hauptsymptom des Krebses der Blase bei der Bilharziose. Alle Ursachen einer Hämaturie, einer Dysurie, einer Niereninfektion und eines Beckentumors müssen bei der Differentialdiagnose erwogen werden. Zytologie, Zystoskopie, zystoskopische Biopsie und Lymphangiographie sind unbedingt durchzuführen.

Stadieneinteilung (Staging)

Behandlung und Prognose werden vom Stadium des Tumors durch sein Tiefenwachstum und seine Ausdehnung bestimmt. Die Bewertung geschieht durch die manuelle Untersuchung in Vollnarkose, die eine Relaxation ermöglicht und eine adäquate Palpation erlaubt. So kann die Konsistenz, die Oberflächenbeschaffenheit und die Beweglichkeit des Tumors erfaßt werden; durch multiple zystoskopische Biopsieentnahme, um die Tiefe der tumorösen Infiltration festzustellen; und durch die Lymphographie, um den Zustand der Beckenlymphknoten darzustellen.
Der Tumor kann ein Carcinoma *in situ* (Tis) oder ein oberflächliches Karzinom sein, bei dem nur die Submukosa infiltriert ist (T1). Im T2-Stadium sind die Muskeln oberflächlich infiltriert. Bei den tiefen Tumoren sind die Muskeln weitgehend infiltriert (T3). Im T4-Stadium befällt der Tumor die angrenzenden Strukturen und Organe.

Behandlung

Chirurgie. Oberflächliche Läsionen (Tis und T1) werden transurethral mit endoskopischer Diathermie koaguliert und exzidiert. T2- und hochgradige T1-Tumoren werden segmentär reseziert (partielle Zystektomie). Die radikale Zystektomie ist bei tiefen Geschwülsten (T3 und bei noch operablen T4-Tumoren) sowie bei Rezidiven nach einer konservativen Exzision indiziert. Ein radikaler chirurgischer Eingriff wird auch bei Mißerfolgen oder Rezidiven nach einer Bestrahlung empfohlen, ebenso bei Patienten mit multiplen, über die Blase zerstreuten Tumorherden, auch wenn sie „low-stage" sind.
Die Harnblase, die Samenblasen, die Prostata und die angrenzenden Strukturen, die perivesikale Faszie und die Lymphknoten des Beckens werden entfernt.
Nach der Zystektomie kann der Urin durch eine isolierte Ileumschlinge, in die Ureter implantiert werden, abgeleitet werden. Bei der „rektalen Blase" werden die Ureter in das isolierte Rektum eingepflanzt und das distale Ende des Sigmoids wird als terminale Kolostomie an die Bauchwand gelegt. Diese Technik ermöglicht eine gute Harnkontrolle und ist mit einem geringen Infektionsrisiko verbunden. Die Implantation der Ureter ins Sigmoid (Ureter-Kolon-Anastomose) verursacht häufig Nierenschäden wegen einer an der Anastomose entstehenden Stenose mit nachfolgender aufsteigender Infektion. Die Behandlung des Karzinoms der Bilharziose-Blase erfordert einen radikalen chirurgischen Eingriff, weil diese Tumoren multipel auftreten, weil sie zu präkanzerösen Veränderungen in den übrigen Schleimhautregionen führen und weil es sich in den meisten Fällen um T3- oder T4-Tumoren handelt.

Radiotherapie. Die externe Hochvolt-Bestrahlung kann oberflächlich gelegene Tumoren unter Kontrolle bringen. Sie wird hauptsächlich bei älteren Leuten oder bei Patienten in schlechtem Allgemeinzustand angewandt. Man geht immer mehr dazu über, bei T3- und T4-Fällen postoperativ zu bestrahlen. Nach neuesten Berichten soll diese kombinierte Behandlung die Endresultate verbessern. Die Resultate der postoperativen Radiotherapie nach partieller Zystektomie sind weniger günstig. Das Bestrahlungsergebnis des Bilharziose-Krebses ist wegen assoziierter schwerer Infektion und Gewebsfibrosen schlecht.

Prognose

Die 5-Jahre-Überlebensrate für Tis- und T1-Tumoren nach endoskopischer Behandlung beträgt 70—80%. Bei T2-Tumoren ergibt die partielle Zystektomie 5-Jahre-Überlebensraten von 40—50%, bei fortgeschrittenen T3- und bei einigen T4-Fällen nach radikaler Chirurgie 20—30%.

Prostata

Epidemiologie

Der Prostatakrebs ist ein häufiger Tumor älterer Männer. Es besteht eine Korrelation zwischen der durchschnittlichen Lebenserwartung in den verschiedenen Ländern und dieser Krebserkrankung. Die Inzidenz gipfelt im 7. und 8. Lebensjahrzehnt. Der Prostatakrebs ist bei verheirateten Männern häufiger als bei unverheirateten. Er wird seltener diagnostiziert als er auftritt, weil viele Tumoren ohne Symptome bleiben und erst nach dem Tod bei der Autopsie entdeckt werden. Viele werden als benigne Hyperplasien angesehen.

Pathologie

Der Tumor entsteht normalerweise in den peripheren Regionen der Prostata als harte Geschwulst, die die umgebenden Gewebe nur sehr langsam infiltriert. Der Tumor breitet sich in die Lymphknoten des Beckens, dann in die paraaortalen Lymphknoten aus und infiltriert über den Blutweg vor allem die Knochen (Wirbelsäule, Becken, Oberschenkel und Rippen).
Die Knochenmetastasen sind im allgemeinen vom osteoblastischen Typ. Der Tumor ist histologisch ein Adenokarzinom mit verschiedenen Differenzierungsgraden.

Diagnose

Symptome sind Schwierigkeiten beim Wasserlassen, Pollakisurie und unvollständiges Entleeren der Blase. Es folgt eine chronische Harnretention mit Inkontinenzerscheinungen, wenn der Sphinkter infiltriert wird. Die rektale Untersuchung deckt einen harten Knoten auf. Die Skelettmetastasen können schmerzhaft oder asymptomatisch sein. In fortgeschrittenen Fällen kann man in der Supraklavikulargegend oder in der Axilla vergrößerte Lymphknoten palpieren.

Das Scanning der Knochen mit Radioisotopen ist empfindlicher als die Untersuchung mit gewöhnlichen Rö-Strahlen. Bei zwei Drittel aller Fälle mit Knochenmetastasen findet man erhöhte Werte der sauren Phosphatase. Eine Biopsie kann endoskopisch oder mittels Feinnadelaspiration durch den Damm gewonnen werden. Die Lymphographie kann den Befall der Lymphknoten bestätigen. Die Werte der alkalischen Phosphatase sind bei Patienten mit Knochenmetastasen erhöht.

TNM-Klassifikation

T1 ist ein intrakapsulär gelegener Tumor, der von einer normalen palpierbaren Drüse umgeben ist. T2 ist ein Tumor, der auf die Prostatadrüse beschränkt ist. Der weiche Knoten verformt den Umriß der Prostata. Die Sulci laterales und die Samenblasen sind nicht befallen. T3 ist ein Tumor, der sich über die Kapsel hinaus ausbreitet, mit oder ohne Befall der Sulci laterales und/oder der Samenblasen. T4 ist ein Tumor, der an die benachbarten Strukturen fixiert ist oder sie infiltriert.

Behandlung

Die auf die Prostata beschränkten Tumoren (T1, T2 und T3) können chirurgisch (radikale Prostatektomie) oder strahlentherapeutisch mit guten Resultaten behandelt werden. Eine gleichzeitige Behandlung der Lymphknoten des Beckens (chirurgisch oder durch Bestrahlung) sollte erwogen werden. Die Wahl der Methode hängt von verschiedenen Faktoren ab (Allgemeinzustand und Alter des Patienten, Erfahrung des Chirurgen). T4-Fälle werden hormonal mit Östrogen behandelt. Diese Therapie ist in einigen Fällen gut wirksam, weil sie sowohl die primären als auch die metastatischen Läsionen über viele Jahre hinweg kontrollieren kann. Eine bilaterale Orchidektomie kann denselben Effekt haben. Die Harnretention kann über eine begrenzte transurethrale Resektion behoben werden.

Zentrales Nervensystem

Die Tumoren des zentralen Nervensystems machen 2—5% aller Tumoren aus. Die Inzidenz ist bei den Weißen höher als bei den Schwarzen. Für die meisten histologischen Typen ist das Verhältnis der Erkrankung bei Mann und Frau 1:1. Tumoren des zentralen Nervensystems (ZNS) findet man in jedem Alter. Die maximale Inzidenz von Gliatumoren liegt in der Kindheit; sie nehmen die erste Stelle der soliden Tumoren vor der Pubertät ein. Bestimmte mesenchymale Tumoren neigen zu gehäuftem Auftreten. Läsionen anderer Organe (Retina, Eingeweide) kommen häufig gleichzeitig mit Hämangioblastomen vor.
Eventuell spielen Traumen eine Rolle.
Die Tumoren des ZNS sind klassifiziert als Gliatumoren, Hirnhauttumoren, embryoplastische Tumoren und mesenchymale Tumoren.

Gliatumoren

Sie machen etwa 45—50% aller Tumoren des ZNS aus und umfassen: Astrozytome, Ependymogliome; Glioblastome, Medulloblastome; Oligodendrogliome und Spongioblastome.

Astrozytom

Es ist eines der am stärksten differenzierten Geschwülste des ZNS und macht 20—30% der Gliome aus. Die auf einem einzigen Schnittpräparat sichtbaren Strukturen können stark polymorph sein. Die Beziehungen zwischen Tumorzellen und Gefäßen (Anordnung in Rosetten) haben prognostischen Wert; intravaskuläre und perivaskuläre Läsionen sind schlechte Zeichen. Sie liegen in einer Hirnhemisphäre und entwickeln sich zu mehr oder weniger umschriebenen Tumoren, deren Inhalt zystisch oder hämorrhagisch und deren Konsistenz prallelastisch ist. Die Rezidive werden zunehmend undifferenzierter. (Die Tumoren des Kleinhirns bei Kindern sind oft zystisch und begrenzt und haben eine bessere Prognose).

Ependymogliom

Das Ependymogliom (Ependymom) hat eine perivaskuläre pseudoepitheliale oder epitheliale tubuläre Anordnung und entwickelt sich in unmittelbarer Nähe der Hirnventrikel. Es kann den normalen Fluß der Zerebrospinalflüssigkeit behindern. Obwohl es histologisch wenig Entartungen aufweist, hat es hohe klinische Malignität.

Glioblastom

Es ist das häufigste (50—55%) und das bösartigste aller Gliome. Hauptsitze sind der Frontal-, der Parietal- und der Temporallappen des Gehirns sowie die Basalganglien. Selten umschrieben, manchmal plurifokal, sehr reich an Gefäßen und in die Glia des Gehirns metastasierend, können sich diese Tumoren von einem Lappen ins Centrum ovale des anderen Lappens ausbreiten. Charakteristisch sind Zellpolymorphismus, Nekroseflecken und ausgeprägte Gefäßveränderungen (Blutungen). Ein häufig starkes periläsionales Ödem ist immer vorhanden.

Medulloblastom

Es macht 5—15% der Gliome aus. Die höchste Inzidenz liegt vor dem 10. Lebensjahr. Sie sind vorzugsweise im Vermis cerebelli lokalisiert. Seine Konsistenz ist gelatineartig, der Tumor ist rosarot, infiltrierend, befällt die Meningen und die Ventrikelhöhlen und breitet sich via Cerebrospinalflüssigkeit aus. Der Krankheitsverlauf ist sowohl wegen der Lokalisation des Tumors als auch wegen seiner Histologie bösartig, obwohl das Medulloblastom schwach auf Bestrahlung reagiert. Es besteht aus undifferenzierten Zellen mit medullo-epithelialer Potentialität (Spongiozytom).

Oligodendrogliom

Es macht etwa 4—5% aller Gliome aus. Charakteristisch ist seine rudimentäre Kapsel, die häufigen intratumoralen Blutungen und seine Neigung zur Verkalkung. Eine pseudo-epitheliale Anordnung der Zellen ist typisch. Wegen seines langsamen Wachstums und seiner Tendenz, die umgebenden Strukturen zu infiltrieren, erreicht das Oligodendrogliom oft eine ansehnliche Größe, bevor es operiert wird. Daher die Risiken und die hohen Rezidivraten. Der Tumor sitzt gewöhnlich in den Hirnhemisphären.

Spongioblastom

Die Natur dieses Tumors ist noch sehr umstritten (bipolares Astrozytom). Charakteristisch ist seine Lage in Hirnstamm und in Chiasma opticum. Bei Kindern und bei geringer histologischer Malignität ist der Tumor stark radiosensibel. Seine klinische Langzeit-Malignität ist durch seine Lokalisation bedingt, die eine radikale Entfernung nicht zuläßt.

Tumoren der Hirnhäute

Abgesehen von einigen seltenen Bindegewebstumoren (Lipome, Fibrome), melanotischen Tumoren (primär oder sekundär) und den seltenen ektopischen Gliomen, umfassen die Tumoren der Hirnhäute hauptsächlich Meningiome und Tumoren der Schwannschen Scheiden.

Meningiom

Das Meningiom macht etwa 20% aller ZNS-Tumoren aus und manifestiert sich häufig im 5. Lebensjahrzehnt. Es ist multilobulär, abgekapselt oder in Plaques angeordnet, von fester Konsistenz mit hämorrhagischen Flecken, mit Verkalkungen und sogar Verknöcherungen. Sie haften oft an Pacchionischen Granulationen. Der Tumor wächst sehr langsam, zerstört aber schließlich den Knochen und seine Oberfläche, wo er zu hyperostotischen Reaktionen führt. Er besteht histologisch aus epithelialen oder Spindelzellen, hat dickwandige Gefäße und enthält viel Fett. In seltenen Fällen verlaufen die Meningiome bösartig und entwickeln sich zu Fibrosarkomen. Die Lokalisation ist sehr variabel: die Falx cerebri, die Olfaktoriusgrube, der Keilbeinkamm, die Felsenbeinspitze, das Foramen occipitale, die Tuberkel des türkischen Sattels, das Foramen lacerum posterior des Felsenbein usw. Im Laufe der Erkrankung führt das Wachstum des Tumors zu langsam progressiven Drucksymptomen der darunterliegenden Nervenzentren.

Tumoren der Schwannschen Scheiden

Diese Tumoren befallen die Scheiden aller Hirnnerven (außer Olfactorius und Opticus) und die spinalen Wurzeln. Die Schwannome sind die häufigsten dieser Tumoren. Sie befallen vor allem den N. trigeminus und den N. acusticus im Kleinhirn-Brückenwinkel (8% der Tumoren des ZNS) sowie hauptsächlich die dorsalen Spinalnervenwurzeln. Sie können aus dem Foramen conjugatum herausragen (Uhrglas-Tumoren). Sie zeigen im allgemeinen einen gutartigen Verlauf, obschon Schwannosarkome beschrieben worden sind.

Embryoplastische Tumoren

Embryoplastische Tumoren werden als rudimentäre Tumoren oder metaplastische Läsionen betrachtet. Sie umfassen Kraniopharyngiome und Pinealome.

Kraniopharyngiom

Das Kraniopharyngiom ist der klassische Typ eines embryoplastischen Tumors. Zystisch, verwachsen mit der Hirnsubstanz, ist seine Lage entweder supra-, intra- oder infrasellär. Es kann auch prä- oder retrochiasmal liegen und bedroht wegen seiner Größe den Hypothalamus, die Sella turcica, die Hypophyse, das Chiasma opticum und die Sehnerven, sogar die Carotis interna und den dritten Hirnnerv. Es stammt wahrscheinlich von Zellresten der Rathkeschen Tasche ab und hat eine adamantinähnliche (oder ameloblastische) Struktur. Seine Malignität ist gering, es hat aber nach der chirurgischen Entfernung eine Tendenz zu lokalen Rezidiven.

Pinealom

Dieser Tumor hat seinen Sitz in der Epiphyse und gehört zu den embryoplastischen Tumoren (mit einer ausgeprägten Tendenz, sich zu seminomähnlichen Läsionen und in seiner hochmalignen Form zu den Medulloblastomen zu entwickeln.

Mesenchymale Tumoren

Am häufigsten sind die Hämangioblastome, die gut abgegrenzt und zystisch sind. Man trifft sie in einer Kleinhirnhemisphäre oder in der supratentorialen Gegend an. Sie sind gutartig und oft von einem Erythrozytose-Syndrom begleitet. Sie haben die Tendenz, familiär aufzutreten.
Seltene Tumoren sind die Hämangiosarkome, die Retikulosarkome und die malignen Lymphome, die überall vorkommen können.
Man sollte sich immer wieder vor Augen halten, daß das zentrale Nervensystem häufiger Sitz von Metastasen vor allem von Lungen-, Mamma- und anderen Krebsarten ist.

Diagnose

Eine Frühdiagnose ist äußerst wichtig, weil die Tumoren, die an und für sich gutartig oder semi-maligne sind, wegen ihrer Lokalisation Nervenzentren beschädigen können. Sie können so groß werden und so viele Nervenstrukturen infiltrieren, daß sie nicht mehr radikal entfernt werden können. Andererseits führen hochmaligne Tumoren (Glioblastome oder Medulloblastome) oder Tumoren mit Sitz in unzugänglichen Regionen (Spongioblastome des Hirnstammes oder des Chiasma opticum), auch wenn sie früh entdeckt werden, schnell zum Tod des Patienten. Die Tumoren können klinisch oder radiologisch nachgewiesen werden.

Klinische Symptome. Sie können diffus, sehr begrenzt oder klar definiert sein.

Die diffusen klinischen Symptome können ein Syndrom progressiver intrakranialer Hypertonie (Erbrechen, Benommenheit, erhöhter Blutdruck usw.) oder ein Syndrom plötzlich eintretender intrakranialer Hypertonie (sofortiger Tod, Koma mit Hyperthermie) sein. Die Hypertonie ist Zeichen eines Überdrucks in einem Temporallappen, der sich auf die Tentoriumlücke auswirkt, oder von einem zerebellareren Druckkegel, der durch eine intraventrikuläre oder intraparenchymale Blutung verursacht wurde. Weitere Ursachen sind ein akuter Hydrozephalus oder ein Ödem. Bei Kindern treten diese Symptome erst im späteren Verlauf der Erkrankung auf.

Weitere klinische Zeichen umfassen eine Hemianopsie, einen Nystagmus, eine Anosmie, die Paralyse eines einzelnen Hirnnerven, eine Dysarthrie, Störungen der Tiefensensibilität und des Orientierungssinnes, schwache psychische Störungen und Schwerhörigkeit.

Die ganz klar definierten Anzeichen sind klinische Symptome einer fokalen Epilepsie oder von Jackson-Anfällen, Hemiparesen, Mono- oder Hemiplegie, Gleichgewichtsstörungen mit Nystagmus.

Röntgenologische Hinweise. Obwohl sie häufig fehlen, haben sie diagnostischen Wert: Erweiterung der Schädelnahtstellen (besonders bei Kindern), eventuell eine Erosion der Sella turcica oder des Schädeldaches; hyperstotische Reaktionen in einer durch das Meningiom verursachten Aussparung; Verkalkung eines Pinealoms oder Oligodendroglioms.

Nur eine Blutdrucksteigerung kann Veränderungen im EKG hervorrufen. Die Echoenzephalographie kann nützlichen Hinweis liefern. Die Lumbalpunktion ist kontraindiziert, wenn Zeichen einer Drucksteigerung im Schädelinnern bestehen. Die Untersuchung des Augenhintergrundes kann sehr aufschlußreich sein (Stauungspapille). Eine Ventrikulographie und die Enzephalographie mit Luft- oder Sauerstoffeinblasung in die lateralen Ventrikel oder die Subarachnoidalräume sind manchmal nützlich, wenn man Sitz und Ausdehnung des Tumors bestimmen möchte. Diese Untersuchungen sind im allgemeinen indiziert, wenn expansive Prozesse in der hinteren Schädelgrube stattfinden. Die Angiographie der A. carotis ist eines der besten diagnostischen Hilfsmittel. Mit ihrer Hilfe kann man Gebiete anomaler Zirkulation (Gliome) oder eine Verdrängung normaler Gefäße nachweisen. Das Scanning mit Radioisotopen gibt in vielen Fällen präzise Bilder des Tumors. In jüngster Zeit wurde die Biopsie durch ein kleines Bohrloch im Schädel empfohlen.

Behandlung und Prognose

Je gutartiger, besser abgekapselt, besser abgrenzbar und weniger weit entwickelt der Tumor ist, um so größer sind die Aussichten auf zufriedenstellende Resultate einer Behandlung. Die Frühdiagnose ist wichtig, um zu verhindern, daß der Tumor irreversible Nervenschädigungen verursacht. Die rechtzeitige Diagnose hängt auch von der Lage des Tumors ab. Die Prognose wird von der histologischen Malignitätsbeurteilung und von der Möglichkeit einer radikalen Entfernung des Tumors bestimmt.
Einer adikale Entfernung ergibt beste Resultate bei: lokalisierten Meningiomen (Schädel oder Wirbelsäule), Neurinomen des N. acusticus und des Spinalkanals, zerebellaren Hämangiomen, Kolloidzysten und Cholesteatomen. Die Entfernung gibt weniger gute Resultate bei: Astrozytomen des Kleinhirns von Kindern, Kraniopharyngiomen und bei Solitärmetastasen (wegen des Risikos der Anwesenheit von anderen Metastasen, obwohl man Überlebenszeiten von mehr als 5 Jahren in Fällen von Mamma- und Nierenkarzinom-Metastasen beobachtet hat).
Die palliativen chirurgischen Maßnahmen umfassen: partielle Entfernung, Dekompressionsoperationen und Ventrikulozisternostomie oder die Anfertigung von ventrikulovenösen Shunts. Die konventionelle Strahlentherapie oder die Telekobald-Therapie wird im allgemeinen nach einer Dekompressionsoperation durchgeführt. Sie können bei Medulloblastomen des Kleinhirns und bei Spongioblastomen des Hirnstammes und des Chiasma opticum lange Zeit wirksam sein.
Bei Medulloblastomen ist es sehr wichtig, die Gegend der Primärläsion und das ganze Neuraxon wegen der Möglichkeit diffuser Metastasen zu bestrahlen. Die Glioblastome sind weniger strahlensensibel. Andere Tumoren, wie z. B. Astrozytome und Oligodendrogliome wie auch die inkomplett entfernten benignen oder semimalignen Tumoren sind kaum strahlenempfindlich. Metastasen können eine zeitlang gut ansprechen.
Die medikamentöse Therapie spielt eine große Rolle bei den durch einen erhöhten Schädelinnendruck bedingten Komplikationen. Die intravenöse Verabreichung von Magnesiumhyposulfit und die Tropfinfusion von Kortikosteroiden führt oft zu spektakulären Resultaten, solange kein akuter Hydrozephalus, keine Blutung oder kein lokalisierter Druckkegel vorliegt. Die Chemotherapie kann systemisch durch die A. carotis (gefährlich) oder intrathekal verabreicht werden.
In weniger schnell letal verlaufenden Fällen besteht die übliche Behandlung in einer Kombination von subtotalen oder palliativen Resektionen, Kobald-Therapie und Chemotherapie. Dank dieser Behandlung wird die Überlebenszeit von 6 auf 18–24 Monate verlängert.

Bei wenig malignen, aber nicht total resezierbaren Tumoren ist eine Frühdiagnose besonders wichtig. Wenn die Operation durchgeführt wird, sobald die ersten Symptome auftreten, ist die operative Mortalität nur ungefähr 5% und Rezidive treten manchmal erst nach 8—10 Jahren auf. Wenn erst nach dem Auftreten von Hirndrucksymptomen operiert wird, steigt die Operationsmortalität auf 15—20% und das Intervall zwischen Operation und Rezidiv verkürzt sich auf weniger als 2—3 Jahre

Knochen

Knochentumoren sind selten. Diejenigen, die bei Kindern auftreten (Osteosarkome und Ewings Tumoren) werden im Kapitel über Krebse der Kindheit besprochen. Dieses Kapitel behandelt kurz das multiple Myelom (das oft als Tumor des Knochenmarks angesehen wird und nicht als eigentliche Knochengeschwulst) und das Chondrosarkom.

Myelom

Das Myelom ist durch multiple lytische Knochenveränderungen, die zu pathologischen Frakturen (vor allem der Wirbel) führen, gekennzeichnet. Die Hauptbeschwerden sind Müdigkeit, Dyspnoe, usw. Es kann auch zu einer Niereninsuffizienz kommen, die mit einer Pyelonephritis und Proteinablagerungen in den Nieren einhergeht. Die Bence-Jonessche Proteinurie und ein Hyperkalkämie sind nicht selten. Obwohl der Tumor aus Plasmazellen besteht, gibt es manchmal auch andere Ursachen für die Plasmazelleninfiltration des Knochenmarks. Die Globinwerte im Serum oder im Harn sind immer erhöht.

Prognose

Die mittlere Überlebensdauer der Patienten mit multiplen Myelom, das mit Prednison und Melphalan behandelt wurde, beträgt ungefähr 2 Jahre. Die häufigsten Todesursachen sind Infektionen und Niereninsuffizienz. Deshalb ist unter den die Prognose bestimmenden Faktoren die Blutharnstoff-N (BUN)-Konzentration der wichtigste. Patienten, deren BUN höher als 40 mg pro 100 ml zur Zeit der Diagnose ist, überleben signifikant kürzer als Patienten mit niedrigeren BUN-Werten. Eine schwere Anämie, eine Leukopenie, eine schwere Proteinurie, eine Hypoalbuminämie und eine Hyperkalkämie werden ebenfalls als schlechte prognostische Faktoren angesehen (einige dieser Faktoren korrelieren mit der Urämie). Es besteht aber berechtigte Hoffnung, daß die Prognose des multiplen Myeloms dank der Einführung von Drogen wie Vincristin, BCNU, und Adriablastin in der primären oder sekundären Therapie verbessert werden kann.

Behandlung

Das Ziel der Behandlung ist nicht die Heilung, sondern die Palliation. Die Verabreichung alkylierender Substanzen (üblicherweise kombiniert mit Prednison) ist die Therapie der Wahl. Das seltene solitäre Plasmazytom (ohne Befall des Knochenmarks) sollte durch Bestrahlung behandelt werden; eine Heilung ist dabei möglich.

Chondrosarkom

Das Chondrosarkom ist eine sehr langsam wachsende Geschwulst, die sich an den Enden des Femurs und des Humerus, in den Beckenknochen, im Sternum und in den Rippen entwickelt. Es kommt selten in den kleinen Knochen der Hand und des Fußes vor. Es kann sich auf einem schon bestehenden Chondrom entwickeln. Eine Verbreitung des Knochens sowie Schmerzen können auf eine bösartige Entartung aufmerksam machen. Die röntgenologischen Befunde sind charakteristisch. Die Behandlung besteht — wenn möglich — in der radikalen Entfernung. Der Tumor ist äußerst strahlenresistent. Die Chemotherapie hat bis jetzt keine ermutigenden Resultate erzielt.

Weichteilsarkome

Epidemiologie

Die durchschnittliche Inzidenz der Weichteilsarkome beträgt 2 pro 100000. Nach einer in den Vereinigten Staaten durchgeführten Untersuchung starben 1968 ca. 1400 Personen (750 Männer und 650 Frauen) an diesen Tumoren. Das Geschlecht spielt bei der Inzidenz keine Rolle. Die Erkrankung beginnt im allgemeinen erst nach dem 25. Lebensjahr. Einige Tumoren entwickeln sich zwischen dem 40. und 70. Lebensjahr.

Ätiologie

Man weiß sehr wenig über Prozesse, die der Entwicklung von Weichteilsarkomen in den Geweben vorangehen, aber es scheint sicher, daß nur sehr wenige dieser Tumoren von benignen Geschwülsten ausgehen. Es besteht keine große Gefahr, daß ein Lipom in ein Liposarkom ausartet, obwohl sich eine solche Entartung in seltenen Fällen ereignen kann. Man hat auch einige seltene Fälle beschrieben, in denen Angiome und Schannome sarkomatöse Veränderungen aufwiesen. Nur ausnahmsweise entwickelt sich ein Fibrosarkom aus Narbengewebe, bevorzugt aus Narben nach excessiver Bestrahlung.

Pathologie

Man kennt 21 Arten von Weichteilsarkomen, die von mesenchymalen und neurogenen Geweben abstammen. Jede Art zeigt ihre eigene Histologie und eigenes biologisches Verhalten mit unterschiedlicher Tendenz zu lokaler Infiltration oder Bildung von Metastasen auf dem Blut- und Lymphweg. Die häufigsten Arten sind die Fibrosarkome und die Liposarkome.

Weichteilsarkome wurden in jeder Körperregion beschrieben. Fibrosarkome kommen am Rumpf, an den unteren Extremitäten, in der Kopfund Halsregion, an den oberen Extremitäten, usw. vor. Die Frequenz nimmt in der angegebenen Reihenfolge ab. Die Liposarkome befallen häufig die retroperitoneale Region.

Diagnose

Die klinische Untersuchung erlaubt nur eine allgemeine (grobe) Diagnose. Bei einem ausgedehnten pilzartigen oder ulzerierten Tumor oder bei einer lokal rezidivierenden Läsion ist die Diagnose eines Malignoms nicht schwer zu stellen. Schwierigkeiten ergeben sich erst bei Patienten, die kleine schmerzlose Anschwellungen oder Knoten in den Weichteilen der Extremitäten oder der Kopf- und Halsgegend aufweisen. Eine histologische Untersuchung ist hier unumgänglich. Ein kleiner Tumor sollte entfernt und durch einen Pathologen untersucht werden. Bei größeren Tumoren kann die Aspirationsbiopsie nützlich sein. Laboruntersuchungen haben für die Diagnose von Geschwülsten der Weichteile nur begrenzten Wert. Die Röntgenuntersuchung kann dazu beitragen, den Tumor zu lokalisieren. Die Angiographie hat sich manchmal zur Unterscheidung bösartiger und gutartiger Geschwülste bewährt, weil sie eine pathologische Zirkulation aufdeckt. Spezielle diagnostische Maßnahmen wie Magen-Darm-Passage, Pyelographien und Sonographien können ebenfalls dazu beitragen, die Diagnose von intestinalen oder retroperitonealen Tumoren zu bestätigen.

Viele bösartige Weichteiltumoren haben gutartige Gegenstücke, von denen sie unbedingt unterschieden werden müssen. Eine solche Differentialdiagnose ist manchmal schwierig wenn nicht unmöglich und ist meist nur retrospektiv zu erstellen. Die bösartigen Geschwülste müssen ebenfalls von nicht-neoplastischen Läsionen, wie von Hämotomen, Aneurysmen, von der Myositis ossificans, usw. unterschieden werden.

Behandlung

Die Behandlung der malignen Weichteiltumoren ist radikal chirurgisch. Das Schicksal des Patienten kann von der Ausdehnung der ersten Operation abhängen. Eine unvollständige Exzision setzt ihn dem Risiko eines Rezidives aus. Die radikale Exzision eines Fibrosarkoms einer Extremität umfaßt die Entfernung der Muskelbündel, von denen es abstammt, vom Ursprung bis zum Ansatz. Breite Inzisionen sind unbedingt nötig. Manchmal sind umfangreichere Amputationen erforderlich. Das Liposarkom behandelt man kombiniert chirurgisch und radiotherapeutisch (prä- und postoperativ). Die chemotherapeutische Perfusion hat sich nicht bewährt.

Prognose

Weichteilsarkome haben eine sehr schlechte Prognose. Wenigstens 40% der an Liposarkomen leidenden Patienten sterben an ihrer Erkrankung. Die Prognose der Fibrosarkome ist besser, wenn der Tumor weit im Gesunden exzidiert wird. In diesen Fällen sind die 5- und 10-Jahrs-Überlebensraten 40% resp. 20%. Beim Synovialsarkom beträgt die 5-Jahrs-Überlebensrate nach der chirurgischen Behandlung zwischen 10 und 40%.

Eine Anzahl von Faktoren, die diese schlechte Prognose bedingen, werden nachfolgend angegeben.

Die langsam wachsende, nicht schmerzende Geschwulst wird sowohl vom Patienten als auch vom Arzt zu spät entdeckt. Bis sie Symptome verursacht und die Aufmerksamkeit auf sich zieht, hat sie sich entlang den Gewebsschichten ausgebreitet und oft Metastasen gesetzt. Die Tumoren sind so selten, daß der praktische Arzt (und sogar der nicht spezialisierte Allgemeinchirurg) nicht mehr als einen oder zwei Fälle während seiner Karriere zu behandeln hat und deshalb keine persönliche Erfahrung auf diesem Gebiet besitzt. Fast jeder an einem Sarkom leidende Patient wird durch Ärzte ohne Erfahrung nicht adäquat behandelt: Die Läsion *scheint* gutartig. Deshalb schält der Chirurg die Geschwulst oft aus ihrer Pseudokapsel oder exzidiert sie nicht weit im Gesunden. Wenn dann der pathologische Befund vorliegt, der besagt, daß es sich um ein Sarkom handelt, zögert der Chirurg, einen radikalen Eingriff (oder eine Amputation) zu befürworten, weil er im allgemeinen dem Patienten zugesichert hat: „Es ist nichts Ernstes, nur eine kleine Geschwulst". Daher wird der Arzt womöglich sagen: „Wir wollen beobachten, und wenn die Geschwulst nachwächst, dann werden wir einen größeren Eingriff unternehmen." Dieses Verhalten reduziert die Heilungschancen um wenigstens 50%.

Das paraneoplastische Syndrom (z. B. hypoglykämische Episoden) kann bei ausgedehnten Sarkomen auftreten (vor allem wenn der Tumor retroperitonael gelegen ist). Solitärmetastasen können in der Lunge auftreten. Wenn man andere Metastasen ausschließen kann, kann eine Lungenresektion zu einer Langzeitheilung führen.

Die Lymphome

Die Lymphome umfassen die Hodgkinsche Krankheit mit ihren unterschiedlichen histologischen Formen und die sogenannten Nicht-Hodgkinschen Lymphome (NHL). Beide sind primäre Neoplasmen des lymphoretikulären Gewebes. Epidemiologie und Ätiologie der Lymphome werden zusammen beschrieben. Weil die Hodgkinsche Krankheit und die Nicht-Hodgkin-Lymphome sich jedoch im klinischen Verlauf und in der Behandlung wesentlich unterscheiden, werden diese Fragen getrennt behandelt.

Epidemiologie

Die Lymphome machen etwa 5% aller Krebse aus. Es besteht ein leicht erhöhtes Risiko für Männer. Das Lymphosarkom (NHL) tritt bevorzugt in früher Kindheit und im späten Alter auf. Die Hodgkinsche Krankheit hat eine erste maximale Inzidenz zwischen dem 15. und 34. und eine zweite nach dem 50. Lebensjahr. Der Burkittsche Tumor tritt sehr selten vor dem 2. oder nach dem 25. Lebensjahr auf, seine höchste Inzidenz wird bei Kindern von 6 Jahren angetroffen. Ein Vorkommen der Hodgkinschen Krankheit bei zwei oder mehr Mitgliedern einer Familie wurde beschrieben. Obwohl noch keine endgültigen Beweise vorliegen, scheinen nahe Verwandte der an Hodgkinscher Krankheit leidenden Patienten ein leicht erhöhtes Risiko für die Krankheit zu besitzen.

Ätiologie

Die an der Entwicklung der Lymphome ursächlich beteiligten Faktoren sind unbekannt. Ein Herpes-ähnliches Virus (Epstein-Barr-Virus — EBV) wurde als möglicher induzierender Faktor des Burkittschen Lymphoms verdächtigt, aber für diese Annahme gibt es keine definitiven Beweise. Virologische und serologische Studien haben gezeigt, daß das EBV auch bei der infektiösen Mononukleose, beim Karzinom des Nasopharynx und bei der Sarkoidose nachweisbar ist, was eigentlich gegen das EBV als wichtiger ätiologischer Faktor bei diesen Erkrankungen und dem Burkittschen Tumor sprechen würde. Man hat einen hohen Antikörpertiter gegen das EBV in der Normalbevölkerung nachgewiesen, was zeigt, daß eine Herpes-ähnliche Virusinfektion bei normalen Individuen häufig vorkommt. Genetisch bedingte immunologische Mangelerkrankungen (Ataxia teleangiectasia, Wiscott-Aldrich-Syndrom, kongenitale geschlechtsgebundene Agammaglobulinämie, Chediak-Higashi-Syndrom) prädisponieren für die Entwicklung von lymphoiden Malignomen. Patienten, die an einer erworbenen Hypogammaglobulinämie, an autoimmunen Erkrankungen und an der Sjörgenschen Krankheit leiden, scheinen gleicherweise ein erhöhtes Risiko für die Entwicklung maligner Lymphome aufzuweisen. Die Inzidenz besonders der Lymphome, die das zentrale Nervensystem befallen, ist bei Patienten mit Nierentransplantationen und bei Langzeit-Immunsuppression erhöht.

Hodgkinsche Krankheit

Während der letzten zwei Jahrzehnte wurde eine erhebliche Verbesserung der Behandlungsresultate der Hogdkinschen Krankheit erreicht. Die guten Resultate beruhen auf dem guten Ansprechen auf Strahlen- und Chemotherapie und darauf, daß die Wege der lymphatischen Ausbreitung bekannt sind. Die Hodgkinsche Krankheit diente als äußerst brauchbares Modell für klinische Tests einschließlich der Erprobung verschiedener Modalitäten für eine lokale, regionale oder systemische Bestrahlung, wie auch für die moderne Polychemotherapie. Sowohl mit der Strahlentherapie als auch mit der Chemotherapie, getrennt oder kombiniert angewandt, konnten lange Überlebensraten sowie zunehmende Heilungen erzielt werden. Die individuellen Behandlungskonzepte müssen auf sorgfältigen prätherapeutischen, klinisch-pathologischen und histologischen Staging-Maßnahmen basieren.

Histologische Klassifizierung

Histologisch unterscheidet sich die Hodgkinsche Krankheit von anderen Lymphomen durch typische große zweikernige Zellen mit vesikulären Nuclei und prominenten Nucleoli, die sogenannten Reed-Sternberg-Zellen. Sie sind unregelmäßig in den Hodgkinschen Infiltrationen zerstreut und sind die zuverlässigsten histologischen Merkmale dieser Erkrankung; wenn sie fehlen, sollte die Diagnose nicht gestellt werden. Für die histopathologische Einteilung hat sich die Rye-Klassifikation bewährt. Sie wird in der Abb. 16 dargestellt.

Abb. 16. Histopathologische Klassifizierung der Hodgkinschen Krankheit

Relative Frequenz %	Rye-Klassifizierung		Relative Frequenz %
5 - 10	Paragranulom	Lymphozytenreich	10 - 15
80 - 90	Granulom	Noduläre Sklerose	30 - 70
		Gemischte Zellularität	20 - 40
5 - 10	Sarkom	Lymphozytenarm	5 - 15

Zahlreiche Studien haben den günstigen Verlauf der nodulären Sklerose bestätigt. Sie macht manchmal mehr als 50% der histologischen Varianten aus und wird besonders häufig bei jungen Frauen mit regionaler Erkrankung des Halses und Mediastinums beobachtet. Die beste Prognose hat die lymphozytäre Prädominanz. Während diese eine lymphozytäre Depletion übergehen kann, ändert sich das histologische Bild der nodulären Sklerose nicht.

Ausbreitung

Die Ausbreitung auf dem Lymphweg ist die charakteristische und dominierende Ausstreuungsart der Hodgkinschen Krankheit. Die Aussaat kann auch über den Blutweg erfolgen und führt dann zu einem Befall der Knochen, der Leber und der Milz. Über 90% der Patienten mit einer Abdominalerkrankung zeigen Lymphome in der Milz oder in den Lymphknoten des Milzhilus oder in beiden Organen (75% in der Milz und den para-aortalen Lymphknoten, 15% in der Milz allein). Weniger als 10% zeigen einen rein paraaortalen Befall. Damit ist die Milz ein wichtiger Indikator für die Dissemination des Morbus Hodgkin. Man hat eine Korrelation zwischen den Lymphomen der linken Halsseite und der paraaortalen Erkrankung und zwischen den rechts gelegenen Halslymphomen und der Erkrankung des Mediastinums nachgewiesen. Man hat auch angenommen, daß die paraaortalen Lymphknoten retrograd von einer linksseitigen Halserkrankung aus befallen werden und daß eine weitere retrograde Ausbreitung für den Befall der zöliakalen Lymphknoten und des Milzhilus verantwortlich ist. In den Fällen, in denen die Milz das einzige erkrankte Organ im Abdomen ist, ist eine hämatogene Aussaat anzunehmen, da die Milz keine afferenten Lymphbahnen besitzt.

In 5—10% breitet sich die Erkrankung lokalisiert per continuitatem in unmittelbar benachbarte Organe und Gewebe aus.

Staging

Die Bedeutung einer allgemein akzeptierten Stadium-Klassifizierung liegt in der Erleichterung der Auswahl adäquater Behandlungsprogramme und in der Beurteilung von Prognosen.

Klinisches Staging. Das klinische Stadium wird durch die Anamnese, (einschließlich der Lymphogramme, körperliche Untersuchung, Röntgenuntersuchungen der unteren Extremitäten und Scintigraphie), Urin- und Blutuntersuchungen und erste Biopsieresultate bestimmt. Die Ann Arbor-Klassifizierung (Abb. 17) wurde weltweit anerkannt.
Das klinische Staging basiert auf eher konservativen klinischen Untersuchungen. Im Gegensatz dazu steht das pathologische Staging, das nur nach der Laparatomie, multiplen Biopsien der retroperitonealen Lymphknoten, der Milzextirpation, einer Keilbiopsie der Leber und dem sorg-

Abb. 17. Die Ann-Arbor-Klassifizierung für das klinische Staging der Hodgkinschen Krankheit

Stadium I	Befall einer einzelnen Lymphknotenregion (I) einer Gegend oder eines einzelnen extralymphatischen Organs (I_E).
Stadium II	Befall von zwei oder mehreren Lymphknotenregionen (Anzahl sollte bestimmt werden) auf der gleichen Seite des Zwerchfells (II) oder lokalisierter Befall eines extralymphatischen Organs oder einer Region sowie einer oder mehrerer Lymphknotenregionen auf der gleichen Seite des Zwerchfells (II_E).
Stadium III	Befall der Lymphknotenregionen auf beiden Seiten des Zwerchfells (III), eventuell von einem lokalisierten Befall eines extralymphatischen Organs oder einer Region (III_E) oder vom Befall der Milz (III_S) oder vom Befall der Milz und extralymphatischer Organe (III_{SE}) begleitet.
Stadium IV	Diffuser oder disseminierter Befall eines oder mehrerer extralymphatischer Organe oder Gewebe mit oder ohne Lymphknotenvergrößerung. Die Befunde des „pathological staging" werden unter folgenden Symbolen gekennzeichnet:

N — Lymphknoten   S — Milz
H — Leber   L — Lunge
M — Knochenmark   O — Knochen
P — Pleura   D — Haut

fältigen Studium von Knochenmarkfragmenten möglich ist. Das pathologische Stading der Hodgkinschen Krankheit ist in Abb. 18 wiedergegeben. Beispiele der Stadienbestimmung der Hodgkinschen Krankheit in der Praxis finden sich in Abb. 19.

Abb. 18. Pathologisches Staging der Hodgkinschen Krankheit

N+ oder N−	für positive oder negative Biopsie anderer Lymphknoten;
H+ oder h−	für positive oder negative Leberbiopsie;
S+ oder S−	für positive oder negative histologische nach Splenektomie;
L+ oder L−	für positive oder negative Lungenbiopsie
M+ oder M−	für positive oder negative Knochenmarkbiopsie oder Markabstrich;
P+ oder P−	Pleura oder Pleuraerguß positiv oder negativ bei Biopsie oder zytologischer Untersuchung;
O+ oder O−	für positive oder negative Knochenbiopsie;
D+ oder D−	für positive oder negative Hautbiopsie.

Abb. 19. Beispiele des Staging der Hodgkinschen Krankheit in der Praxis

CS IA PS $I_{S-H-N-M-}$	Klinisches Stadium I ohne Symptome und pathologisches Stadium I mit negativer Milz nach Splenektomie, Leberbiopsie negativ, andere Lymphknotenbiopsien negativ, Knochenmarksbiopsie negativ.
CS IIA_3 PS $III_{S+N+H-M-}$	Klinisches Stadium IIA, 3 Lymphknotenregionen sind befallen, pathologisches Stadium III mit positiver Milz, positiven abdominalen Lymphknoten, negativer Leberbiopsie, negativer Knochenmarksbiopsie.
CS IIIB PS IV_{H+M-S-}	Klinisches Stadium IIIB mit pathologischem Stadium IV wegen positiver Leberbiopsie, Knochenmark und Milz negativ.
CS $IVB_{L\ H}$PS IV_{H+M-}	Klinisches Stadium IVB mit makroskopischem Befall der Lunge und der Leber, pathologisches Stadium IV wegen positiver Leberbiopsie, Knochenmarksbiopsie negativ.

Systemische Symptome

Jedes Stadium wird in A- und B-Kategorien eingeteilt, B für Patienten mit wohldefinierten Allgemeinsymptomen, A ohne Allgemeinsymptome.

Als B werden die Patienten mit folgenden Symptomen klassifiziert:

1. unerklärter Gewichtsverlust von mehr als 10% während der letzten 6 Monate vor der stat. Aufnahme;
2. unerklärtes Fieber mit Temperaturen über 38 °C; und
3. nächtliche Schweißausbrüche.

Pruritus allein genügt nicht für eine B. Klassifizierung, ebensowenig wie eine kurze fieberhafte Erkrankung im Verlauf einer bekannten Infektion.

Behandlung

Strahlentherapie. Die Strahlentherapie mit kurativer Absicht ist die Behandlung der Wahl für Ann-Arbor-Stadien IA, IB, IIA, IIB, II_EA, II_EB, IIIA und III_EA.
Bei den Stadien IIB, II_EB, IIIA und III_EA sollte eine zusätzliche Chemotherapie erwogen werden, wenn die histologische Untersuchung eine gemischte Zellularität oder eine Verarmung an Lymphozyten aufdeckt. Damit die Radiotherapie kurativ wirkt, müssen folgende Bedingungen erfüllt sein:

1. Es müssen tumorizide Strahlendosen verabreicht werden.
2. Die Strahlenfelder müssen so gewählt werden, daß sie alle wichtigen Lymphknotenketten und die benachbarten noch nicht manifest befallenen Regionen einschließen. Bei Befall der unteren Halsseiten und supraclavikulären Regionen gelten die paraaortalen Lymphknoten wegen des verbindenden Ductus thoraacicus als benachbarte Region.
3. Es muß mit Megavolt-Rö-Strahlen oder mit Gamma-Strahlen des Linearbeschleunigers oder mit Kobalt-60 Teletherapie gearbeitet werden, bei einer Fokus-Hautdistanz von mindestens 80 cm.

Die Rezidivquote pro behandeltem Feld ist umgekehrt proportional zur applizierten Dosis und fällt auf ein unwesentliches Niveau bei Strahlendosen von ungefähr 4400 rad, die über 4—5 Wochen appliziert werden. An jeder Berührungsstelle zwischen angrenzenden Bestrahlungsfeldern besteht das Risiko eines Überschneidens der Felder und deshalb die Gefahr einer Überdosierung in diesen Regionen. Man kann dieses Risiko durch Bestrahlung großer Flächen umgehen, die den Konturen der wichtigsten lymphoiden Strukturen genau entsprechen. Die meisten Lymphknotenketten können in nur zwei Bereiche aufgeteilt werden: Das „Mantelfeld", das die zervikalen, supraklavikulären, infraklavikulären, axillären, mediastinalen und hilären Lymphknoten umfaßt, sowie das „umgekehrte Y-Feld", das die paraaortalen Lymphknoten und die Lymphknoten des kleinen Beckens, den Milzhilus und die Milz (bei den Patienten, bei denen keine Laparotomie durchgeführt wurde) einschließt. Mit der Einführung dieser neuen Techniken betragen die rezidivfreien 5-Jahres-Überlebensraten 85—90% für die Stadien I und II, und über 70% für das Stadium IIIA. Ein großer Teil von Langzeit-Überlebenden bleibt für immer geheilt. Die Wahrscheinlichkeit eines primären Rückfalls nach 5 Jahren kompletter Remission beträgt weniger als 5%.

Chemotherapie. Die Chemotherapie mit einem einzigen Agens ist für die Behandlung der Hodgkinschen Krankheit fast ganz aufgegeben worden. Sie kann bei einigen älteren und gebrechlichen Patienten von Nutzen sein. Man nimmt gegenwärtig allgemein an, daß die MOPP-Chemotherapie (Mechlorethamin, Oncovin, Procarbazin, Prednison) eine bedeutende Verbesserung der Therapie der fortgeschrittenen Hodgkinschen Krankheit darstellt. Diese intermittierende (zyklische), kombinierte Chemotherapie kann appliziert werden, ohne überlappende Toxizität befürchten zu müssen. Man hat komplette klinische Remissionen mit einer durchschnittlichen Dauer von 36—48 Monaten und mehr bei 66—81% der Fälle erreichen können. Es ist noch nicht bewiesen, daß eine Erhaltungstherapie auch dann noch von Nutzen ist, wenn nach einer intensiven Kombinations-Chemotherapie eine komplette Remission erzielt worden ist.

Ein relativ konstanter Prozentsatz (40—45%) der Patienten, der initial auf die MOPP-Chemotherapie sehr gut angesprochen haben, kann unabhängig von der späteren Behandlung eine erkrankungsfreie Langzeit-Überlebensdauer erwarten. Um diesen Prozentsatz zu erhöhen, wurden andere chemotherapeutische Kombinationen erfolgreich getestet. Es wurden Drogen ohne Kreuzresistenz gegen Bestandteile des MOPP-Programms hinzugezogen. ABVD (Adriamycin, Bleomycin, Vinblastin, DTIC) ist die gebräuchlichste Alternative.

Behandlung mit kombinierten Modalitäten. Besonders für die Stadien IIIB, III_S (A und B) und IV kann die kombinierte Anwendung von Chemotherapie und Radiotherapie die Quoten kompletter Remissionen und Langzeit-Überlebenden wesentlich steigern. In den Fällen, in denen die kombinierte Chemotherapie die Behandlung der Wahl darstellt, kann die Strahlentherapie eine wichtige Rolle spielen, indem sie zur Sterilisation der initial befallenen Regionen („den Hauptmassen") beiträgt. Bei Patienten, die primär bestrahlt werden, kann umgekehrt eine zusätzliche adjuvante Chemotherapie für die völlige Heilung nützlich sein.

In allen Fällen, in denen eine kombinierte Behandlung eingesetzt wird, sollte eine Kompromißlösung, die sowohl die Dosierung der Chemotherapie als auch der Radiotherapie betrifft, gefunden werden, um die Nebenwirkungen wie auch das Risiko einer sekundären Neoplasie zu reduzieren.

Nicht-Hodgkinsche Lymphome

Wegen der Schwierigkeiten bei der morphologischen Identifizierung und der Klassifizierung führt die Einteilung der nicht-Hodgkinschen Lymphome immer noch zu Kontroversen. Es ist seit vielen Jahren bekannt, daß die vielerorts angewandte Einteilung in Lymphosarkom, Retikulumzellensarkom und riesenfollikuläres Lymphom nicht geeignet ist, die verschiedenen Erkrankungen und deren klinischen Verlauf zu charakterisieren.

Die Lymphosarkome werden nach ihrer Differenzierung und nach ihrer nodulären oder diffusen histologischen Struktur unterteilt.

Rappaports Klassifizierung (Abb. 20) ist weltweit anerkannt, einerseits, weil sie klinisch-praktisch nützlich ist und andererseits, weil sie die prognostisch günstigeren nodulären Lymphome von den diffusen Lymphomen unterscheidet. Die Möglichkeit der Identifizierung von Zelltypen anhand des Nachweises membrangebundener und zytoplasmatischer Immunoglobuline sowie des Nachweises von Membranrezeptoren ist in der Rappaport-Klassifizierung noch nicht berücksichtigt.

Abb. 20. Rappaports Klassifizierung der nicht-Hodgkinschen Lymphone

Noduläres Muster		*Diffuses Muster*	
NLWD	Lymphozytär gut differenziert	DLWD	Lymphozytär gut differenziert
NLPD	Lymphozytär schlecht differenziert	DLPD	Lymphozytär schlecht differenziert
NH	Histiozytär	DH	Histiozytär
NM	Gemischt histiozytär-lymphozytär	DU	Undifferenziert (nicht-Burkitt)

Die Einteilung in histiozytische Lymphome und Mischlymphome des lymphozytären und histiozytären Typs ist noch Gegenstand der Diskussion. In den Abb. 21, 22 und 23 werden 3 neuere Klassifizierungen dargestellt. Sie bestätigen, daß das Problem noch nicht gelöst ist.

Abb. 21. Kieler Klassifizierung der nicht-Hodgkin-Lymphome (Lennert und Kiel, 1974)

Schwache ("low-grade") Malignität

ML — lymphozytär (CLL und andere)
ML — lymphoplasmazytoid (immunozytisch)
ML   zentrozytisch
ML — zentroblastisch-zentrozytisch { follikulär[a] / follikulär[a] und diffus / diffus[a] }

Hochgradige ("high-grade") Malignität

ML — zentroblastisch
ML — lymphoblastisch
    Burkitts Typ
    Typ mit verschlungenen Zellen
    Andere
ML — immunoblastisch

---

[a] Mit oder ohne Sklerose

Abb. 22. „Working-Classification" der nicht-Hodgkinschen Lymphome (Dorfman, 1974; modifiziert 1976)

Follikuläre Lymphome

Follikulär oder follikulär-diffus
Kleinlymphoid
Gemischt klein- und großlymphoid
Großlymphoid

Diffuse Lymphome[a]

Kleinlymphozytisch
Atypisch kleinlymphoid
Lymphoblastisch
    Verschlungen
    Nicht-verschlungen
Großlymphoid
Gemischt klein- und großlymphoid
Histiozytär
Burkitts Lymphome
Mycosis fungoides
Undefiniert

---

[a] Gemischte Lymphome, die zwei wohldefinierte und anscheinend verschiedenen Lymphomtypen im gleichen Gewebe umfassen; mit einer Sklerose einhergehende Lymphome; Lymphome, die eine plasmozytäre Differenzierung aufweisen; diffuse Lymphome, die mit epitheloiden Zellen assoziiert sind und entsprechend bezeichnet werden.

Abb. 23. WHO-Klassifizierung der malignen Lymphome
(Mathé. Rappaport, O'Connor et al., 1976)

Lymphosarkom

  Noduläres Lymphosarkom
    Prolymphozytär
    Prolymphozytär, lymphoblastisch

  Diffuses Lymphosarkom
    Lymphozytär
    Lymphoplasmozytär
    Prolymphozytär
    Lymphoblastisch
    Immunoblastisch
    Burkitts Tumor

Mycosis fungoides

Plasmozytom

Retikulosarkom

Nicht klassifizierte maligne Lymphome

Darstellung und Staging

Die nicht-Hodgkinschen Lymphome sind bezüglich des klinischen Bildes und Verlaufs pleomorph. Im Gegensatz zur Hodgkinschen Krankheit sind primär extranodale Herde, besonders im Gastro-Intestinaltrakt und im Waldeyerschen Ring, in peripheren mesentrialen Lymphknoten und Lymphknoten der Extremitäten (Ell- und Kniebeugen) häufig. Die primär nodale Erkrankung kommt in 46—75% der Fälle vor, der primär extranodale Befall in 16—58% der Fälle. Im allgemeinen scheinen die diffusen histologischen Typen häufiger vorzukommen.

Ein sorgfältiges Staging, ähnlich wie für die Hodgkinsche Krankheit, ist zur Erarbeitung eines individuellen Behandlungsplans unbedingt erforderlich. Neben der Lymphographie, den szintigraphischen Untersuchungen und der Biopsie des Knochenmarks sollte auch eine explorative Laparatomie oder Laparoskopie, die vergleichbare Resultate ergibt, durchgeführt werden. Bei den nicht-Hodgkinschen Lymphomen wird die routinemäßige Laparatomie mit Splenektomie, wie sie in den Frühstadien der Hodgkinschen Erkrankung durchgeführt wird, im allgemeinen nicht empfohlen. Wegen des relativ häufigen Befalls des Gastro-Intestinaltraktes und der Meningen sollten die diagnostischen Maßnahmen anfänglich eine Rö-Untersuchung des Gastro-intestinaltraktes und eine zytologische Analyse des Liquor cerebrospinalis umfassen. Obwohl die Ann-Arbor-Klassifizierung auch für die nicht Hodgkinschen Lymphome angewandt wird, werden sicher zukünftige klinische Klassifizierungen den Anforderungen besser genügen.

Radiotherapie

Traditionsgemäß war die Strahlentherapie die Behandlung der Wahl für alle Patienten, bei denen die Erkrankung (Stadium I—III) sowohl nodal als auch extranodal lokalisiert war. Die Resultate wurden während des letzten Jahrzehnts dank folgender Errungenschaften verbessert: a) präzisere Diagnose der anatomischen Ausdehnung der Erkrankung; b) systematische Anwendung adäquater Strahlendosen (3500—4500 rad) mit Megavolt-Apparaten; (die Herdvernichtungsdosis ist von der histologischen Form abhängig. Sie beträgt bei den nodulären Lymphomen 2200 rad, bei den diffusen 4400 rad. Innerhalb der diffusen Form sind die lymphcytären strahlensensibler als die histiocytären), und c) Durchführung von Bestrahlungsprogrammen mit ausgedehnten Feldern und einer subtotalen oder totalen Lymphknotenbestrahlung. Die Resultate der Strahlentherapie in den Stadien I und II können folgendermaßen zusammengefaßt werden; die strahlentherapeutisch erzielten 5-Jahres-Überlebensraten betragen 33—50% (Stadium I: 40—79%, Stadium II: 18—56%). Es wurden Unterschiede in der 5-Jahres-Überlebensdauer bei Patienten mit histologisch nodulären Strukturen (55—83%), und bei Patienten mit diffusen Strukturen (26—50%), festgesetzt. Die Resultate der Strahlentherapie allein sind bei Frühstadien begrenzt, weil die frühe hämatogene Aussaat oft nicht erkannt wird. Dementsprechend haben die nicht-bestrahlten Regionen die häufigsten Rezidivquoten aller histopathologischen Untergruppen. Bei Patienten mit disseminierten „low-grade" malignen Lymphomen kann die schwachdosierte Ganzkörperbestrahlung eine Alternative zur CVP-Chemotherapie darstellen. Bis jetzt stehen jedoch noch keine vergleichbaren Langzeitresultate zur Verfügung.

Chemotherapie

Monochemotherapie. Bis 1970 wurden die meisten Patienten mit fortgeschrittenen nicht-Hodgkinschen Lymphomen mit einem einzigen chemotherapeutischen Agens behandelt. Am Anfang wurde im allgemeinen eine alkylierende Droge verabreicht, gefolgt von anderen Medikamenten. Die therapeutische Wirksamkeit der verschiedenen Drogen (komplette + partielle Remissionen in mehr als 50% der Fälle), ist für die nicht-Hodgkinschen Lymphome in Abb. 24, getrennt nach lymphozytären und „histiozytären" Lymphomen aufgezeigt. Cyclophosphamid, Adriamycin und Vincristin scheinen die wirksamsten Drogen zu sein. Die nodulären Lymphome zeigten eine höhere Ansprechrate, eine längere Remissionsdauer und eine durchschnittlich längere Überlebensdauer.

Abb. 24. Wirksamkeit der einzelnen Drogen beim nicht-Hodgkinschen Lymphom

Drogen	Rate (%)	
	Lymphozytär	Histiozytär
Prednison (P)	60—80	20—30
Senfgas (HN$_2$)	50—70	40—50
Cyclophosphamid (CTX)	50—70	50—70
Chlorambucil (CLB)	40—60	20—30
Procarbazin (PCZ)	40—50	20—35
Vinblastin (VLB)	15—25	20—35
Vincristin (VCR)	40—65	40—80
VM 26	50—60	30—35
VP 16	25—30	10—15
Adriamycin (ADM)	35—50	50—65
Bleomycin (BLM)	30—40	30—40
CCNU, Mc-CCNU	20—30	25—35
Streptozotocin (STZ)	20—30	10
Imidazol-Carboxamid (DTIC)	20—25	10
Methotrexat	15—25	15—25
Cytosinarabinosid (Ara-C)	10—25	15—20

Die Raten einer kompletten Remission mit einem einzigen chemotherapeutischen Agens bei nicht-Hodgkinschen Lymphomen betrugen im allgemeinen weniger als 20%; chemotherapeutische Heilungen waren selten.

Polychemotherapie und Kombinationsbehandlung. Mit der Entwicklung von MOPP für die Behandlung der Hodgkinschen Krankheit wurde eine zyklische Kombinations-Chemotherapie der nicht-Hodgkinschen Lymphome eingeführt. Wenn man die Kombinations-Chemotherapie retrospektiv mit der Chemotherapie durch ein einziges Agens vergleicht, zeigen alle multimedikamentösen chemotherapeutischen Schemata eine bemerkenswerte Verbesserung in der Häufigkeit und Dauer von Remissionen, unabhängig von der Anzahl und dem Typ der angewandten Drogen. Die meisten Kombinationen basieren auf empirischen Untersuchungen (COP, CVP, C-MOPP, COPP, ABP, HOP, CHOP, MABOP, BACOP, MEV) (siehe Abb. 25).

Abb. 25. Kombinierte Chemotherapie für nicht-Hodgkinsche Lymphome

Akronym	Zusammensetzung (mg/m²)			Anzahl Patienten	Komplettes Ansprechen	Histol. Typus	Mittlere Dauer (Mon.)	Autoren
COP	CTX	800	(D1)	140	45%	Ly 50%	Ly 9	Luce et al.
	VCR	1,4	(D1)			Hi 39%	Hi 6	
	P	100	(Cl-5)					
CVP	CTX	400	(D1-5)	35	57%	alle Ly	81% nach 1 J.	Bagley et al.
	VCR	1,4	(D1)					
	P	100	(D1-5)					
MEV	CTX	800	(D1)	30	73%	Ly 56%	Ly 15+	Lauria et al.
	VCR	2	(nach 36 Std.)			Hi 93%	Hi 14+	
	MTX	20	(nach 48 Std.)					
HOP	ADM	80	(D1)	153	61%			McKelvey et al.
	VCR	1,4	(D1)					
	P	100	(D1-5)					
HOP	CTX	750	(D1)	142	67%			McKelvey et al.
	ADM	50						
	VCR	1,4						
MOPP	HN 2 oder 6		(D1+8)	26	35%	alle Hi	25+	Schein et al.
C-MOPP	CTX	650	(D1+8)					
	VCR	1,4	(D1+8)					
	PCZ	100	(D1-14)					
	P	40	(D1-14)[a]					
BACOP	CTX	650	(D1+8)	21	43%		8+	Schein et al.
	ADM	25	(D1+8)					
	VCR	1,4	(D1+8)					
	BLM	5	(D15+22)					
	P	60	(D15+s8)					

[a] Zyklen 1 und 4: D = Tag; Lv = lymphozytär; hi = histiozytär

In den meisten Therapiestudien scheinen die lymphozytären Lymphome besser als die histiozytären Lymphome auf die Bestrahlung anzusprechen. Noduläre Lymphome hatten häufiger komplette Remissionen als diffuse Lymphome. Bei Patienten mit einer günstigen Histologie kann die Chemotherapie mit einem einzigen alkylierenden Agens ebenso wirksam sein (bezogen auf die Überlebensdauer) wie aggressive Behandlungsformen. Die Vollremission führt nicht notwendigerweise zu einer verlängerten Überlebenszeit. Im allgemeinen sprechen lymphozytäre Lymphome günstiger auf eine kombinierte Behandlung mit Cyclophosphamid, Vincristin und Prednison (CVP) an, während Lymphome vom diffusen „histiozytären" und „gemischten" Typ besser auf eine zusätzliche Verabreichung von Adriamycin, Bleomycin und Methotrexat ansprechen.

Eine adäquate Anwendung der Strahlentherapie, entweder zur Reduktion der Tumormasse oder als Konsolidierungstherapie nach dem Ansprechen der Erkrankung auf die Chemotherapie, oder aber als „Sandwich-Behandlung" nach einer initialen Chemotherapie, kann möglicherweise für Stadium III und IV-Erkrankungen in Betracht gezogen werden.

Nach neueren Ergebnissen kann mit einer aggressiven Chemotherapie eine große Zahl von Patienten mit nicht-Hodgkinschen Lymphomen geheilt werden. Patienten mit diffusen „histiozytären" Lymphomen und Kinder mit Lymphomen, die vollständig auf diese Behandlungsart ansprechen, rezidivieren selten 2 Jahre nach Ende der Behandlung. Dagegen zeigen Patienten mit lymphozytären Lymphomen, die histologisch eine noduläre Struktur haben (trotz ihrer signifikant längeren Überlebensdauer im Vergleich zu den diffusen histiozytären Lymphomen), oft kontinuierlich auftretende Spätrezidive zwei Jahre nach Beendigung der Therapie. Dieser Lymphomtyp kann eventuell durch eine chemische Dauerbehandlung günstig beeinflußt werden. Zusammenfassend kann man sagen, daß die neuen wirksamen strahlen- und chemotherapeutischen Methoden in den letzten Jahren die Prognose der nicht-Hodgkinschen Lymphome wesentlich verbessert haben.

Leukämien

Definition

Leukämie ist eine neoplastische Erkrankung, die Knochenmarkzellen befällt. Entsprechend ihrem Verlauf werden die Leukämien in akute und chronische Leukämien eingeteilt. Die akute Leukämie verläuft ohne Behandlung rasch tödlich (sie führt in wenigen Monaten nach der Diagnosestellung zum Tode), während an chronischer Leukämie erkrankte Patienten viele Jahre überleben können. Der rasche Verlauf der akuten, nicht behandelten Leukämien wird durch den Verlust oder die Verminderung der Zelldifferenzierung und der Zellfunktion verursacht. Zelldifferenzierung und Zellfunktion sind bei chronischen Leukämien vergleichsweise unverändert.

Inzidenz

Die jährliche Inzidenz aller Leukämien liegt bei 5 pro 100000 der Gesamtbevölkerung. Ungefähr 50% der Leukämien sind akut, 50% chronisch. Das Auftreten der verschiedenen Typen der akuten und chronischen Leukämien variiert nach Alter und wird von rassischen und geographischen Faktoren mitbestimmt. Männer haben ein leicht erhöhtes Risiko. Bei der chronischen lymphatischen Leukämie überwiegt das männliche Geschlecht entschieden. Die chronische lymphatische Leukämie ist in Ländern des Fernen Ostens selten und ist eine typische Erkrankung älterer Menschen. Die akute lymphoblastische Leukämie hat ihre höchste Inzidenz in der frühen Kindheit. Die chronische myeloische Leukämie tritt vor allem zwischen dem 3. und 5. Jahrzehnt auf, während die akute myeloische Leukämie nach dem 5. Jahrzehnt eine stetig zunehmende Inzidenz aufweist.

Ätiologie

Die Ätiologie der menschlichen Leukämie ist unbekannt. Es gibt Hinweise dafür, daß genetische Faktoren, Strahlendisposition und Kontakt mit Chemikalien in der Genese eine Rolle spielen. Eine ganze Anzahl von genetischen Erkrankungen, die durch eine angeborene Instabilität der Chromosomen und/oder einen Immunmangel (Anämie von Fanconi, Blooms Syndrom, Chediak-Higashi-Syndrom) oder durch Aneuploidie (abnormale Chromosomensätze wie beim Down-Syndrom) gekennzeichnet sind, zeigen eine hohe Inzidenz akuter (vor allem myeloischer) Leukämien.

Ionisierende Strahlen gehören zu den am besten dokumentierten ätiologischen Faktoren. Diese Tatsache wurde in Japan bestätigt, als nach den Explosionen der Atombombe ein steiler Anstieg in der Häufigkeit akuter Leukämien und chronischer myeloischer Leukämien, aber nicht chronischer lymphatischer Leukämien festgestellt wurde. Kinder, die in utero oder während der frühen Kindheit ionisierenden Strahlen ausgesetzt werden, haben ebenfalls ein erhöhtes Leukämierisiko. Seit langer Zeit weiß man, daß mit Benzenen arbeitende Menschen ein erhöhtes Risiko für akute Leukämien zeigen. Es ist beunruhigend, daß immer mehr Chemotherapeutika in den Verdacht geraten (vor allen die alkylierende Drogen), für die Zunahme akuter Leukämien bei behandelten Krebspatienten (hauptsächlich Hodgkinsche Krankheit und multiples Myelom) verantwortlich zu sein. Die Rolle, die Viren in der Ätiologie der menschlichen Leukämie zukommt, bleibt Hypothese.

Pathogenese

Genetische und biochemische Untersuchungen zeigten, daß Leukämien mit hoher Wahrscheinlichkeit monoklonalen Ursprungs sind. Nach einem bisher nur wenig verstandenen Mechanismus beginnt dieser Klon sich unkontrolliert zu vermehren, breitet sich diffus in die medullären und extramedullären Gewebe aus und verdrängt schließlich das normale myeloische Gewebe. Im allgemeinen rottet die Leukämie das normale myeloische Gewebe nicht vollständig aus, sonst könnten keine kompletten Remissionen erzielt werden. Im Durchschnitt ist der Zellzyklus der leukämischen Zellen bei den akuten Leukämien und den chronischen myeloischen Leukämien dem Zyklus normaler Knochenmarkszellen ähnlich. Die chronische lymphatische Leukämie zeichnet sich durch die Anhäufung von langsam proliferierenden, immunologisch inkompetenten Zellen aus. Man schätzt, daß die zur Zeit der Diagnosestellung über den ganzen Organismus verteilte leukämische Zellmasse ungefähr 10^{12} Zellen beträgt. Bei chronischen Leukämien ist diese Zahl eventuell noch höher.

Klassifizierung

Die Klassifizierung der Leukämien stützt sich hauptsächlich auf morphologische Kriterien. Das hat zur Folge, daß die Klassifizierung der schlecht oder nicht differenzierten akuten Leukämien ein gewagtes Unternehmen ist. Zytochemische Test können dazu beitragen, den Typus der befallenen Zellen besser zu definieren. Das Studium der Zelloberfläche und biochemische Marker werden wahrscheinlich in Zukunft eine zuverlässigere und objektivere Klassifizierung erlauben.

Entsprechend der French-American-British (FAB) Co-operative Group werden die akuten Leukämien eingeteilt in:

1. Lymphoblastische Leukämie;
    a) kleinzelliger Typ (L_1);
    b) großzelliger, heterogener Typ (L_2);
    c) großzelliger, homogener Typ (Burkitt-Typ) (L_3);
2. Myeloblastische Leukämie ohne Reifung (M_1);
3. Myeloblastische Leukämie mit Reifung (M_2);
4. Hypergranuläre Promyelozytenleukämie (M_3);
5. Myelomonozytenleukämie (M_4);
6. Monozytenleukämie (M_5);
7. Erythroleukämie (M_6).

Es wird allgemein angenommen, daß die myeloischen Leukämien (M_1 bis M_6) eine gemeinsame „Vorläuferzelle" haben, die dazu bestimmt ist, sich myeloisch zu differenzieren. Die Zellen, aus denen sich die lymphoblastische Leukämie entwickelt, scheinen Vorläufer der T- und B-Lymphozyten zu sein.

Die chronischen Leukämien werden klassifiziert als:

1. Chronische myeloische Leukämie (CML);
2. Chronische Myelomonozytenleukämie (CMML);
3. Chronische lymphozytäre Leukämie (CLL).

Auf der Basis einer Chromosomenanalyse kann die CML in Philadelphia (Ph^1)-Chromosom positive und negative CML unterteilt werden. Nur eine Minderzahl von Ph^1-negativen CML entsprechen den üblichen diagnostischen Anforderungen für die Diagnose einer CML.

Symptome

Unabhängig vom Typ der akuten Leukämie entsprechen die Hauptsymptome denen einer gestörten Reifung mit anschließendem Funktionsverlust des Knochenmarks. Die Ansammlung von leukämischen Zellen in den medullären und extramedullären Organen führt zur mechanischen und funktionellen Erschöpfung. Zu diesen Symptomen gehören wegen der auftretenden Anämie vor allem Blässe und Müdigkeit, fieberhafte Infektionen infolge Neutropenie und Blutungen wegen der Thrombozytopenie. Einige klinische und biochemische Merkmale treten häufig charakteristisch mit einem besonderen Typ der akuten Leukämie auf: Knochenschmerzen wegen einer Infiltration des Periostes bei lymphoblastischen Leukämien vom Typ 1; sie können einen rheumatischen Schub vortäuschen; eine mediastinale Tumormasse bei der lymphoblastischen Leukämie vom Typ 3; eine Zahnfleischhypertrophie und Hautinfiltrationen bei der Monozyten-(M_5)- und Myelomonozyten-(M_4)-Leukämie; disseminierte intravaskuläre Blutgerinnung bei der Promyelozytenleukämie (M_3); Lysozymurie bei der Myelomonozyten- und Monozytenleukämie (M_4, M_5). Die wichtigsten Symptome bei der CML sind Blässe und Müdigkeit als Folge der Anämie und ein Schweregefühl im linken oberen Abdomen nach einer Milzvergrößerung. Hauptsymptome der CLL sind eine generalisierte Lymphadenopathie, eine Hepato- und Splenomegalie und, je nach Stadium der Erkrankung, Zeichen einer Knochenmarksinsuffizienz. Eine ganze Anzahl von Patienten mit CLL suchen den Arzt nicht wegen einer langanhaltenden Lymphadenopathie auf, sondern weil sie sich nach Infektionskrankheiten nicht erholen. Einige Patienten mit einer CLL haben einen akuten Krankheitsverlauf wegen einer sich entwickelnden autoimmunhämolytischen Anämie. Charakteristisch für eine CMML ist die Tendenz zur Bildung blauer Flecken und zu Blutungen, eine Neigung zu rezidivierenden Infektionen und eine mäßige Splenomegalie.

Diagnose

Normalerweise sind die akuten Leukämien leicht zu diagnostizieren. Wenn wegen der klinischen Zeichen eine Verdachtsdiagnose gestellt worden ist, kann sie in den meisten Fällen allein durch Analysen des peripheren Blutes bestätigt werden. Wichtiger als die Bestimmung der Anzahl zirkulierender weißer Blutkörperchen ist die Differenzierung des weißen Blutbildes. In ungefähr einem Drittel aller Fälle ist die Zahl der weißen Blutkörperchen normal, während leukämische Zellen bei 80—90% der Patienten beobachtet werden. Die Morphologie der roten Blutkörperchen bleibt unverändert. Der Nachweis kernhaltiger Erythrozyten und Makrozyten weist auf eine Erythroleukämie hin. Der Befund kann durch eine Knochenmarksaspiration bestätigt werden; sie zeigt 30% oder mehr megaloblastische erythroide Vorläuferzellen und eine ungefähr gleiche Anzahl von Myeloblasten. Die Anzahl der Blutplättchen ist bei der überwiegenden Zahl der Patienten vermindert. Die Diagnose einer akuten Leukämie muß durch die Untersuchung des Knochenmarks untermauert werden. Die Zellzahl kann aber so stark vermehrt sein, daß kein Knochenmark aspiriert werden kann. In solchen Fällen ist eine Knochenbiopsie unumgänglich. Normalerweise sind 60—90% der Knochenmarkzellen leukämische Myeloblasten. In ungefähr einem Drittel der myeloischen Leukämien sind die leukämischen Myeloblasten durch Auer-Stäbchen (verschmolzene azurophile Granula) charakterisiert. Die Erythropoiese ist außer bei der Erythroleukämie stark vermindert. Bei der Erythroleukämie ist eine hyperplastische, megaloblastoide Erythropoiese typisch. Megakaryozyten sind vermindert oder fehlen ganz.

Bei der chronischen myeloischen Leukämie (CML) stützt sich die Diagnose vor allem auf die Untersuchung des peripheren Blutes. Die Zählung der weißen Blutkörperchen ergibt Werte über 100000 in ungefähr 80% der Fälle. Das diff. Blutbild zeigt typischerweise Granulozyten aller Reifungsstadien mit überwiegendem Anteil von Myelozyten und neutrophilen Leukozyten sowie einer vermehrten Anzahl eosinophiler und basophiler Leukozyten. Die Thrombozytenzahl ist manchmal erhöht, die Hämoglobinwerte zu niedrig. Das Knochenmark ist außerordentlich zellreich und zeigt eine normal differenzierte hyperplastische Granulopoiese, eine erhöhte Zahl von Megakaryozyten und eine verminderte Erythropoiese. Die Diagnose kann durch den Nachweis des Ph^1-Chromosoms bestätigt werden (das in den myeloischen Zellen von 90% der Patienten nachgewiesen werden kann) weiterhin durch eine niedrige oder fehlende Aktivität der alkalischen Phosphate der Leukozyten und durch hohe Vitamin B_{12}-Serumwerte.

Bei einer chronischen Myelozytenleukämie (CMML) ergibt die Zählung der weißen Blutkörperchen erheblich niedrigere Werte als bei der CML, in der Regel um 5000 bis 15000. Charakteristisch sind eine absolute Monozytose, der Nachweis von Zellen mit intermediären Merkmalen zwischen Monozyten und Myelozyten, und eine leichte Thrombozytopenie. Das Knochenmark ist außerordentlich zellenreich. Es enthält eine hyperplastische, abnormale, monozytoide Granulopoiese und eine verminderte Zahl kernhaltiger roter Blutkörperchen und Megakaryozyten. Das Ph^1-Chromosom ist nicht nachweisbar. Die Diagnose einer chronischen lymphozytären Leukämie wird gestellt, wenn die absoluten Lymphozytenwerte im peripheren Blut konstant über 5000 liegen, die Lymphozyten aufdifferenziert sind und das Knochenmark mehr oder weniger stark mit Lymphozyten infiltriert ist. Wegen der sehr starken Infiltration des Knochenmarks kann die Markaspiration schwierig sein. Im Gewebe können oft Mastzellen beobachtet werden. Der Nachweis einer erythroiden Hyperplasie deutet auf eine hämolytische Anämie hin.

Behandlung

Das Ziel der Therapie akuter Leukämien unterscheidet sich grundsätzlich von dem Ziel der Therapie chronischer Leukämien. Der Unterschied besteht darin, daß bei der akuten Leukämie eine kurative Therapie angestrebt wird, während bei der chronischen Leukämie die Behandlung bis heute nur palliativ sein kann. Man geht von der Annahme aus, daß zur Heilung einer Leukämie die Eliminierung auch der letzten leukämischen Zelle nötig ist. Dieses Konzept ist auf die Resultate bei exprimentellen Leukämien zurückzuführen, wo man beweisen konnte, daß eine

Leukämie durch das Einimpfen einer einzigen leukämischen Zelle induziert wurde. Die letzten Tausend Zellen können durch die körpereigenen Abwehrmechanismen eliminiert werden (eventuell unterstützt durch eine Immuntherapie). Es scheint nicht notwendig, sich auf die Chemotherapie allein zu verlassen.

Die Anwendung zytotoxischer Drogen und die gegenwärtig zur Verfügung stehenden unterstützenden Maßnahme lassen das Ziel einer kurativen Therapie bei ALL im Kindesalter näherrücken. Dies gilt für nur einen kleinen Teil der Patienten mit einer myeloischen Leukämie. Weil es aber noch keine zuverlässigen Kriterien für die Voraussage der Heilungschance bestimmter Patienten mit akuter Leukämie gibt, sollten die meisten Patienten umfassend behandelt werden. Die Ausrottung der leukämischen Zellen erfordert aggressive chemotherapeutische Maßnahmen, die mit einer erheblichen Toxizität und Morbidität einhergehen. Bei den chronischen Leukämien übersteigen diese Risiken bei weitem die möglichen Vorteile. Deshalb ist nur eine Linderung der Symptome durch eine Reduzierung der leukämischen Zellmasse angezeigt. Patienten mit chronischen Leukämien, die keine Symptome aufweisen, sollten überhaupt nicht behandelt werden.

Das Hauptziel der Chemotherapie bei akuten Leukämien ist eine komplette Remission. Dieses Ziel ist erreicht, wenn das Knochenmark normozellulär ist und weniger als 5% leukämische Myeloblasten enthält, wenn das periphere Blut Hämoglobinwerte von mehr als 12%, mehr als 100 000 Blutplättchen und mehr als 3 000 Leukozyten aufweist.

Das zur Erlangung einer Remission für die ALL am häufigsten angewandte Behandlungsschema besteht in einer Kombination von Vincristin und Prednison, für die AML in einer Kombination von Cytosin-Arabinosid und Daunorubicin. Die kompletten Remissionsraten mit diesen Drogenkombinationen betragen 85—90% bei der ALL, und 50 bis 60% bei der AML. Gestützt auf experimentelle Daten bei tierischen Leukämien, muß angenommen werden, daß die Patienten nach der Induktion einer kompletten Remission immer noch 10^8—10^9 leukämische Zellen beherbergen. Um die Remission zu bewahren und die Zahl der leukämischen Zellen weiter zu reduzieren, sollte die Therapie über einen mehr oder weniger langen Zeitraum weitergeführt werden, der 1 bis 3 Jahre betragen kann. 6-Mercaptopurin zusammen mit Methotrexat wird für die Dauerbehandlung bei ALL am häufigsten verwendet; eine Kombination von Prednison und Vincristin wird zur Aufrechterhaltung von Remissionen im allgemeinen periodisch verabreicht. Um der Entwicklung einer meningealen Leukämie vorzubeugen, bekommen Patienten mit einer ALL Methotrexat intrathekal, mit oder ohne Bestrahlung des Schädels.

Während bei der ALL der Wert einer Dauer- und Reinduktionstherapie unbestritten ist, ist dies für die AML nicht der Fall. Für die Dauertherapie der AML werden Cytosin-Arabinosid, 6-Mercaptopurin, 6-Thioguanin, Methotrexat, Cyclophosphamid und Daunorubicin in verschiedenen Kombinationen empfohlen. Für die CML bleibt Busulfan das Medikament der Wahl. Die Überlegenheit der Chemotherapie gegenüber der Strahlentherapie der Milz wurde von verschiedenen Wissenschaftlern bestätigt. Hydroxyharnstoff, Dibromomannitol und 6-Mercaptopurin sind nützliche Drogen, wenn sich eine Resistenz gegen Busulfan entwickelt. Die blastische Phase der CML ist im allgemeinen chemotherapieresistent. In seltenen Fällen ist eine Kombination von Vincristin und Prednison in der Lage, eine Remission zu induzieren. Wenn Patienten mit einer chronischen lymphozytären Leukämie behandelt werden müssen, scheint eine Kombination von Chlorambucil und Prednison dem allein verabreichten Chlorambucil überlegen zu sein. Prednison ist immer indiziert, wenn der Patient eine hämolytische Anämie aufweist. Die Ganzkörperbestrahlung kann eine wertvolle Alternative zur Chemotherapie sein. Die Behandlung der chronischen Myelomonozytenleukämie (CMML) sollte mit großer Vorsicht erwogen und nur nach einer Beobachtungsperiode begonnen werden. Einige Patienten benötigen nur Bluttransfusionen.

Es muß betont werden, daß die Auswahl der verschiedenen Drogen nur ein Teilaspekt der Leukämietherapie darstellt. Ebenso wichtig ist die Erfahrung des Arztes und die Kenntnis der Pharmakologie (einschließlich aller Nebenwirkungen) der benutzten Medikamente, wie auch die Möglichkeit zur Anwendung von unterstützenden Maßnahmen, um spontanen oder iatrogenen Blutungen und Infektionen vorzubeugen und sie behandeln zu können.

Prognose

Die 5-Jahres-Überlebensrate der Kinder mit ALL beträgt 50%. Eine signifikante Anzahl von Patienten, die mehr als 5 Jahre ohne Rezidiv überleben, kann als definitiv geheilt angesehen werden. Die Resultate sind wesentlich schlechter bei ALL von Erwachsenen und bei akuten myeloischen Leukämien, mit mittleren Überlebenszeiten von ungefähr 1 bis 2 Jahren. Der Fortschritt ist bei der CML noch langsamer. Die mittlere Überlebensdauer für die typische CML beträgt 40 Monate; das heißt, daß in den letzten 50 Jahren die Resultate nicht wesentlich verbessert werden konnten. Bei der CLL schließlich beträgt die mittlere Überlebensdauer 4–6 Jahre. Es ist zweifelhaft, ob die Chemotherapie oder die Bestrahlung die Prognose wirklich verbessert haben.

Karzinome der Kindheit

Bösartige Neubildungen sind eine der Hauptursachen der Mortalität bei Kindern auf der ganzen Welt. Unfälle, Infektionen, Mangelernährung und Krebse sind, entsprechend der geographischen Lage, die erste, zweite, dritte oder vierte Todesursache bei Kindern.
Dennoch ist der Krebs eine seltene Erkrankung bei Kindern. Er belastet jedoch die Familie und Gesellschaft unverhältnismäßig schwer wegen der ernsten Natur des Leidens, der damit verbundenen seelischen Belastungen sowie der sich über lange Zeit erstreckenden kostspieligen Behandlung, die junge Eltern finanziell stark beansprucht.
Die jährliche Inzidenz dieser Krebsart variiert nur sehr wenig in den Ländern, in denen Infektionen und mangelhafte Ernährung nicht mehr die Hauptursachen der Kindersterblichkeit sind. Diese Inzidenz beträgt ungefähr 12 pro 100000 Kinder. Die kumulative Inzidenz der USA erreicht in den Jahren von 0 bis 14   168 pro 100000. Diese Schätzungen, von amerikanischen Zahlen (Abb. 26) abgeleitet, zeigen, daß 1 Kind von 595 die Aussicht hat, während der ersten 14 Jahre seines Lebens an einem Krebs zu erkranken.
Für eine Schätzung der Zahl potentieller Patienten können nur die Todesstatistiken der letzten 10 Jahre verwendet werden. Während dieser Periode verbesserte sich die Lebenserwartung der Kinder mit Krebserkrankungen erheblich. Die bessere Prognose ist der multimodalen Therapie und der multidisziplinären Zusammenarbeit zu verdanken, so haben sich bei der akuten lymphatischen Leukämie und beim Nephroblastom die Überlebensraten von 5% auf 50% resp. von 30% auf 80% erhöht.

Ätiologie

Verlauf und Art des Kinderkrebses unterscheidet sich von dem Erwachsener. Während bei den Erwachsenen das Karzinom der häufigste maligne Tumor ist, ist es bei den jüngeren Kindern das Blastom, das vom Blastem abstammt, einem embryonalen Gewebe, das in jedem kindlichen Organ zur Entwicklung des normalen erwachsenen Organs vorhanden ist. Folglich können Blastome in jedem Organ entstehen. Überdies beobachtet man Sarkome bei älteren Kindern (sowohl vor als auch nach der Pubertät) und Jugendlichen. Leukämien und Lymphome sind die häu-

Abb. 26. Maligne Tumore bei weißrassigen Kindern von weniger als 15 Jahren in den USA. US Third National Cancer Survey, 1969—1971

Neoplasma	Anzahl		Rate pro Mio pro Jahr
Leukämie	651		42,1
Akut lymphozytär		380	
Akut granulozytär		102	
Chronisch granulozytär		15	
Akut monozytär		5	
Akut (nicht weiter spezifiziert)		149	
Lymphom	204		13,2
Tumoren des ZNS	370		23,9
Tumoren des sympathischen NS	148		9,6
Retinoblastom	52		3,4
Nierentumoren	121		7,8
Lebertumoren	29		1,9
Knochentumoren	86		5,6
Tumoren der Gonaden und Keimzellen	34		2,2
Ovar		17	
Hoden		16	
Andere		1	
Teratom	5		0,3
Weichteilsarkome	130		8,4
Rhabdomyosarkom		69	
Melanom	11		0,7
Diverse Tumoren	84		5,4
Schilddrüse		25	
Total	1925		124,5

Die Raten je einer Million Einwohner basieren auf einer 1970 durchgeführten Untersuchung, die 5 151 699 Personen erfaßte. Die Gesamtzahl weißer Kinder in den USA im Jahre 1970 (bis zum 15. Lebensjahr) betrug 49 001 683. Adaptiert nach Young und Miller: "Incidence of malignant tumors in US children", Journal of Pediatrics **86,** 254—358 (1975)

figsten bösartigen Erkrankungen bei Kindern und beweisen, daß die für die Entwicklung vieler maligner Tumoren verantwortlichen Ursachen bei Kindern und Erwachsenen verschieden sind.

Viren. Das Epstein-Barr-Virus, das mit dem afrikanischen Burkitt-Lymphom und dem Karzinom des Nasopharynx in Beziehung steht, ist der einzige Fall, in dem eine enge Korrelation zwischen einem Virus und einem menschlichen Krebs bewiesen wurde. Es gibt gute Anhaltspunkte dafür, daß dasselbe Virus auch die Ursache der infektiösen Mononukleose ist. Es spricht jedoch nicht dafür, daß diese gutartige Erkrankung die Vorstufe eines malignen Prozesses ist. Alle anderen Viren (z. B. andere Herpes-Viren), die bei der Entwicklung von Karzinomen der Kindheit ätiologisch eine Rolle spielen könnten, wären demnach normale zirkulierende Viren und die Induktion einer malignen Geschwulstbildung würde von einer Prädisposition des Wirts abhängen.

Immunologische Defekte. Kinder, die primäre immunologische Defekte aufweisen, zeigen eine höhere Häufigkeit maligner Erkrankungen. Man nimmt an, daß häufig Mutationen auftreten, die zu Zellaberrationen führen (einschließlich Aberrationen mit einem malignen Potential). Diese abnormen Zellen werden durch das Immun-Überwachungssystem als „nicht-körpereigen" („non-self") erkannt und eliminiert. Bei Kindern mit Immuninsuffizienz oder bei Kindern unter Immunsuppression findet diese Abstoßung nicht statt, so daß sich die abnormen Zellen weiterentwickeln. Auch vorübergehende Störungen im Immunsystem können die Propagierung von aberrierenden, malignen Zellen fördern.

Genetik. Die Chromosom-21-Trisomie ist mit der akuten myeloischen Leukämie vergesellschaftet und eine weitere genetische Abnormalität, die angeborene Deletion des Chromosoms 13 (dominant vererbt) führt in vielen Fällen zur Entwicklung eines (meist bilateralen) Retinoblastoms. Mehr als 50% der Patienten mit einem Retinoblastom weisen keine Tumoren in der Familienanamnese auf. Diese Tatsache spricht für eine hohe spontane Mutationsrate. Andere kongenitale Anomalien, die häufiger mit Krebserkrankungen assoziiert sind: Aniridie und Nephroblastom, urogenitale und hemihypertrophische Anomalien, Neurofibromatose und Hirntumoren, multiple Polypose und Darmkrebs.

Umwelt. Es besteht eine Korrelation zwischen der Verabreichung von Diäthylstilböstrol an schwangere Frauen und der Entwicklung eines Vaginalkarzinoms bei den weiblichen Nachkommen während der Pubertät. Zahlreiche Patienten mit Schilddrüsenkrebs wurden während der Kindheit in der Halsgegend bestrahlt. Die Langzeiteffekte der radioaktiven Einwirkungen werden sich in der nächsten Generation bemerkbar machen, wenn nicht Maßnahmen getroffen werden, um ihre Anwendung zu verbieten.

Diagnose und Behandlung. Das Auftreten schlecht definierter Erkrankungen bei Kindern sollte immer den Verdacht auf Krebs erwecken. Wenn nach 2 Wochen einer vernünftigen Beobachtung die Erkrankung immer noch nicht diagnostiziert werden kann, muß der Arzt schnell handeln, um ein Karzinom auszuschließen. Unterschiedliche Tumoren überwiegen in verschiedenen Altersgruppen (siehe Abb. 27), und in verschiedenen Altersstufen zeigen diese Tumoren unterschiedliche Krankheitsbilder. Trotzdem kann als Regel gelten, daß die Prognose um so besser ist, je früher die Diagnose gestellt und die Behandlung begonnen wird.

Abb. 27. Die 3 Altersperioden der Kindheit mit der entsprechenden Krebshäufigkeit — getrennt aufgeführt nach 5-Jahresabschnitten — sowie einige maligne Erkrankungen, die typischerweise in einer bestimmten Altersgruppe vorkommen.

Erste Altersperiode 0—4 Jahre 50% der kindl. Tumoren	Zweite Altersperiode 5—9 Jahre 25% der kindl. Tumoren	Dritte Altersperiode 10—14 Jahre 25% der kindl. Tumoren
Weichteilsarkome (Rhabdomyoblastom)	Weichteilsarkome	Weichteilsarmome (Rhabdomyosarkom) Sarkome des Samenstranges
Retinoblastom		Neurofibrosarkom
Hepatoblastom	←	Leberkarzinom
Neuroblastom	→	Schilddrüsenkarzinom
Wilms Tumor	→	Fibrosarkom
Orchioblastom		Hypernephrom
Teratome		Kolonkarzinom
	Lymphosarkom →	
		Hodgkinsche Krankheit
	Retikulumzellensarkom	
	Ewing's Sarkom →	
		Osteosarkom
Leukämien →		Chondrosarkom
Histiozytose X (Letterer-Siwe)	Histiozytose X (Eosinophiles Granulom)	Histiozytose X (Hand-Schüller-Christian)
Tumoren des zentralen Nervensystems →		Malignes Melanom

In der Klinik muß eine weltweit akzeptierte Nomenklatur und ein einheitliches Staging-System zur Anwendung kommen. Die TNM-Klassifizierung ist für Neoplasmen der Erwachsenen bestimmt und kann nicht auf kindliche Tumoren übertragen werden. Immerhin wird gegenwärtig an der Entwicklung eines adäquaten Systems gearbeitet. Der Kinderarzt sieht eigentlich nur wenige Fälle von Krebserkrankungen der Kindheit. Der Allgemeinpraktiker, der Chirurg oder andere Spezialisten, die nur gelegentlich Kinder behandeln, werden noch weniger oft mit Kindertumoren konfrontiert. Deshalb sollen Kinder mit einer Krebserkrankung, in Anbetracht der Seltenheit des Krebses in der Kindheit und der schnellen Fortschritte in der Behandlung, möglichst an ein Zentrum für pädiatrische Tumoren überwiesen werden. Dort kann die Diagnose bestätigt, der Fall bewertet und die Therapie eingeleitet werden. Die therapeutischen Fortschritte der letzten 10 Jahre sind das Ergebnis einer aggressiven multidisziplinären Behandlung, die die Chirurgie, die Strahlentherapie und die multimodale Chemotherapie umfaßt.

Sinnvollerweise sollte man ein Paediatrisch-onkologisches Zentrum für je 4—5 Millionen Einwohner erstellen. Dieses Zentrum würde jedes Jahr etwa 150 neue Patienten aufnehmen und über genügend Erfahrung verfügen, die therapeutischen Maßnahmen zu verbessern. Die nachfolgende Erhaltungs- und Dauertherapie würde dann in enger Zusammenarbeit mit den örtlichen Krankenhäusern und Hausärzten durchgeführt.

Die Kenntnis des natürlichen Verlaufs der Erkrankung ist unbedingt erforderlich, um die Entscheidung für eine adäquate Therapie fällen zu können. Einige Patienten benötigen nach einer Exzisionsbiopsie nur geringe Behandlung. Andere Fälle erfordern ausgedehnte chirurgische Maßnahmen, eine Strahlen- und Chemotherapie. Säuglinge unter 6 Monaten mit einem disseminierten Neuroblastom, das nur die Leber und die Haut betrifft, haben eine gute Prognose und es ist kontraindiziert, lebensgefährdende aggressive Behandlungen mit dem Risiko späterer Mißbildungen und Dysfunktionen anzuwenden. Ein mesoblastisches Nephrom sollte nicht als Nephroblastom diagnostiziert werden; das erstere hat einen gutartigen Verlauf nach der Exzision und benötigt keine weitere Behandlung.

Die Therapie muß gut durchdacht und ausgewogen sein. Chemotherapie, Chirurgie und Strahlentherapie müssen eine entsprechende angepaßte Rolle spielen. Dieses interdisziplinäre Angehen und die Anwendung der multimodalen Chemotherapie waren die wichtigsten Faktoren für die Verbesserung der Prognose der Krebse des Kindesalters. Die für die Therapie der kindlichen Malignome angewandten Maßnahmen können als Vorbild für die Krebstherapie der Erwachsenen angesehen werden.

Nephroblastom, Wilmsscher Tumor

Der Patient zeigt gewöhnlich einen großen und fast immer einseitigen Tumor im Abdomen, der manchmal Bauchschmerzen und Hämaturie verursacht. In einigen Fällen macht die Nierengeschwulst keine Symptome und die ersten Zeichen werden erst durch Knochen- und Lungenmetastasen verursacht. Die intravenöse Pyelographie und die Echographie des Abdomen genügen im allgemeinen, um eine definitive Diagnose zu stellen.

Die Behandlung hängt vom Tumorstadium ab. 25% der Patienten wurden früher rein chirurgisch behandelt und geheilt. Die adjuvante Strahlentherapie und die Mono-Chemotherapie (Actinomycin-D) hatten die Heilungschancen auf 50% erhöht. Die Chemotherapie mit zwei Drogen (Actinomycin-D und Vincristin) ergibt jetzt Heilungsraten von 80%. Bei Tumoren, die mit der Niere in toto exzidiert werden können, ist keine Strahlentherapie erforderlich. Die Erfahrung hat gezeigt, daß die Chemotherapie nach dem chirurgischen Eingriff nicht länger als 6 Monate durchgeführt werden muß. Die präoperative Verabreichung von Vincristin und Actinomycin-D kann die Anzahl der Patienten verringern, die nachfolgend eine Bestrahlung benötigen. Seit der Einführung der multimedikamentösen Chemotherapie ist das Auftreten von Lungenmetastasen selten. Gegenwärtig ist die Kombination von Chemotherapie und Chirurgie die einzige Behandlungsmethode von doppelseitigen Wilms-Tumoren. Eine genaue Bewertung der Patienten wird zeigen, ob eine noch weniger radikale chirurgische Maßnahme als die Nephrektomie beim Nephroblastom einer einzigen Niere erfolgreich ist.

Neuroblastom, Sympathikoblastom

Das Neuroblastom ist einer der drei Tumoren, die sich im sympathischen Nervensystem entwickeln können. Die beiden anderen Arten sind das Ganglioneurom und das Phäochromozytom. Man kann diese Tumoren in der sympathischen Seitenkette, in den Nebennieren und den retroperitonealen Paraganglien antreffen (siehe Abb. 28 und 29). In den meisten Fällen wird die Diagnose nach der Entdeckung von Metastasen oder einer palpierbaren Tumormasse im Abdomen gestellt. Die Metastasen können am Schädel sehr ausgeprägt sein (siehe Abb. 30), wo der Befall der Meningen zu einem Klaffen der knöchernen Strukturen führen kann. Knochenmarkmetastasen können einen akuten Rheumatismus oder eine akute Leukämie vortäuschen. Die vermehrte Ausschüttung von Katecholamin-Metaboliten (Dopamin und Adrenaline) ist ein bestimmender diagnostischer Faktor.
Die Prognose hängt vom Stadium und von der Lokalisation der Metastasen ab. Ein lokalisierter Tumor, der im Gesunden exzidiert werden kann, hat eine ausgezeichnete Prognose und benötigt keine weitere Behandlung. Ein neugeborenes Kind mit Lebermetastasen hat eine gute Prognose und benötigt eine sorgfältige konservative Therapie. Ein 3-jähriges Kind hingegen, mit einem Lymphknotenbefall und Knochenmarkmetastasen, hat eine schlechte Prognose und spricht auf die Chemotherapie ungünstig an.

Rhabdomyosarkom

Man kann bei kindlichen Rhabdomyosarkomen zwei Gruppen unterscheiden: die Gruppe jüngerer Kinder mit Rhabdomyoblastomen und die Gruppe der über zehnjährigen Kinder mit Sarkomen.

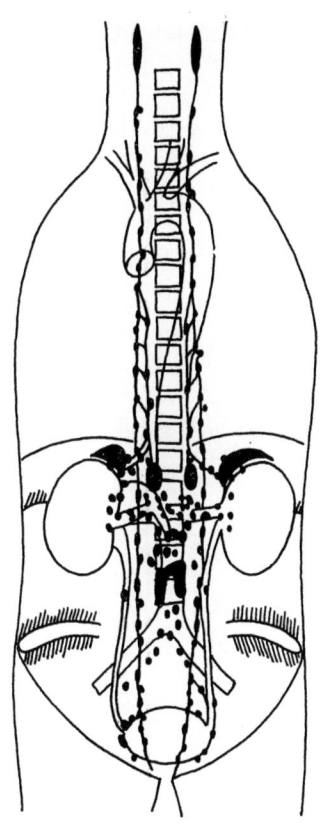
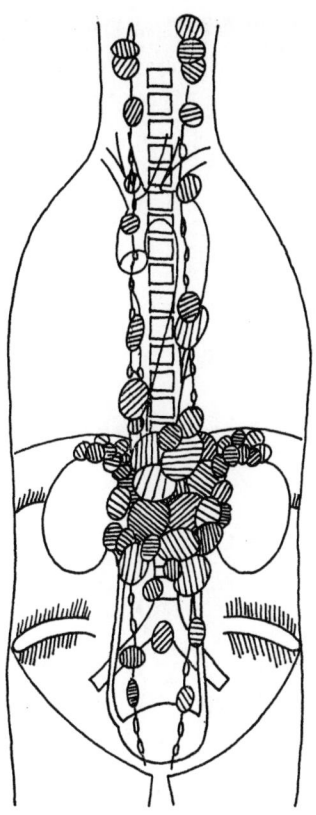

Abb. 28. Die Lokalisation der Neuroblastome

Abb. 29. Die anatomischen Lokalisationen des sympathischen Nervensystems

Das Rhabdomyoblastom von Botryoidtyp (bei Befall des Urogenitaltraktes oder der Ohren-Nasen-Halsgegend der jüngeren Gruppe) wurde ursprünglich radikal chirurgisch angegangen und bestrahlt. Gegenwärtig hat sich aber die Chemotherapie gegenüber dem Primärtumor als sehr wirksam erwiesen, so daß verstümmelnde Operationen und Bestrahlungen in vielen Fällen überflüssig werden.

Die Tumoren der älteren Gruppe unterscheiden sich nicht von den Tumoren Erwachsener, reagieren aber sehr sensibel auf die Chemotherapie; man kann sich fragen, warum diese Patienten besser als die Erwachsenen auf die Behandlung ansprechen. Die Ursache liegt vielleicht in der größeren Risikobereitschaft (akute Toxizität) der pädiatrischen Onkologen

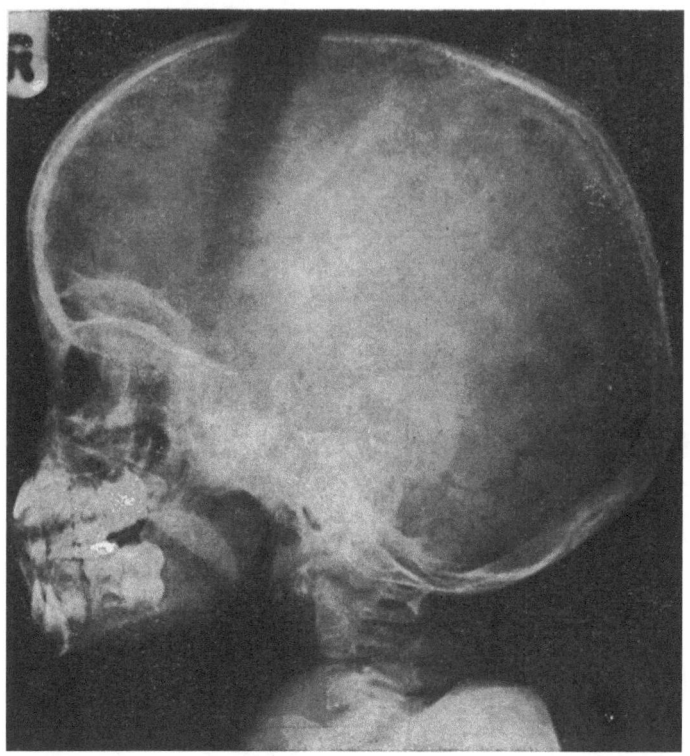

Abb. 30. Klaffen der Schädelnähte bei Metastasen der Meningen.

bei der Durchführung einer Chemotherapie. Außerdem ist der jüngere Patient wahrscheinlich psychologisch besser als der Erwachsene in der Lage, eine aggressive Therapie zu ertragen.

Retinoblastom

Die Frühdiagnose dieses Tumors ist möglich, wenn in der Familienanamnese ein Retinoblastom vorkommt. Das Symptom des „Katzenauges" (siehe Abb. 31) beweist, daß das ganze Auge vom Tumor befallen ist. Ein Schielen in der Kindheit kann ein Frühsymptom dieses Tumors sein. Jedes schielende Kind sollte einer genauen Untersuchung des Augenhintergrundes unterzogen werden.

Den bilateralen Fällen sollte besondere Aufmerksamkeit geschenkt werden. Früher bestand die Therapie in einer Enukleation beider Augen, aber dank der heutigen besseren therapeutischen Maßnahmen ist es möglich, bei allen Patienten ein Auge, bei einigen Patienten sogar beide zu retten. Andere (außer der Strahlentherapie) lokale Behandlungsmethoden sind die Lichtkoagulation und die Kryokoagulation.

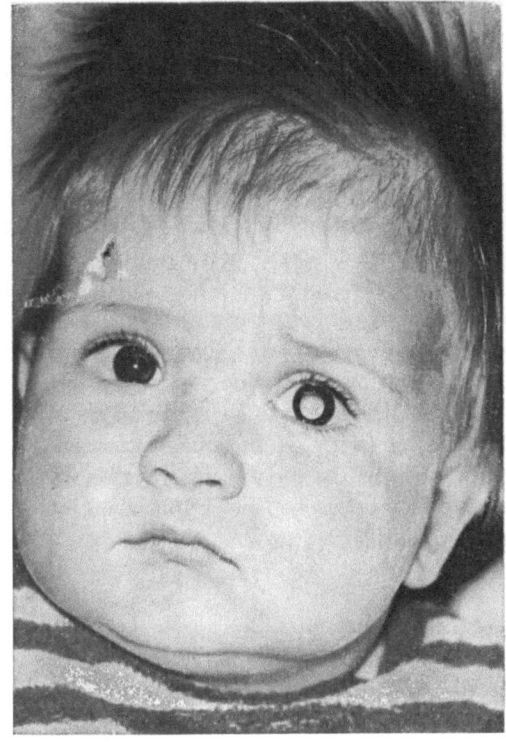

Abb. 31

Beim Auftreten von Retinoblastomen ist es immer notwendig, den Eltern genetische Anweisungen zu geben. Wenn in einer Familie spontan Retinoblastome aufgetreten sind, sind die Chancen, daß das nächste Kind ebenfalls ein Retinoblastom entwickelt, 1—4%. Wenn in der Familie ein zweites Kind ein Retinoblastom aufweist, ist ein Elternteil ein Überträger. Die Eltern und Großeltern sollten sehr sorgfältig untersucht werden; es ist möglich, daß bei den Vorfahren ein spontan geheiltes Retinoblastom entdeckt wird. Ein Elternpartner, bei dem ein bilaterales Retinoblastom nachgewiesen wurde, muß darüber informiert werden, daß der Tumor vererbt wird. Er sollte auf Kinder verzichten. Wenn der

Tumor nur einseitig aufgetreten ist, müssen die Eltern wissen, daß die Nachkommen mit 20% Wahrscheinlichkeit die gleiche Erkrankung aufweisen werden.

Knochentumoren

Die beiden malignen Knochentumoren der Kindheit — das Ewingsche Sarkom und das Osteosarkom — verursachen Knochenschmerzen und eine sichtbare Schwellung; dennoch ist ihre Behandlung grundverschieden. Die lokalisierten Ewingschen Sarkome können durch Bestrahlung geheilt und die Bildung von Metastasen durch Chemotherapie verhindert werden (Vincristin und Actinomycin-D). Eine lokale Behandlung ist schädlich, da mit der Behandlung des Primärtumors der ganze Knochen mit einer wachstumsverzögernden Dosis bestrahlt werden muß.
Die primäre Amputation ist beim Osteosarkom die Therapie der Wahl und bietet bessere Rehabilitationsmöglichkeiten als die Ganzknochen-Bestrahlung bei den Ewingschen Sarkomen. Dennoch wird eine nutzlose Extremität psychologisch leichter akzeptiert als eine wirksame Prothese. Die adjuvante Strahlen- und Chemotherapie hat sich bei den Osteosarkomen als sehr nützlich erwiesen; Methotrexat in hohen Dosen zusammen mit Vincristin und Adriamycin halten die Entwicklung der Metastasen auf. Dennoch verbessert die chirurgische Entfernung von Lungenmetastasen die Prognose ganz wesentlich.

Schlußfolgerung

Die besseren Behandlungsresultate der Tumoren der Kindheit sind der Entwicklung einer Chemotherapie zuzuschreiben, die nicht als adjuvante Therapie, sondern als multimodale Maßnahme aufgefaßt wird und die der Chirurgie und der Strahlentherapie gleichzustellen ist. Diese guten Resultate beruhen nicht nur auf den besonderen Eigenschaften der kindlichen Tumoren, sondern eher auf aggressiveren Behandlungsmethoden bei jungen Patienten.

Dritter Teil
Wissenschaftliche Grundlagenforschung in enger Beziehung mit der klinischen Onkologie

Teil III wurde in enger Zusammenarbeit mit einigen Mitgliedern des Redaktionsstabes des „United States National Cancer Institute" entworfen. Es wurden Informationen des „Cancer Information and Dissemination Analysis Center" (CIDAC) des M. D. Anderson Hospitals in Houston, Texas, USA, das mit der „International Cancer Research Data Bank" (ICRDB) — Programm der NCI zusammenarbeitet, herangezogen.

Einführung zum Teil III

Der dritte Teil dieses Buches ist als Blick in die Zukunft zu verstehen. Es wird versucht, einige neuere Erkenntnisse der Grundlagenforschung für die Anwendung in der praktischen, klinischen Onkologie zu verwerten und auszubauen. Über fünf Fachgebiete der Grundlagenforschung wird zusammenfassend berichtet: Virologie, Biologie, Immunologie, biologische Chemie und Biophysik. In der Übersicht wird deutlich, daß Untersuchungen auf dem einen Gebiet oft zu neuen Erkenntnissen auf einem anderen Gebiet führen; zum Beispiel kann Grundlagenforschung über die Ätiologie der Viren letztlich zur Entwicklung einer Methode zur Virusbekämpfung in der Krebstherapie führen. Der Inhalt wurde mit Hilfe von 26 Wissenschaftlern, die sowohl auf dem Gebiet der Grundlagenforschung als auch auf dem Gebiet klinischer Untersuchungen arbeiten, zusammengestellt. Die entsprechenden Literaturhinweise sind Publikationen aus den Jahren 1976 und 1977, die von der Informationsstelle der „Cancerline" gesammelt werden, entnommen. Von dieser Organisation werden Informationen zur Krebsforschung durch Computer verarbeitet und gespeichert. Dieses Informationssystem funktioniert dank der Mitarbeit der „International Cancer Research Data Bank (ICRDB), Program of the US National Cancer Institute".

Virologie

Neuere Forschungsarbeiten auf dem Gebiet der viralen Onkologie konzentrieren sich auf Untersuchungen zur „Chronologie der Ätiologie", auf die Entwicklung von Reagentien zur Immundiagnose sowie die Entwicklung neuer therapeutischer Modalitäten. Die Erkenntnis, daß eine Virusinfektion in frühem Lebensalter mit der viralen Onkogenese in Zusammenhang stehen kann, hat Untersuchungen zur „Chronologie der Ätiologie" gefördert. Gegenwärtig wird untersucht, ob die virale Onkogenese das Resultat einer ganz spezifischen Virusinfektion zu einem bestimmten Zeitpunkt der Ontogenese (Keimentwicklung) oder in einem besonderen Stadium der Differenzierung ist[1-3]. Zum Beispiel scheinen Beobachtungen an Burkitts Lymphom-Patienten zu beweisen, daß eine ungewöhnlich lange und persistierende, wahrscheinlich im Ursprung perinatale Infektion die eigentliche Ursache, darstellt. Darüber hinaus wird in vielen Instituten die Rolle chemischer Substanzen und Hormonen als mögliche Ko-Karzinogenese der viralen Onkogenese untersucht[4-8]. Andererseits scheint bewiesen, daß ein nicht-onkogenes Virus unter bestimmten Voraussetzungen karzinogen wirken kann[6].
Es ist daher offensichtlich, daß der Entwurf brauchbarer Protokolle über die virale Onkogenese, von der Abklärung frühester Ereignisse — von der ursprünglichen Virusinfektion bis zur endgültigen Onkogenese — abhängig ist. Die Wirkung von Ko-Karzinogenen während dieser Zeit muß ebenfalls geklärt werden. Die Suche nach immunologischen Reagentien zur Virusdiagnose hat drei potentielle medizinische Anwendungsgebiete eröffnet. Erstens wurde die Rolle viraler Gene bei der Synthese viraler Genprodukte durch die Wirtszellen untersucht[9-11]. Zum Beispiel erlauben spezifische Proteine, die die Funktionen der infizierten Zellen modifizieren, eine Untersuchung der Veränderungen, die während der Transformation von virusinfizierten Zellen in ein neoplastisches Stadium stattfinden. Solche Untersuchungen könnten klären, wie die Regulation des Wachstums virusinfizierter Zellen in Richtung des für die neoplastischen Zellen charakteristischen Wachstums verändert wird. Diese Untersuchungen können sich später bei der diagnostischen und prognostischen Bewertung von Krebspatienten als nützlich erweisen. Zweitens hat die Anwesenheit spezifischer viraler Genprodukte dazu geführt, die Möglichkeit eines ätiologischen Zusammenhangs[12-16] zwischen einer Virusinfektion und

dem Mammakarzinom[17-24], der Leukämie[25,26], dem Karzinom der Zervix[27-31], den Karzinomen des Nasopharynx[32] sowie bestimmten Lymphomen[32] zu demonstrieren. Bei Annahme dieses ätiologischen Zusammenhangs wird die Möglichkeit einer Risikovoraussage für ein Individuum (durch Suche nach diesen Virusprodukten) klinisch große Aussichten bieten. Drittens kommen in Zukunft präventive Maßnahmen in Form von Impfstoffen in Frage, obwohl auf diesem Gebiet noch bedeutende Probleme zu lösen sind[33-39].

Die therapeutische Anwendung von spezifischen Produkten viraler Gene wird gegenwärtig untersucht. Zum Beispiel werden eine nichtspezifische Stimulation der Immunabwehr und eine aktive spezifische Immunisierung als zwei mögliche Modalitäten einer Immunprophylaxe und einer Immuntherapie gegen virusinduzierte Neoplasmen untersucht[40-47].

Auf der anderen Seite ist man in jüngster Zeit auf die antivirale Chemotherapie aufmerksam geworden[48-53]. Besonders zu erwähnen sind die antiviralen Agentien der Gruppe der karbozyklischen Arabinosyladenine[48] die gegen das Herpes simplex-Virus und das Vaccinia-Virus wirksam sind und deren Studium das Ziel verfolgt, ihren selektiven Effekt auf die Replikation der ribosomalen RNS durch die Viren *in vitro* zu bestimmen.

Biologie

Die Grundlagenforschung zur Biologie des Tumors konzentriert sich hauptsächlich auf Probleme der Kinetik und Genetik der Krebszellen. Es werden *in vitro*-Systeme der Gewebe- oder Organkulturen entwickelt, die das Screening neuer Medikamente und Medikamentenkombinationen auf ihre generelle Wirksamkeit, ihren Wirkungsmechanismus und ihre Toxizität hin ermöglichen[54-58]. Sammlungen von Gewebekulturen werden in verschiedene Testgruppen eingeteilt. Diese Testgruppen haben ein wohldefiniertes Sensibilitätsspektrum für die zytostatische Wirkung bekannter Zytostatika. Diese Gruppen von Gewebekulturen repräsentieren immer einen besonderen Tumortyp. Sie werden dazu verwandt, die Effekte neuer Substanzen oder Kombinationen auf diese besonderen Tumortypen zu studieren. Die schnelle Analyse gibt wertvolle Informationen für die Planung einer optimalen Chemotherapie bei einem bestimmten Tumor. In einigen Fällen wurden kurzfristige *in vitro*-Kulturen des Tumors eines Patienten dazu benutzt, eine eventuell vorhandene Drogenresistenz zu testen und die adäquate Chemotherapie zu bestimmen. Es ist möglich, menschliche Tumorzellen in eine nackte (haarlose) Maus zu transplantieren, der infolge eines erblichen Immundefekts der zelluläre Immunmechanismus fehlt, diese transplantierten Tumorzellen abzustoßen. Diese Besonderheit erlaubt die Propagierung menschlicher Zellen epithelialen Ursprungs durch Gewebetransplantation von einer Spezies auf eine andere. Eine ganze Reihe Zelltypen, die *in vitro* nur mit Mühe oder gar nicht kultiviert werden können, wurden auf diese Weise übertragen und vermehrt. Tumortransplantationen liefern nicht nur ein *in vivo*-Modell für Experimente der Grundlagenforschung, sondern erlauben auch die Untersuchung der Wachstumskinetik und Medikamentenempfindlichkeit von Krebszellen einzelner Patienten. Die Ergebnisse aus den Untersuchungen mit nackten Mäusen sind für die klinische Behandlung von Krebspatienten äußerst wichtig. Sie können mithelfen, das therapeutische Ansprechen vorauszubestimmen[59-63].

Eine neuere Methode, die bei der Bewertung der Zellkinetik zur Anwendung kommt, ist unter anderem die Fluorographie, zur quantitativen Bestimmung der Bindung alkylierender Farbstoffe innerhalb einer Tumor-Zellpopulation. Alkylierende Farbstoffe wie z. B. Mithramycin,

Akridin-Organe, Hoechst 33258 usw. binden sich an die DNS, indem ein Teil des Farbstoffmoleküls sich in die DNS-Helix einlagert. Diese Farbstoffe fluoreszieren, wenn sie Strahlung adäquater Wellenlänge ausgesetzt werden und können fluorographisch quantitativ bestimmt werden. Die Färbung der DNS einer Zelle durch den alkylierenden Farbstoff — die Bindung ist proportional zum DNS-Gehalt — ermöglicht die quantitative Bestimmung des DNS-Gehalts pro Zelle und somit der durchschnittlichen Menge DNS der gesamten Zellpopulation. Diese Methode erlaubt es, die Parameter des Zellzyklus, der Zell-Kinetik und die für die Malignität charakteristischen Parameter genau und schnell zu bestimmen. Die Verteilungsprofile der DNS werden dazu benutzt, die einzelnen Zelltypen zu unterscheiden und die klinische Wirkung der Therapie zu kontrollieren[67-69]. Die Technik wird auch eingesetzt, um bei Leukämien und soliden Tumoren frühzeitig eine Drogenresistenz erkennen zu können[64-66]. Die Methode kann auch prognostisch wertvoll sein, bei der Kontrolle des klinischen Verlaufs einer malignen Erkrankung.

Die genetischen Probleme der Neoplasie wurden kürzlich auf zwei Gebieten einer genauen Untersuchung unterzogen. Das erstere betrifft das Problem der Induktion weitere Primärtumoren durch verschiedene therapeutische Maßnahmen. Obwohl ursprünglich angenommen wurde, daß diese Induktion als Komplikation einer Radiotherapie[70] bei Kindern zu verstehen sei, haben neuere Untersuchungen gezeigt, daß ein weiterer Patientenkreis davon betroffen ist[71]. Zusätzlich zur Bestrahlung indurieren Medikamente der Krebstherapie, die durch Alkylierung der DNA oder Bindung an die DNA wirksam sind, häufig Krebs bei Versuchstieren und können eventuell auch beim Menschen — vor allem bei Langzeitanwendung — karzinogene Wirkung haben. Neben der Komplikation durch Entstehung eines zweiten Primärtumors wurden nach der Chemotherapie, speziell bei Kindern, eine ganze Reihe weiterer medizinischer Komplikationen beobachtet. Einige der häufigeren Schäden sind endokrine Störungen, die Gewebe und Knochenwachstum beeinträchtigen, geistige Störungen als Folge von Hirnschädigungen, Neuropathien als Folge von Angriffen im zentralen Nervensystem sowie Beeinträchtigungen der Fertilität des Patienten. Die Zunahme der Patienten, die mit Hilfe der Therapie überleben und das Geschlechtsalter erreichen oder der Patienten, die nach der Behandlung fortpflanzungsfähig bleiben, konfrontiert die Medizin mit dem Problem der Erbschädigungen der Kinder, die von diesen durch Chemotherapie behandelten Patienten gezeugt werden. Risikofaktoren werden untersucht und die Langzeitkontrolle dieser Patienten wird gefordert[74,75]. Fortschritte für die Praxis wurden erzielt, die es ermöglichen, therapiebedingte Komplikationen zu reduzieren.

Zum Beispiel leiden Krebspatienten nach einer Strahlen- oder Chemotherapie häufig an Infektionen der Mundhöhle und an Zahnverfall. Untersuchungen zur Entwicklung einer effektiven Behandlung dieser Nebenwirkungen sind im Gange. Ein neues Therapiekonzept wurde kürzlich vorgestellt[76-79]. Nach diesem Konzept verringert eine Fluorbehandlung und die Versorgung aller kariösen Zahndefekte vor der Anti-Krebs-Therapie die Komplikationen nach der Therapie. Die postoperative Behandlung schließt die Überwachung von Veränderungen der oralen Mikrobenflora und eine effektive antibakterielle Behandlung — falls erforderlich — mit ein. Ein täglich selbst durchzuführendes Programm, das eine Fluorbehandlung miteinschließt mit speziell dafür hergestellten Applikatoren und einem Fluor-Präparat in Gel-Form, sowie eine sorgfältige Mundhygiene müssen auf unbestimmte Zeit fortgeführt werden. Die Kontrolle der bakteriellen Mundflora druch einen ausgebildeten zahnärztlichen Onkologen ist besonders wichtig, um die Patienten auf die stationäre Behandlung in einer keimfreien Umgebung vorzubereiten.

In jüngster Zeit wurde in der Molekularbiologie eine Methode entwickelt, die es erlaubt, Gensegmente aus der DNS eines Wirtsorganismus spezifisch auszuscheiden und zu ersetzen. Dieser Fortschritt hat die Möglichkeit einer genetischen Therapie in ein neues Licht gerückt. Es ist jetzt möglich, DNS-Stücke zu konstruieren, mit Gensequenzen, die spezifische Zellfunktionen kodieren[80,81]. Die Insertion solcher DNS-Stücke in das Genom einer Wirtszelle durch Plasmid-Übertragung oder andere Methoden führt zu entsprechend veränderten Zellfunktionen oder zur Synthese neuer Gen-Produkte. Es wird vielleicht möglich sein, Tumorzellen selektiv mit einer infektiösen DNS zu „infizieren", die die Information für ein „turn-off" der Proliferation oder eine Zellzerstörung trägt. Glücklicherweise hat die Größenbestimmung der DNS-Region, die die Kontrolle der DNS-Synthese in Viren[82] und Bakterien[83] übernimmt, gezeigt, daß diese Region in einem kleinen Fragment liegt, welches das Ausmaß eines Plasmides hat. Interesse hat auch der Nachweis gefunden, daß die onkogenen Transformationen bei Pflanzen durch die Übertragung des DNS-Plasmids eines Bakteriums auf eine Pflanzenzelle geschieht[84-86]. In Zukunft werden Behandlungen eventuell „aktive" Gen-Therapie umfassen, die die Zellen veranlassen, einen Fehler zu korrigieren oder sich selbst zu zerstören. Eine zweite Möglichkeit wäre eine „passive" Gen-Therapie, die die Aufgabe hätte, eine plasmid- oder virusinduzierte onkogene Transformation zu verhindern.

Die Molekularbiologie hat auch unser Verständnis der Zellbewegung sowie die Erhaltung der Zellform und Zellstruktur gefördert. Ein zytoplasmatisches Zytoskelet organisierter Mikrotubuli und Mikrofilamente scheint für die Fähigkeit der Zelle, ihre spezifische räumliche Orientierung aufrechtzuerhalten, eine Rolle zu spielen.[87–88]. Außerdem scheinen die Eigenschaften der Zelloberfläche zum Teil von der Funktion dieses Zytoskeletts beeinflußt zu sein, das unmittelbar unter der Plasmamembran liegt[88–91]. Man hat nachweisen können, daß Virusinfektionen und Zelltransformationen die Eigenschaften des zytoskelettalen Systems verändern können[92–95]. Es handelt sich um eine Desorganisation der Mikrotubuli und um eine Reduktion der Synthese von Actin- und Tubulin-Komponenten[96]. Es ist nicht bekannt, ob das veränderte Zytoskelettsystem zytogenetische Veränderungen auslöst oder die Folge der Veränderung ist[97,98]. Auf jeden Fall können die Veränderungen der Oberflächeneigenschaften, die mit der Neoplasie einhergehen, dafür benutzt werden, eine Neoplasie von einer Hyperplasie differentialdiagnostisch unterscheiden und eine beginnende maligne Entartung erkennen zu können. Ein anderes Gebiet der Molekularbiologie, das besonderes Interesse verdient, betrifft die Wirkungen der Chalone auf die Zellproliferation. Die Chalone hemmt die Zellproliferation in Geweben. Leider konnten sie nicht rein genug isoliert werden, um sie physikochemisch definieren zu können. Ihre Existenz wurde hauptsächlich aufgrund ihrer biologischen Aktivität aus zum Teil fraktionierten, wasserlöslichen Gewebsextrakten nachgewiesen. Obwohl die biologischen Funktionen der Chalone und ihre Wirkungen rätselhaft bleiben, wurde ihre therapeutische Anwendungsmöglichkeit schon untersucht. Die antimototischen Eigenschaften gegenüber Krebszellen scheinen in mehreren klinisch relevanten Studien zum Ausdruck zu kommen[99–102]. Klinisch könnten die Chalone auf verschiedene Weise nützlich sein, z. B. könnten Chalone zur Hemmung der Zellteilung verabreicht werden, hauptsächlich zur Hemmung der Zellteilung von Lymphozyten. Diese Inhibition könnte eventuell die host-vs-graft Reaktionen nach Organtransplantationen verhindern, während eine Blockierung der Chalon-Aktivität die Zellteilung stimulieren und die Zellsensitivität gegenüber zytotoxischen Drogen wiederherstellen könnte. Diese verschiedenartige Wirkung verspricht eine biologisch begründete Krebstherapie. Wahrscheinlich wird eine solche biologische Behandlung weniger Nebenwirkungen haben und vom Patienten besser toleriert werden als die gegenwärtig durchgeführten zytotoxischen Chemotherapien.

Immuntherapie

Zur Zeit ist die Bedeutung der Immuntherapie in der Krebsbekämpfung schwer zu beurteilen. Sehr wahrscheinlich sind Entwicklungen von größerer Bedeutung erst in der Zukunft zu erwarten. Andererseits sind die Untersuchungen der Immunbiologie des Krebses vielversprechend, da die Bestimmung der immunologischen Kompetenz vor und während einer Therapie prognostischen Wert haben kann[103]. Da vorläufige Untersuchungen gezeigt haben, daß die Wirksamkeit einer Therapie — wobei die Wirkung auf dem Tumor selbst und das Auftreten von Rezidiven zu bewerten ist — sowohl von der immunologischen Kompetenz als auch von der zytotoxischen Therapie abhängig ist, muß ein optimaler Behandlungsplan auch die Bestimmung des individuellen Immunstatus des Patienten berücksichtigen. In vielen Labors werden diese vorläufigen Resultate gegenwärtig sorgfältig überprüft. Aller Voraussicht nach werden routinemäßig anzuwendende Labortests entwickelt werden, die es ermöglichen, aufgrund der Fähigkeit zur zellulären Immunantwort ein mögliches Resultat für eine Therapie vorauszubestimmen. In einer ähnlichen Untersuchung wird der durch Therapie oder Unterernährung mitverursachte Grad einer Immunosuppression[104–106] bei Krebspatienten bewertet. Es wurde lange vermutet, daß die bei Krebspatienten häufig vorkommende Anorexie und Kachexie sich nachteilig auf die Immunreaktion des Patienten auswirken. Die gegenwärtig zur Verfügung stehenden Resultate aus Tierexperimenten[113,114] scheinen dies zu bestätigen. Neuere Untersuchungen haben gezeigt, daß die Verabreichung konzentrierter Nährstoffe (Hyperalimentation) für die Patienten von Nutzen ist, und daß diese Hyperalimentation die Immunreaktionen sowie den allgemeinen Status und die Leistungsfähigkeit der Patienten verbessert[107–112]. Hinzu kommt, daß ein günstigerer Ernährungszustand zu einem besseren Ansprechen auf die Therapie führt.
Außer der Bewertung der allgemeinen immunologischen Kompetenz hat die zytogenetisch[116] oder immunologisch nachweisbare Anwesenheit von „Markern" der Zellmembran große Bedeutung[117–124], vor allem bei lymphoproliferativen Erkrankungen. Diese Marker ermöglichen eine spezifische Typenbestimmung („typing") der Zellen mit Hilfe von gebundenem Immunoglobulin, Komplementbindung, Bestimmung von Oberflächenantigenen der Zelle und anderen Parametern, die eine Identi-

fizierung von Subpopulationen innerhalb viel größerer allgemeiner Zellpopulationen ermöglichen. Solche Marker können die Histogenese, den Grad der Differenzierung oder das Stadium der bösartigen Erkrankung charakterisieren. Die Möglichkeit der Bestimmung des Reifegrades der Lymphozyten könnte ein Weg zur Charakterisierung („grading") der Lymphome sein, was prognostisch wichtig wäre. Die Progression der Erkrankung oder das therapeutische Ansprechen würde voraussagbar. Bei Lymphomen und Leukämien könnte die Anwesenheit bestimmter Zelltypen in einer Zellpopulation die Identifizierung derjenigen Patienten ermöglichen, die eine aggressivere Therapie benötigen. In der Tat könnte die An- oder Abwesenheit bestimmter Markersubstanzen Grundstein für eine neue Klassifizierung der Lymphome sein.

Biologische Chemie

Die Wissenschaftler richteten ihre größte Aufmerksamkeit auf die für die Onkologen wichtigen Gebiete der Biochemie, Endokrinologie und Pharmakologie, und befaßten sich hauptsächlich mit der Anwendbarkeit von Markersubstanzen zur Prognose und Diagnosestellung sowie zur Risikobestimmung, ebenso wie mit der Entwicklung neuer Substanzen zur therapeutischen Anwendung in der Immuntherapie, Strahlentherapie oder Chemotherapie der Krebspatienten.

Die Produktion ektopischer Hormone, speziell durch neuroendokrine Tumoren, und die Produktion onkofötaler Proteine wurde intensiv untersucht. Die Resultate haben unser Verständnis der klinischen Bedeutung dieser Substanzen für die Betreuung der Krebspatienten bedeutend erweitert. Sie haben die Grenzen der Empfindlichkeit und Präzision der Labortests gezeigt und die komplexen Effekte anderer nicht neoplastischer pathologischer Zustände bei der Interpretation der Resultate deutlich gemacht. Indessen sind in der Entwicklung neuerer exakterer Markersubstanzen geringe Fortschritte erzielt worden.

Obwohl den serum- und gewebsspezifischen Enzymen anhaltendes Interesse gewidmet wurde, befaßte sich die Forschungstätigkeit in jüngerer Zeit vor allem mit Verbesserungen der Testsysteme und der Interpretationsmöglichkeit von Laboruntersuchungen[125]. Zwei Ausnahmen bilden die Sialyltransferase und die Aryl-Kohlenwasserstoff-Hydroxylase. Es hat sich gezeigt, daß diese Enzyme potentielle Markerenzyme zur Bestimmung des Risikos zur Entwicklung einer Neoplasie in bestimmten Regionen, wie z. B. Mamma und Lungen, sind. Von allen mit der Zelloberfläche assoziierten Enzymen scheint die Sialyltransferase im Serum die größte klinische Bedeutung zu haben. Versuche an Tieren haben gezeigt, daß dieses Enzym mit wachsender Tumormasse eine 6fache Zunahme aufweist und sogar das zehnfache der Konzentration bei normalen Kontrolltieren erreichen kann.[126,127]. Beim Menschen können die Enzymbestimmungen im Plasma möglicherweise bei der Überwachung der Behandlungsresultate[128,129] oder beim Screening von eventuellen Metastasen[129–131] Anwendung finden. Die Bestimmung von Enzymspiegeln im Plasma für die Frühentdeckung von Krebsen bedarf noch weiterer adäquater Untersuchungen. Voraussichtlich nimmt die „Freisetzung" dieses Enzyms an die Zelloberfläche mit der Tumormenge („tumor burden") zu; daher wird der Serumspiegel bei Patienten mit Neoplasien bestimmter Regionen (wie z. B. beim Mammakarzinom) ansteigen. Die Brauchbarkeit und Zuverlässigkeit dieses Markers in bezug auf den histologischen Typ, die Lokalisierung, die Ausdehnung und das Stadium der neoplastischen Progression ist noch Gegenstand der Untersuchung. Im Gegensatz zur Sialyltranferase besitzt man mit der Bestimmung der Aryl-Kohlenwasserstoff-Hydroxylase (AHH = aryl hydrocarbon hydroxylase) eine Anwendungsmöglichkeit für die Vorausbestimmung des Risikos einer Tumorentwicklung der Lunge und eventuell auch für die Bestimmung von Frühstadien eines Lungenkrebses[132]. Wenn auch nicht ohne gewisse Kontroversen[133,134], wurde doch eine genetische Korrelation zwischen dem Risiko der Entstehung eines Lungenkrebses und dem Polymorphismus der AHH von verschiedener Seite berichtet. Wahrscheinlich ist die AHH-Aktivität mit einem den Metabolismus von Karzinogenen verändernden biochemischen Mechanismus verbunden. Obwohl vorläufig nur spekulativ, deuten die gegenwärtigen Auffassungen über den Wirkungsmechanismus darauf hin, daß die metabolische Umwandlung eines proximalen chemischen Karzinogens in ein distales, und eventuell endgültiges Karzinogen mit der Induzierbarkeit der AHH-Systems in Verbindung stehen könnte. Abgesehen vom zugrunde liegenden Mechanismus, kann diese Erscheinung von diagnostischem oder prognostischem Interesse sein, weil die AHH-Induzierbarkeit offensichtlich den Teil der Bevölkerung, die mit einem höheren Lungenkrebsrisiko belastet ist, gewissermaßen „markiert".

Auf dem Gebiet der Endokrinologie wurde auf die Hypothese hingewiesen, daß Prostaglandine an der Genese einer bei Krebspatienten oft beobachteten Hyperkalzämie mitbeteiligt sind. Prostaglandine scheinen die Zellmembranen so zu beeinflussen, daß es zu Flüssigkeitsansammlungen in Geweben kommt[136,137]. Tierexperimente lassen vermuten, daß Prostaglandine in der Genese bösartiger Geschwülste eine Rolle spielen könnten[138]. Beim Menschen wurden in verschiedenen Tumorgeweben ein erhöhter Spiegel prostaglandinähnlicher Substanzen nachgewiesen[139]. Ebenso wurde die Beteiligung von Prostaglandin-E_1 und Prostaglandin-F_{2a} in osteolytischen Metastasen von Mammakarzinomen gezeigt[140,141]. Diese Prostaglandine können mit dem Nachweis von Knochenmetastasen und dem abnormalen Kalziumstoffwechsel, wie er bei Mammakarzinom-Patientinnen oft beobachtet wird, in Zusammenhang gebracht werden[142-144].

Man hat sich weiterhin darum bemüht, die Zweckmäßigkeit der Hormonrezeptor-Analyse für therapeutische Überlegungen auszunützen. Im allgemeinen haben neuere Untersuchungen gezeigt, daß der Oestrogenrezeptor-Test eine nützliche diagnostische Maßnahme darstellt[145,146], um das Ansprechen der Patienten auf die Entfernung des entsprechenden endokrinen Organs oder auf die hormonale Therapie vorauszubestimmen[147-149]. Zudem verspricht der Test nutzbringende Anwendung bei der Prognose von Rezidivraten[150] und bei der Bestimmung derjenigen Patienten, die auf eine antihormonale Therapie mit großer Wahrscheinlichkeit ansprechen werden[151].

Das Problem der durch die Krebstherapie verursachten endokrinologischen Komplikationen erweckte ebenfalls Interesse. Früheren Berichten, die auf das Risiko von Schilddrüsenkrebsen Jahre nach einer Bestrahlung der Kopf- und Halsgegend hinweisen[152-154], haben zu weiteren Untersuchungen geführt, die die endokrinologischen Nebenwirkungen einer Bestrahlung der Hals- und Kopfgegend belegen[155-159]. Diese fest dokumentierten Effekte haben die Notwendigkeit von spezifischen gerichteten Bestrahlungen eines umrissenen Gebiets und von Schutzmaßnahmen zur Abschirmung benachbarter Gewebe während der Strahlentherapie des Kopfes und des Halses deutlich gemacht. Gegenwärtig werden besondere Vorsorgemaßnahmen getroffen, um die Hypophyse, den Hypothalamus und andere endokrine Organe während der Bestrahlung abzuschirmen, um endokrine Spätkomplikationen zu vermeiden. Neuerdings hat man erkannt, daß auch nach der Chemotherapie endokrinologische Komplikationen auftreten können[160-164], vor allem bei Behandlung mit Aminoglykosid-Antibiotika[165]. Eine abnorme Funktion der Hypophyse, der Schilddrüse und der Ovarien wurde nach der Chemotherapie mit zytotoxischen Drogen, sowohl beim Menschen[160-163] als auch bei Tierversuchen beobachtet. Obwohl sich in den meisten Fällen eine progressive Besserung und auch Heilung einstellte[163], haben andere Untersuchungen bei Kindern ein deutliches Risiko für Langzeiteffekte bewiesen. Die Wirkungen der Therapie auf die endokrinen Funktionen werden sicherlich weiterhin erforscht werden, weil es immer mehr „Langzeit-Überlebende" geben wird. Dieses langzeitige Überleben stellt uns vor allem bei Kindern vor neue Fragen und neue Probleme, besonders was die medizinische Betreuung solcher an endokrinologischen Störungen leidenden Patienten betrifft, Störungen, welche von einer vorangegangenen Therapie verursacht wurden.

Biophysik

Die gegenwärtigen Forschungseinrichtungen im Bereich der Biophysik, die für die medizinische Onkologie von Bedeutung sind, betreffen entweder den Einsatz von Strahlenquellen zur bildlichen Tumordarstellung oder zur Erzielung zytotoxischer Effekte, die für eine wirksame Strahlentherapie erforderlich sind. Die computergesteuerte axiale Tomographie (CAT) hatte in den letzten Jahren wesentlichen Einfluß[166–171] in der klinischen Onkologie. Obschon die Wirksamkeit dieser neuen Technik für einige Körperregionen etwas begrenzt ist, überbietet die bildliche Darstellung von Läsionen des Gehirns oder des ZNS wesentlich die Qualität der bis jetzt benutzten konventionellen radiologischen Darstellungen. Die Scans der Leber und des Retroperitonäums (ihre Interpretation ist nicht so leicht wie die Interpretation der CAT-Scans des Gehirns) haben ihre Brauchbarkeit für die Lokalisierung und das Staging von Sekundärläsionen zur Genüge bewiesen.
Die konventionellen strahlentherapeutischen Maßnahmen umfassen die Röntgenstrahlen, die Kobalt- oder Neutronenbestrahlung, aber auch die Mikrowellen[172–176], Ultraschall[177–179] und konventionelle Wärmestrahlung als Quellen zur Erzeugung einer Hyperthermie-Behandlung. Nach einer solcher Hyperthermie konnte eine Potenzierung der zytotoxischen Wirkungen der Chemotherapie[180,181] der Strahlentherapie[182–185] und der Immuntherapie[186] beobachtet werden. Die klinischen Protokolle, die auch die Resultate der Hyperthermie-Behandlungen miteinschließen, werden fortgeführt.
Die Wärmestrahlung wurde ebenfalls in bezug auf ihre Anwendbarkeit bei der Aufdeckung und Überwachung von „oberflächlichen" Läsionen untersucht (z. B. bei Läsionen der Mamma)[187–190]. Offenbar besteht eine Korrelation zwischen den Wachstumsperioden der Residualgeschwulst und den Variationen in der Wärmestrahlung, die auf eine wesentliche Rolle der thermogen Kontrolle bei der Prognosestellung und der chronologischen Folge der weiteren Therapie hinweist.

Literaturverzeichnis

1. De-Thé, G.: Is Burkitt's lymphoma related to perinatal infection by Epstein-Barr virus? *Lancet* **1**, 335–337 (1977).
2. Glass, J., Fischer, S., Lavidor, L. M., Nunez, T.: External surface membrane proteins in normal and neoplastic murine erythroid cells. *Cancer Res.* **37**, 1497–1501 (1977).
3. Mertens, H., Krueger, G. R.: Percent distribution of T- and B-lymphoid cells in spleen and lymph nodes of Moloney virus infected mice. *Z. Krebsforsch. Klin. Oncol.* **85**, 169–175 (1976).
4. Hecker, E.: Aspects of cocarcinogenesis. In: *Scientific Foundations of Oncology*. Symington, T., and Carter, R. L. (eds.), Chicago: William Heinemann Medical Books, Ltd. 1976, pp. 310–318.
5. Littlefield, J. W.: Chemical, viral, and co-carcinogenesis. In: *Variation, Senescence and Neoplasia in Cultured Somatic Cells*. Cambridge, MA: Harvard University Press 1976, pp. 88–98.
6. Anonymous: Aetiology of nasopharyngeal carcinoma. *Lancet* **2**, 1393 (1976).
7. Mishra, N. K., Pant, K. J., Thomas, F. O., Price, P. J.: Chemical-viral cocarcinogenesis: requirement for leukemia virus expression in accelerated transformation. *Int. J. Cancer* **18**, 852–858 (1976).
8. Falk, H. L.: Possible mechanisms of combination effects in chemical carcinogenesis. *Oncology* **33**, 77–85 (1976).
9. Prevost, J. M.: Perspectives in cancer research. Oncogenic viruses: implications for human diseases (Part 1). *Eur. J. Cancer* **12**, 327–340 (1976).
10. Levine, A. J.: Cancer and viruses. *Chemistry* **50**, 7–11 (1977).
11. Noonan, C. A., Brugge, J. S., Butel, J. S.: *J. Virol.* **18**, 1106–1119 (1976).
12. Notter, M. F., Docherty, J. J.: Comparative diagnostic aspects of herpes simplex virus tumor-associated antigens. *J. Natl. Cancer Inst.* **57**, 483–488 (1976).
13. Aurelian, L., Strand, B. C., Smith, M. F.: Immunodiagnostic potential of a virus-coded, tumor-associated antigen (AG-4) in cervical cancer. *Cancer* (Suppl.) **39**, 1834–1849 (1977).
14. Smith, H. G., Chretien, P. B., Hensen, D. E., Silverman, N. A., Alexander, J. C.: Viral-specific humoral immunity to herpes simplex-induced antigens in patients with squamous carcinoma of the head and neck. *Am. J. Surg.* **132**, 541–548 (1976).
15. Tarro, G., Di Gioia, M., Cocchiara, R., Smeraglia, R., Giordano, G. G., Tripodi, A.: Herpes simplex virus tumor-associated antigens in cancer patients. *Tumori* **62**, 615–622 (1976).
16. Tarro, G., Giordano, G. G., Tripodi, A., Cerra, R., Di Gioia, M., Battista, A., Smeraglia, R.: Herpes simplex virus nuclear nonvirion antigens detected by anticomplement immunofluorescence. *Tumori* **62**, 609–614.(1976).
17. Wiseman, C., Robinson, B., Bowen, J., Blumenschein, G.: Oncornavirus markers on peripheral lymphocytes of breast cancer patients (meeting abstract). *Proc. Am. Assoc. Cancer Res.* **18**, 172 (1977).
18. Heppner, G. H.: Immunology: breast cancer. *Recent Results Cancer Res.* **57**, 95–108 (1976).
19. Holder, W. D., Peer, G. W., Bolognesi, D. P., Wells, S. A.: Antibody reacting with mouse mammary tumor virus in serum of breast carcinoma patients. *Surg. Forum* **27**, 102–104 (1976).

20. Muller, M., Zotter, S., Kemmer, C.: Specificity of human antibodies to intracytoplasmic type-A particles of the murine mammary tumor virus. *J. Natl. Cancer Inst.* **56**, 295–303 (1976).
21. Bowen, J. M., Dmochowski, L., Miller, M. F., Priori, E. S., Seman, G., Dodson, M. L., Maruyama, K.: Implications of humoral antibody in mice and humans to breast tumor and mouse mammary tumor virus-associated antigens. *Cancer Res.* **36**, 759–764 (1976).
22. Parks, W.: Specificity of cell-mediated immunity in mouse-human cross-reactions: formal discussion. *Cancer Res.* **36**, 559–869 (1976).
23. Muller, M., Zotter, S., Kemmer, C.: Specificity of human antibodies to intracytoplasmic type-A particles of the murine mammary tumor virus. *J. Natl. Cancer Inst.* **56**, 295–303 (1976).
24. Newgard, K. W., Cardiff, R. D., Blair, P. B.: Human antibodies binding to the mouse mammary tumor virus: a nonspecific reaction? *Cancer Res.* **36**, 765–768 (1976).
25. Strand, M., Bilello, J. A., Shapiro, S. Z., August, J. T.: Genetic expression of mammalian RNA tumor viruses. In: *Tumor Virus Infections and Immunity*. Crowell, R. L., Friedman, H., Prier, J. E. (eds.), Baltimore: University Park Press, 1976, pp. 1–34.
26. Todaro, G. J.: Type C virogenes: modes of transmission and evolutionary aspects. In: *Modern Trends in Human Leukemia II. Biological, Immunological, Therapeutical and Virological Aspects*. Neth, R., Gallo, R. C., Mannweiler, K., Moloney, W. C. (eds.), Munich: J. F. Lehmanns Verlag, 1976, pp. 357–374.
27. Simon, J. W.: The association of herpes simplex virus and cervical cancer: a review. *Gynecol. Oncol.* **4**, 108–116 (1976).
28. Sabin, A. B.: Are the herpes simplex-genitalis viruses a cause of certain human cancers? *Adv. Pathobiol.* **5**, 136–150 (1976).
29. Aurelian, L.: Sexually transmitted cancers? The case for genital herpes. *J. Am. Vener. Dis. Assoc.* **2**, 10–20 (1976).
30. Birch, J., Fink, C. G., Skinner, G. R., Thomas, G. H., Jordan, J. A.: Replication of type 2 herpes simplex virus in human endocervical tissue in organ culture. *Br. J. Exp. Pathol.* **57**, 460–471 (1976).
31. Simon, J. W.: The association of herpes simplex virus and cervical cancer: a review. *Gynecol. Oncol.* **4**, 108–116 (1976).
32. De-Thé, G.: Viruses and human cancers: achievements, problems, prospects. In: *Proceedings of the Eleventh Canadian Cancer Research Conference,* Natl. Cancer Inst. Canada (Toronto, Ontario, 6–8 May 1976), 1976, pp. 82–91.
33. Laufs, R.: Anti-viral vaccines against herpes-associated malignancies in nonhuman primates. In: *Fundamentals in Cancer Prevention, Proceedings of the 6th International Symposium of the Princess Takamatsu Cancer Research Fund,* Tokyo, 1975. Baltimore: University Park Press, 1976, pp. 113–120.
34. Hollinshead, A. C., Knaus, W. A.: Herpesviruses — a link in the cancer chain? *Chemistry* **50**, 17–21 (1977).
35. Kaaden, O. R., Dietzschold, B.: Immunological tumor prevention of Marek's disease by plasma membrane vaccines. *Bibl. Haematol.* **43**, 78–80 (1976).
36. Laufs, R., Steinke, H.: Prevention of herpes-associated malignancies in primates: problems and prospects. In: *Modern Trends in Human Leukemia II: Biological, Immunological, Therapeutical and Virological Aspects*. Neth, R., Gallo, R. C., Mannweiler, K., Moloney, W. C. (eds.), Munich: J. F. Lehmanns Verlag, 1976, pp. 457–460.
37. Levine, P.: Immunological control of virus-associated tumors in man: a perspective. *Cancer Res.* (Suppl.) **36**, 867–869 (1976).

38. Aurelian, L., Strand, B. C., Jacobs, R. P., Bell, R. B. Smith, M. F.: Herpesvirus antigens and cell-mediated immunity in cervical cancer. In: *Tumor Virus Infections and Immunity*. Crowell, R. L., Friedman, H., Prier, J. E. (eds.), Baltimore: University Park Press, 1976, pp. 89–131.
39. Ablashi, D. V., Easton, J. M.: Preventive vaccination against herpesvirus saimiri-induced neoplasia. *Cancer Res.* **36**, 701–703 (1976).
40. Roboz, J. P., Ward, C. M., Holland, J. F., Bekesi, J. G.: Exogenous mouse interferon in AKR leukemia (meeting abstract). *Proc. Am. Assoc. Cancer Res.* **18**, 198 (1977).
41. Job, L., Horoszewicz, J. S., Arya, S. K., Carter, W. A.: Differential effects of interferon on human prostatic fibroblasts and epithelial cells (meeting abstract). *Proc. Am. Assoc. Cancer Res.* **18**, 205 (1977).
42. Neumann-Haefelin, D., Shrestha, B., Manthey, K. F.: Effective antiviral prophylaxis and therapy by systemic application of human interferon in immunosuppressed monkeys. *J. Infect. Dis.* **133**, (Suppl.), A211–A216 (1976).
43. Hilfenhaus, J., Karges, H. E.: Growth inhibition of human lymphoblastoid cells by human interferon preparations. In: *Molecular Base of Malignancy – New Clinical and Therapeutic Evidence*. Deutsch, E., Moser, K., Rainer, H., Stacher, A. (eds.), Stuttgart: Georg Thieme Publishers, 1976, pp. 73–79.
44. Wallack, M. K., Steplewski, Z., Koprowski, H., Rosato, E., George, J., Hulihan, B., Johnson, J.: A new approach in specific, active immunotherapy. *Cancer* **39**, 560–564 (1977).
45. Hadden, J. W., Lopez, C., O'Reilly, R. J., Hadden, E. M.: Levamisole and inosiplex: antiviral agents with immunopotentiating action. *Ann. N. Y. Acad. Sci.* **284**, 139–152 (1977).
46. Aoki, T., Sibal, L. R.: C-type virus-associated antigens and their relevance to human leukemia control. *Cancer Res.* **36**, 591–597 (1976).
47. Simon, K. H.: Cancer immunotherapy. *Naturwiss Rundsch.* **29**, 230–231 (1976).
48. Vince, R., Daluge, S.: Carbocyclic arabinosyladenine, an adenosine deaminase resistant antiviral agent (letter to editor). *J. Med. Chem.* **20**, 612–618 (1977).
49. Cheng, Y. C.: A rational approach to the development of antiviral chemotherapy: alternative substrates of herpes simplex virus type 1 (HSV-1) and type 2 (HSV-2) thymidine kinase (TK). *Ann. N. Y. Acad. Sci.* **284**, 594–598 (1977).
50. Drach, J. C., Shipman, C.: The selective inhibition of viral DNA synthesis by chemotherapeutic agents: an indicator of clinical usefulness? *Ann. N. Y. Acad. Sci.* **284**, 396–409 (1977).
51. Renis, H. E.: Chemotherapy of genital herpes simplex virus type 2 infections of female hamsters. *Antimicrob. Agents Chemother.* **11**, 701–707 (1977).
52. Dmochowski, L.: Viruses and breast carcinoma in human beings. Present achievements and prospects for the future. *Nowotwory* **26**, 249–272 (1976).
53. O'Conner, T. E.: Approaches to antiviral chemotherapy: a status report. In: *Cancer Biology III Herpes Virus Epidemiology, Molecular Events, Oncogenicity and Therapy. Advances in Pathobiology*, Vol. 5. Borek, C., King, D. W. (eds.), New York: Stratton Intercontinental Medical Book Corp, 1976, pp. 151–158.
54. Anonymous: Classification of chemotherapeutic agents according to their effect on the cell cycle. *Recent Results Cancer Res.* **53**, 101–111 (1976).
55. Drewinko, B., Loo, T. L., Brown, B., Gottlieb, J. A., Freireich, E. J.: Combination chemotherapy in vitro with adriamycin observations of additive, antagonistic, and synergistic effects when used in two-drug combinations on cultured human lymphoma cells. *Cancer Biochem. Biophys.* **1**, 187–195 (1976).

56. Drewinko, B., Loo, T. L., Gottlieb, J. A.: A comparison of the lethal effects of three nitrosourea derivatives on cultured human lymphoma cells. *Cancer Res.* **36**, 511–515 (1976).
57. Roper, P., Randerath, E., Drewinko, B.: Classification of drug-induced cytotoxicity patterns in vitro (meeting abstract). *Proc. Am. Assoc. Cancer Res.* **18**, 54 (1977).
58. Sulkes, A., Livingston, R., Taylor, G.: Pre-treatment labeling index (LI%) in breast carcinoma patients as a predictor of response to combination chemotherapy (CC). *Proc. Am. Assoc. Cancer Res.* **17**, 59 (1976).
59. Fogh, J., Fogh, J. M., Sharkey, F. E., Hajdu, S. I., Fitzgerald, P. J.: 48 serially transplanted human tumors in nude mice (meeting abstract). *Proc. Am. Assoc. Cancer Res.* **18**, 183 (1977).
60. Reid, L., Wolf, B., Niwayama, G., Kaplan, N., Sato, G.: Development of transplantable human tumors in nude mice (meeting abstract). *Proc. Am. Assoc. Cancer Res.* **18**, 161 (1977)
61. Schroder, F. H.: Prostatic adenoma and carcinoma in cell culture and heterotransplantation. In: *Prostatic Disease. Proceedings of the American-European Symposium Held in Vienna,* Nov. 3–5, 1975; Physicians Associated for Continuing Education in cooperation with The Johns Hopkins University, The University of Vienna, The University of Innsbruck. Vienna, 1976, pp. 301–312.
62. Epstein, A. L., Herman, M. M., Kim, H., Dorfman, R. F., Kaplan, H. S.: *Biology of the human malignant lymphomas. III. Intracranial heterotransplantation in the nude, athymic mouse.* Cancer **37**, 2158–2176 (1976).
63. Shimosato, Y., Nagai, K., Kubota, T., Hirohashi, S., Hayashi, H., Ikeuchi, S., Kameya, T., Koide, T., Kitahara, T.: Trials of various therapeutic experiments on human tumors transplantable in nude mice. *Jpn. J. Cancer Clin.* **22**, 699–706 (1976).
64. Schumann, J., Gohde, W.: Short term test of the effects of cytostatic agents on human malignant melanoma in vivo (meeting abstract). *Proc. Am. Assoc. Cancer Res.* **18**, 146 (1977).
65. Barlogie, B., Drewinko, B., Johnston, D. A., Buechner, T., Hauss, W. H., Freireich, E. J.: Pulse cytophotometric analysis of synchronized cells in vitro. *Cancer Res.* **36**, 1176–1181 (1976).
66. Smets, L. A., Mulder, E., de Waal, F. C., Cleton, F. J., Blok, J.: Early responses to chemotherapy detected by pulse cytophotometry. *Br. J. Cancer* **34**, 153–161 (1976).
67. Traganos, F., Darzynkiewicz, Z., Sharpless, T., Melamed, M. R.: Cytofluorometric studies on conformation of nucleic acids in situ restriction of acridine orange binding by chromatin proteins. *J. Histochem. Cytochem.* **24**, 40–48 (1976).
68. Shackney, S. E., Erickson, B., Lukes, R. J., Lincoln, T. L.: Analysis of non-Hodgkin's lymphomas using dual parameter flow cytofluorometry (FCF) (meeting abstract). *Proc. Am. Assoc. Cancer Res.* **18**, 60, 1977.
69. Utsinger, P. D., Yount, W. J.: Hairy cell leukemia: B-lymphocyte and phagocytic properties. *Blood* **49**, 19–27 (1977).
70. Hirohata, T.: Radiation carcinogenesis. *Semin. Oncol.* **3**, 25–34 (1976).
71. Harris, C. C.: The carcinogenicity of anticancer drugs: a hazard in man. *Cancer* **37**, 1014–1023 (1976).
72. Bamford, F. N., Jones, P. M., Pearson, D., Ribeiro, G. G., Shalet, S. M., Beardwell, C. G.: Residual disabilities in children treated for intracranial space-occupying lesions. *Cancer* **37**, 1149–1151 (1976).
73. Meadows, A. T., Evans, A. E.: Effects of chemotherapy on the the central nervous system. A study of parenteral methotrexate in long-term survivors of leukemia and lymphoma in childhood. *Cancer* **37**, 1079–1085 (1976).

74. D Angio, G. J., Meadows, A., Mike, V., Harris, C., Evans, A., Jaffe, N., Newton, W., Schweisguth, O., Sutow, W., Morris-Jones, P.: Decreased risk of radiation-associated second malignant neoplasms in actinomycin-D-treated patients. *Cancer* **37**, 1177–1185 (1976).
75. Li, F. P.: Follow-up of survivors of childhood cancer. *Cancer* (Suppl.) **39**, 1776–1778 (1977).
76. Wescott, W. B., Starcke, E. N., Shannon, I. L.: Chemical protection against post-irradiation dental caries. *Oral Surg.* **40**, 709–719 (1975).
77. Horiot, J. C., Schraub, S.: Systematic preservation of teeth and prophylaxis of dental decay on irradiated patients. *J. Radiol. Electrol. Med. Nucl.* **56**, 769–772 (1975).
78. Dreizen, S., Daly, T. E., Drane, J. B., Brown, L. R.: Oral complications of cancer radiotherapy. *Postgrad. Med.* **61**, 85–92 (1977).
79. Mossman, K. L., Scheer, A. C.: Complications of radiotherapy of head and neck cancer. *Ear Nose Throat J.* **56**, 145–149 (1977).
80. Higuchi, R., Paddock, G. V., Wall, R., Salser, W.: A general method for cloning eukaryotic structural gene sequences. *Proc. Natl. Acad. Sci.* USA **73**, 3146–3150 (1976).
81. Williamson, R.: First mammalian results with genetic recombinants. *Nature* (Lond.) **260**, 189–190 (1976).
82. Scott, W. A., Brockman, W. W., Nathans, D.: Biological activities of deletion mutants of simian virus 40. *Virology* **75**, 319–334 (1976).
83. Zehnbauer, B., McLean, K., Tanabe, J., Charette, M., Konodi, S., Markovitz, A.: Isolation of fragments of the E. coli K12 chromosome as plasmids of size 10^8 daltons containing genes involved in cell division and radiation sensitivity: starting material for cloning small DNA fragments (meeting abstract). *Fed. Proc.* **36**, 888 (1977).
84. Matthysse, A. G., Stump, A. J.: The presence of agrobacterium tumefaciens plasmid DNA in crown gall tumor cells. *J. Gen. Microbiol.* **95**, 9–16 (1976).
85. Chilton, M. D., Drummond, M. H., Merlo, D. J., Sciaky, D., Montoya, A. L., Gordon, M. P., Nester, E. W.: Stable incorporation of plasmid DNA into higher plant cells: the molecular basis of crown gall tumorigenesis. *Cell* (Camb.) **11**, 263–271 (1977).
86. Lin, B. C.: Interrelationship of oncogenic and non-oncogenic agrobacterium tumefaciens strains and their plasmids. *Diss. Abstr. Int.* (B) **37**, 2599B (1976).
87. Lazarides, E.: Actin, alpha-actinin, and tropomyosin interaction in the structural organization of actin filaments in nonmuscle cells. *J. Cell. Biol.* **68**, 202–219 (1976).
88. Wang, E., Goldberg, A. R.: Changes in microfilament organization and surface topography upon transformation of chick embryo fibroblasts with Rous sarcoma virus. *Proc. Natl. Acad. Sci.* USA **73**, 4065–4069 (1976).
89. Edelman, G. M., Yahara, I.: Temperature-sensitive changes in surface modulating assemblies of fibroblasts transformed by mutants of Rous sarcoma virus. *Proc. Natl. Acad. Sci.* USA **73**, 2047–2051 (1976).
90. Hynes, R. O.: Cell surface proteins and malignant transformation. *Biochim. Biophys. Acta* **458**, 73–107 (1976).
91. Nicolson, G. L., Smith, J. R., Poste, G.: Effect of local anesthetics on cell morphology and membrane-associated cytoskeletal organization in BALB/3T3 cells. *J. Cell. Biol.* **68**, 395–402 (1976).
92. Altenburg, B. C., Somers, K., Steiner, S.: Altered microfilament structure in cells transformed with a temperature-sensitive transformation mutant of murine sarcoma virus. *Cancer Res.* **36**, 251–257 (1976).
93. Fine, R. E., Taylor, L.: Decreased actin and tubulin synthesis in 3T3 cells after transformation by SV40 virus. *Exp. Cell Res.* **102**, 162–168 (1976).

94. Vollet, J. J., Brugge, J. S., Noonan, C. A., Butel, J. S.: The role of SV40 gene A in the alteration of microfilaments in transformed cells. *Exp. Cell Res.* **105**, 119–126 (1977).
95. Montagnier, L., Torpier, G.: Membrane changes in virus transformed cells. *Bull. Cancer* (Paris) **63**, 123–134 (1976).
96. Gonda, M. A., Aaronson, S. A., Ellmore, N., Zeve, V. H., Nagashima, K.: Ultrastructural studies of surface features of human normal and tumor cells in tissue culture by scanning and transmission electron microscopy. *J. Natl. Cancer Inst.* **56**, 245–263 (1976).
97. Beug, H., Peters, J. H., Graf, T.: Expression of virus specific morphological cell transformation induced in enucleated cells. *Z. Naturforsch.* (A) **31**, 766–768 (1976).
98. Wiche, G., Lundblad, V. J., Cole, R. D.: Competence of soluble cell extracts as microtubule assembly systems comparison of simian virus 40 transformed and nontransformed mouse 3T3 fibroblasts. *J. Biol. Chem.* **252**, 794–796 (1977).
99. Rytomaa, T.: The chalone concept. *Int. Rev. Exp. Pathol.* **16**, 155–206 (1976).
100. Rytomaa, T., Vilpo, J. A., Levanto, A., Jones, W. A.: Effect of granulocytic chalone on acute myeloid leukaemia in man. A follow-up study. *Lancet* **1**, 771–774 (1977).
101. Korsgaard, R., Iversen, O. H., Burton, D. R., Isaksson-Forsen, G.: Species-nonspecific and reversible growth inhibition by chalones in human epidermoid carcinomas in vitro. *Z. Krebsforsch. Klin. Onkol.* **88**, 217–221 (1977).
102. Iversen, O. H., Clausen, O. P., Elgjo, K., Iversen, U. M., Rohrbach, R.: Effects of bleomycin on the epidermal content of growth-regulatory substances (chalones). *Cell. Tissue Kinet.* **10**, 71–79 (1977).
103. Hersh, E. M., Gutterman, J. U., Mavligit, G. M.: Effect of hæmatological malignancies and their treatment on host defence factors. *Clin. Hematol.* **5**, 425–448 (1976).
104. Heppner, G. H., Calabresi, P.: Selective suppression of humoral immunity by antineoplastic drugs. *Annu. Rev. Pharmacol. Toxicol.* **16**, 367–379 (1976).
105. Murphy, S. G.: Immunological aspects of cancer etiology. *Cancer Bull.* **28**, 5–9 (1976).
106. Blackburn, G. L., Maini, B. S., Bistrian, B. R., McDermott, W. V.: The effect of cancer on nitrogen, electrolyte, and mineral metabolism. *Cancer Res.* **37**, 2348–2353 (1977).
107. Daly, J. M., Copeland, E. M., Guinn, E., Dudrick, S. J.: Effects of intravenous hyperalimentation (IVH) on tumor growth and host immunocompetence (meeting abstract). *Fed. Proc.* **36**, 1163 (1977).
108. Vavrousek-Jakuba, E., Broitman, S. A., Gottlieb, L. S., Vitale, J. J.: Effect of dietary lipids on the response of lymphocytes (spleen) to mitogens (meeting abstract). *Fed. Proc.* **36**, 1115 (1977).
109. Daly, J. M., Copeland, E. M., Guinn, E., Dudrick, S. J.: Relationship of protein nutrition to tumor growth and host immunocompetence. *Surg. Forum* **27**, 113–114 (1976).
110. Good, R. A., Fernandes, G., Yunis, E. J., Cooper, W. C., Jose, D. C., Kramer, T. R., Hansen, M. A.: Nutritional deficiency, immunologic function, and disease. *Am. J. Pathol.* **84**, 599–614 (1976).
111. Daguillard, F., Rousseau, C., Lacourciere, Y., Letarte, P., Tremblay, M.: Lymphoma and immune deficiency. *Union Med. Can.* **105**, 399–402 (1976).
112. Bullock, W. E.: Anergy and infection. In: *Advances in Internal Medicine,* Vol. 21. Stollerman, G. H., Harrington, W. J., Kirsner, J. B., Kossman, C. E., Siperstein, M. D. (eds.), Chicago: Year Book Medical Publishers, 1976, pp. 149–173.
113. Fernandes, G., Yunis, E. J., Good, R. A.: Influence of protein restriction on immune functions in NBZ mice. *J. Immunol.* **116**, 782–790 (1976).
114. Mertin, J., Hunt, R.: Influence of polyunsaturated fatty acids on survival of skin allografts and tumor incidence in mice. *Proc. Natl. Acad. Sci. USA* **73**, 928–931 (1976).

115. Spitzer, G., Dicke, K. A., Gehan, E. A., Smith, T., McCredie, K. B.: The use of the Robinson in vitro agar culture assay in adult acute leukemia. *Blood Cells* **2**, 139–148 (1976).
116. Spitzer, G., Dicke, K. A., McCredie, K. B., Barlogie, B.: The early detection of remission in acute myelogenous leukaemia by in vitro cultures. *Br. J. Haematol.* **35**, 411–418 (1977).
117. Murphy, S.: A classification of lymphocytes in disorders of the lymphoreticular system. In: *The Reticuloendothelial System, International Academy of Pathology Monograph.* Rebuck, J. W., Berard, C. W., Abell, M. R. (eds.), Baltimore: Williams & Wilkins Company, 1975, pp. 134–151.
118. Seligmann, M., Preud'homme, J. L., Brouet, J. C.: Surface cell markers in human lymphoid malignancies. *Recent Results Cancer Res.* **56**, 91–97 (1976).
119. Romano, P. J.: Cell mediated immunity studies in human leukemia. *Diss. Abstr. Int.* (B) **36**, 3239B–3240B (1976).
120. Schlossman, S. F., Chess, L., Humphreys, R. E., Strominger, J. L.: Distribution of IA-like molecules on the surface of normal and leukemic human cells. *Proc. Natl. Acad. Sci. USA* **73**, 1288–1292 (1976).
121. Friedman, S. M., Breard, J. M., Humphreys, R. E., Strominger, J. L., Schlossman, S. F., Chess, L.: Inhibition of proliferative and plaque-forming cell responses by human bone-marrow-derived lymphocytes from peripheral blood by antisera to the p23,30 antigen. *Proc. Natl. Acad. Sci. USA* **74**, 711–715 (1977).
122. Murphy, S., LoBuglio, A.: Leukemia specific antigens (LSA) in guinea pig leukemia. *Proc. Am. Assoc. Cancer Res.* **17**: 164, 1976.
123. Nowell, P., Daniele, R., Rowlands, D., Winger, L.: T and B lymphocytes in chronic lymphocytic leukemia (letter to editor). *N. Engl. J. Med.* **295**, 504 (1976).
124. Berard, C. W.: T and B lymphocytes in lymphoma (meeting abstract). *Third International Symposium on Detection and Prevention of Cancer,* 1976; pp. 87–88, 1976.
125. Schwartz, M. K.: Enzyme patterns in cancer. *Ann. Clin. Lab. Sci.* **7**, 99–104 (1977).
126. Bernacki, R. J., Kim, U.: Concomitant elevations in serum sialyltransferase activity and sialic acid content in rats with metastasizing mammary tumors. *Science* **195**, 577–580 (1977).
127. Jaken, S., Mason, M.: The gamma-glutamyl transpeptidase of normal rat breast and breast cancer: purification, characterization, and comparison of isozyme composition (meeting abstract). *Fed. Proc.* **36**, 825 (1977).
128. Henderson, M., Kessel, D.: Alterations in plasma sialyltransferase levels in patients with neoplastic disease. *Cancer* **39**, 1129–1134 (1977).
129. Lee, Y. N., Csipke, C. P.: Plasma sialyltransferase in patients with breast cancer (meeting abstract). *Proc. Am. Assoc. Cancer Res.* **18**, 164 (1977).
130. Dao, T. L., Ip, C.: Serum sialyltransferase activity in patients with breast cancer (meeting abstract). *Proc. Am. Soc. Clin. Oncol.* **18**, 353 (1977).
131. Coombes, R. C., Gazet, J. C., Sloane, J. P., Powles, T. J., Ford, H. T., Lawrence, D. J., Neville, A. M.: Biochemical markers in human breast cancer. *Lancet* **1**, 132–134 (1977).
132. McLemore, T. L., Martin, R. R., Busbee, D. L., Richie, R. C., Springer, R. R., Toppell, K. L., Cantrell, E. T.: Aryl hydrocarbon hydroxylase activity in pulmonary macrophages and lymphocytes from lung cancer and noncancer patients. *Cancer Res.* **37**, 1175–1181 (1977).
133. Guirgis, H. A., Lynch, H. T., Lemon, H. M., Caha, L., Maloney, K., Carmody, L., Lynch, J., Swartz, M., Lynch, P.: Immunochemical markers and hereditary cancer risk (meeting abstract). *Proc. Am. Assoc. Cancer Res.* **18**, 192 (1977).

134. Paigen, B., Gurtoo, H. L., Monowada, J., Vincent, R., Paigen, K., Houten, L.: Lung cancer and the aryl hydrocarbon hydroxylase ploymorphism (meeting abstract). *Proc. Am. Assoc. Cancer Res.* **18,** 206 (1977).
135. Demers, L. M., Allegra, J. C., Harvey, H. A., Lipton, A., Luderer, J. R., Mortel, R., Brenner, D. E.: Plasma prostaglandins in hypercalcemic patients with neoplastic disease. *Cancer* **39,** 1 559 – 1 562 (1977).
136. Wenner, C. E., Moroney, J. V.: Membrane effects of tumor-promoting phorbol esters (meeting abstract). *Proc. Am. Assoc. Cancer Res.* **18,** 241 (1977).
137. Klein, D. M., Loizzi, R. F.: R3230AC rat mammary tumor growth, cell proliferation, and differentiation following dibutyryl cyclic AMP, prostaglandins, and estrogen administration (meeting abstract). *Fed. Proc.* **36,** 398 (1977).
138. Carpenter, M. P., Robinson, R. D., Thuy, L. P.: Prostaglandin synthesis and prostaglandin E-9-ketoreductase in normal and neoplastic rat mammary gland (meeting abstract). *Fed. Proc.* **36,** 767 (1977).
139. Bennett, A., Del Tacca, M., Stamford, I. F., Zebro, T.: Prostaglandins from tumours of human large bowel. *Br. J. Cancer* **35,** 881 – 884 (1977).
140. Easty, G. C., Dowsett, M., Powles, T. J., Easty, D. M., Gazet, J. C., Neville, A. M.: In vitro osteolysis by human breast tumours. *Proc. R. Soc. Med.* **70,** 191 – 195 (1977).
141. Tashjian, A. H., Tice, J. E., Sides, K.: Biological activities of prostaglandin analogues and metabolites on bone and organ culture. *Nature* (Lond.) **266,** 645 – 647 (1977).
142. Bennett, A., Charlier, E., McDonald, A., Simpson, J., Stamford, I. E.: Breast cancer: The relationship of tumour prostaglandins to bone metastases (meeting abstract). *Clin. Oncol.* **3,** 127 (1977).
143. Powles, T. J.: Mechanisms for the development of bone metastases and hypercalcaemia in patients with breast cancer. *Proc. R. Soc. Med.* **70,** 199 – 201 (1977).
144. Coombes, R. C., Powles, T. J., Joplin, G. F.: Calcium metabolism in breast cancer. *Proc. R. Soc. Med.* **70,** 195 – 199 (1977).
145. McGuire, W. L., De La Garza, M., Chamness, G. C.: Evaluation of estrogen receptor assays in human breast cancer tissue. *Cancer Res.* **37,** 637 – 639 (1977).
146. Savlov, E. D., Wittliff, J. L., Hilf, R.: Further studies of biochemical predictive tests in breast cancer. *Cancer* **39,** 539 – 541 (1977).
147. Walt, A. J., Singhakowinta, A., Brooks, S. C., Cortez, A.: The surgical implications of estrophile protein estimations in carcinoma of the breast. *Surgery* **80,** 506 – 512 (1976).
148. Kaplan, M. S.: Tumor-estrogen binding determination in patients with breast cancer. *West. J. Med.* **126,** 389 – 390 (1977).
149. Nomura, Y., Kobayashi, S., Takatani, O., Sugano, H., Matsumoto, K., McGuire, W. L.: Estrogen receptor and endocrine responsiveness in Japanese versus American breast cancer patients. *Cancer Res.* **37,** 106 – 110 (1977).
150. Knight, W., Livingston, R. B., Gregory, E. J., McGuire, W. L.: Absent estrogen receptor and increased recurrence rate in breast cancer (meeting abstract). *Proc. Am. Soc. Clin. Oncol.* **18,** 271 (1977).
151. Morgan, L. R., Schein, P. S., Woolley, P. V., Hoth, D., Macdonald, J., Lippman, M., Posey, L. E., Beazley, R. W.: Therapeutic use of tamoxifen in advanced breast cancer: correlation with biochemical parameters. *Cancer Treat. Rep.* **60,** 1 437 – 1 443 (1976).
152. McConahey, W. M., Hayles, A. B.: Thyroid neoplasia and radiation to the head, neck, and upper thorax of the young. *J. Pediatr.* **89,** 169 – 170 (1976).
153. Kaplan, E. L., Taylor, J.: Recent developments in radiation-induced carcinoma of the thyroid. *Surg. Clin. North Am.* **56,** 199 – 205 (1976).
154. Khandekar, J. D., Scanlon, E. F., Murphy, E. D., Garces, R. M., Swelsted, J.: A multidisciplinary approach to thyroid carcinoma developing in irradiated patients (meeting abstract). *Proc. Am. Assoc. Cancer Res.* **18,** 59 (1977).

155. Moriarty, M. J., Symth, P.: A controlled prospective study of thyroid hormonal changes and hypothalamic pituitary/thyroid axis changes in the first three weeks of a course of radiation therapy (meeting abstract). *Int. J. Radiat. Oncol. Biol. Phys.* **1** (Suppl.), 34–35 (1976).
156. Fuks, Z., Glatstein, E., Marsa, G. W., Bagshaw, M. A., Kaplan, H. S.: Long-term effects of external radiation on the pituitary and thyroid glands. *Cancer* **37**, 1152–1161 (1976).
157. Perry-Keene, D. A., Connelly, J. F., Young, R. A., Wettenhall, H. N., Martin, F. I.: Hypothalamic hypopituitarism following external radiotherapy for tumours distant from the adenohypophysis. *Clin. Endocrinol.* (Oxf.) **5**, 373–380 (1976).
158. Shalet, S. M., Beardwell, C. G., Morris-Jones, P., Bamford, F. N., Ribeiro, G. G., Pearson, D.: Growth hormone deficiency in children with brain tumors. *Cancer* **37**, 1144–1148 (1976).
159. Richards, G. E., Wara, W. M., Grumbach, M. M., Kaplan, S. L., Sheline, G. E., Conte, F. A.: Delayed onset of hypopituitarism: sequelæ of therapeutic irradiation of central nervous system, eye, and middle ear tumors. *J. Pediatr.* **89**, 553–559 (1976).
160. Davis, T. E., Rose, D. P.: Effect of adjuvant chemotherapy on endocrine function in breast cancer (meeting abstract). *Proc. Am. Assoc. Cancer Res.* **18**, 49 (1977).
161. Bogden, A. E., Esber, H. J., Taylor, D. J., Kuo, E. Y.: Effect of antineoplastic agents on the endocrine system (meeting abstract). *Proc. Am. Assoc. Cancer Res.* **18**, 106 (1977).
162. Creasey, W.: Basic mechanisms of tissue injury occasioned by chemotherapy. *Cancer* **37** (Suppl.), 999–1010 (1976).
163. Schiliro, G., Russo, A., Sciotto, A., Distefano, G., Vigo, R.: Radiotherapy, chemotherapy, and growth-hormone deficiency (letter to editor). *Lancet* **2**, 1031–1032 (1976).
164. Jaffe, N.: Late side effects of treatment: skeletal, genetic, central nervous system, and oncogenic. *Pediatr. Clin. North Am.* **23**, 233–244 (1976).
165. Keating, M. J., Sethi, M. R., Bodey, G. P., Samaan, N. A.,: Hypocalcemia with hypoparathyroidism and renal tubular dysfunction associated with aminoglycoside therapy. *Cancer* **39**, 1410–1414 (1977).
166. Johns, H. E.: New methods of imaging in diagnostic radiology. *Br. J. Radiol.* **49**, 745–764 (1976).
167. Lamarque, J. L., Bruel, J. M., Dondelinger, R., Senac, J. P., Rabischong, P., Bonnel, F., Laval-Jeantet, M., Laval-Jeantet, A. M.: Abdominal tomography. Preliminary results of computerized tomography of the liver and pancreas. *Nouv. Presse Med.* **6**, 1363–1367 (1977).
168. Fordham, E. W.: The complementary role of computerized axial transmission tomography and radionuclide imaging of the brain. *Semin. Nucl. Med.* **7**, 137–159 (1977).
169. Ter-Pogossian, M. M.: Basic principles of computed axial tomography. *Semin. Nucl. Med.* **7**, 109–127 (1977).
170. Briggs, M.: Diagnosing brain tumours. *Nurs. Mirror* **144**, 65–68 (1977).
171. Claveria, L. E., Sutton, D., Tress, B. M.: The radiological diagnosis of meningiomas, the impact of EMI scanning. *Br. J. Radiol.* **50**, 15–22 (1977).
172. Block, J. B., Hirose, F., Battista, S.: Microwave radiation (MR) heating of surface tumors (meeting abstract). *Proc. Am. Soc. Clin. Oncol.* **18**, 306 (1977).
173. Har-Kedar, I., Blechen, N. M.: Experimental and clinical aspects of hyperthermia applied to the treatment of cancer with special reference to the role of ultrasonic and microwave heating. *Adv. Radiat. Biol.* **6**, 229–266 (1976).
174. Katagi, R., Harada, Y., Yokoyama, Y., Ikeda, K., Yamada, O., Ohashi, T., Yoshizu, H., Suga, R., Arimori, M., Tabuchi, K., Nishimoto, A.: Treatment of malignant brain

tumors by differential hypothermia (6th report) (meeting abstract). *J. Jpn. Soc. Cancer Ther.* **12,** 256–257 (1975).
175. Hornback, N. B., Shupe, R., Shidnia, H., Joe, B. T., Sayoc, E. M.: Preliminary clinical results of 433 megahertz microwave therapy and radiation therapy on patients with advanced cancer (meeting abstract). *Int. J. Radiat. Oncol. Biol. Phys.* **1** (Suppl.), 102–103 (1976).
176. Block, J. B., Hirose, F., Battista, S.: Microwave radiation (MR) heating of surface tumors (meeting abstract). *Proc. Am. Soc. Clin. Oncol.* **18,** 306 (1977).
177. Marmor, J. B., Nager, C., Hahn, G. M.: Tumor regression and immune recognition after localized ultrasound heating (meeting abstract). *Radiat. Res.* **70,** 633–634 (1977).
178. Armour, E., McGinness, J., Corry, P.: Preferential cytotoxicity of cultured melanoma cells by ultrasound and melanin binding drugs (meeting abstract). *Radiat. Res.* **70,** 690–691 (1977).
179. Li, G. C., Hahn, G. M., Tolmach, L. J., Shiu, E., Pounds, D.: Cellular inactivation by ultrasound (meeting abstract). *Radiat. Res.* **70,** 691 (1977).
180. Vikram, B., Hahn, E. W., Alfieri, A. A., Kim, J. H.: Combined local tumor hyperthermia (LTH) and chemotherapy: treatment time dependence (meeting abstract). *Proc. Am. Assoc. Cancer Res.* **18,** 230 (1977).
181. Klein, M. E., Frayer, K., Gangji, D.: Hyperthermic potentiation of daunorubicin in L1210 leukemia (meeting abstract). *Proc. Am. Assoc. Cancer Res.* **18,** 209 (1977).
182. Miller, R. C., Connor, W. G., Heusinkveld, R. S., Boone, M. L.: Prospects for hyperthermia in human cancer therapy. Part I: Hyperthermic effects in man and spontaneous animal tumors. *Radiology* **123,** 489–495 (1977).
183. Connor, W. G., Gerner, E. W., Miller, R. C., Boone, M. L.: Prospects for hyperthermia in human cancer therapy. Part II: Implications of biological and physical data for applications of hyperthermia to man. *Radiology* **123,** 497–503 (1977).
184. Leith, J. T., Miller, R. C., Gerner, E. W., Boone, M. L.: Hyperthermic potentiation biological aspects and applications to radiation therapy. *Cancer* (Suppl.) **39,** 766–779 (1977).
185. Lieth, J. T., Miller, R. C., Gerner, E. W., Boone, M. L.: Hyperthermic potentiation. Biological aspects and applications to radiation therapy. *Cancer* **39,** 766–779 (1977).
186. DeHoratius, R. J., Hosea, J. M., Van Epps, D. E., Reed, W. P., Edwards, W. S., Williams, R. C.: Immunologic function in humans before and after hyperthermia and chemotherapy for disseminated malignancy. *J. Natl. Cancer. Inst.* **58,** 905–911 (1977).
187. Barrett, A. H., Myers, P. C.: Microwave thermography: A method of detecting subsurface thermal patterns. In: *Thermography Proceedings of the 1st European Congress on Thermography,* organized by the European Thermographic Association with the collaboration of the American Thermographic Society, Amsterdam, June 1974. Amsterdam, Holland: European Thermographic Association, 1975, pp. 45–56.
188. Cronin, M. P.: Microwave thermography. *Appl. Radiol.* **6,** 139–140, 158–159 (1977).
189. Smolensky, M. H., Dodd, G. D., Zermeno, A., Marsh, L.: Sensitivity of breast tumors to therapy determined by chronobiologic analyses of continuously recorded breast tumor temperature (meeting abstract). *Third International Symposium on Detection and Prevention of Cancer,* 1976, pp. 47–48 (1976).

Recent Results in Cancer Research

Fortschritte der Krebsforschung
Progrès dans les recherches sur le cancer
Editor in Chief: P. Rentchnick
Co-editor: H. J. Senn

The monographs which come out regularly in the series *Recent Results in Cancer Research* constitute a current-awareness program of work in progress on cancer research in the USA, Europe and Japan. By drawing together the diverse strands, the authors give the reader, in a condensed form, a broad view of the latest advances of carcinology in fundamental research, in clinical practice and in therapeutics. Some of these monographs are the only available account of new treatments of various forms of cancer, lymphoma and leukemia reflecting the experience of the world's leading research institutes and hospitals.

Volume 70
New Anticancer Drugs
Editors: S. K. Carter, Y. Sakurai
1980. 83 figures, 164 tables. XI, 229 pages
Cloth DM 86,–
ISBN 3-540-09682-5

Volume 71
Endocrine Treatment of Breast Cancer
A New Approach
Editors: B. Henningsen, F. Linder, C. Steichele
1980. 76 figures, 81 tables. XIX, 225 pages
Cloth DM 80,–
ISBN 3-540-09781-3

Volume 72
J. C. Cawley, G. F. Burns, F. G. J. Hayhoe
Hairy Cell Leukaemia
1980. 64 figures, 4 tables. IX, 123 pages
Cloth DM 56,–
ISBN 3-540-09920-4

Volume 73
Thyroid Cancer
Editor: W. Duncan
1980. 58 figures, 30 tables. X, 142 pages
Cloth DM 60,–
ISBN 3-540-09328-1

Volume 74
Cancer Chemo- and Immunopharmacology
Part 1: Chemopharmacology
Editors: G. Mathé, F. M. Muggia
1980. 82 figures, 150 tables.
XIII, 315 pages
Cloth DM 112,–
ISBN 3-540-10162-4

Volume 75
Cancer Chemo- and Immunopharmacology
Part 2: Immunopharmacology, Relations, and General Problems
Editors: G. Mathé, F. M. Muggia
1980. 76 figures, 83 tables. XI, 260 pages
Cloth DM 98,–
ISBN 3-540-10163-2

Volume 76
New Drugs in Cancer Chemotherapy
Editors: S. K. Carter, Y. Sakurai, H. Umezawa
1981. 133 figures, 170 tables.
XIV, 336 pages
Cloth DM 98,–
ISBN 3-540-10487-9

Volume 78
Prostate Cancer
Editor: W. Duncan
1981. 68 figures, 67 tables.
X, 190 pages
Cloth DM 88,–
ISBN 3-540-10676-6

Contents: Epidemiology. – Morphology in Health and Disease. – Growth Kinetics. – Hormonal Relationships, Receptors, and Tumour Markers. – Pathology and Natural History. – Diagnostic Imaging. – Lymphography. – Nuclear Medicine. – Surgery. – Radiotherapy. – Endocrine and Cytotoxic Therapy. – Perspectives and Prospects. – Subject Index.

Springer-Verlag
Berlin Heidelberg New York

J. Ammon, J.-H. Karstens, P. Rathert
Urologische Onkologie
Radiologische Diagnostik und Strahlentherapie
Mit einem Geleitwort von W. Lutzeyer
2. Auflage. 1981. 77 Abbildungen, 74 Tabellen. XII, 276 Seiten
DM 62,–
ISBN 3-540-10468-2

J. Drews
Grundlagen der Chemotherapie
1979. 112 zum Teil farbige Abbildungen im Text und auf einer Farbtafel, 22 Tabellen. IX, 368 Seiten
Gebunden DM 69,–
ISBN 3-211-81513-9

Spezielle Strahlentherapie maligner Tumoren. – Radiation Therapy of Malignant Tumours
2. Teil: Mammatumoren/Tumors of the Mammary
Von zahlreichen Fachwissenschaftlern
Redigiert von A. Zuppinger, W. Hellriegel
1981. Etwa 200 Abbildungen, etwa 179 Tabellen. Etwa 550 Seiten
Gebunden DM 680,–
Vorbestellpreis/Subskriptionspreis
Gebunden DM 544,–
(Handbuch der medizinischen Radiologie/Encyclopedia of Medical Radiology, Band 19)
ISBN 3-540-10157-8

Internistische Krebstherapie
Herausgeber: K. W. Brunner, G. A. Nagel
Mit Beiträgen zahlreicher Fachwissenschaftler
2., neubearbeitete Auflage. 1979.
54 Abbildungen, 123 Tabellen.
X, 565 Seiten
Gebunden DM 84,–
ISBN 3-540-09214-5

Krebsatlas der Bundesrepublik Deutschland/ Cancer Atlas of the Federal Republic of Germany
Krebssterblichkeit in den Ländern der Bundesrepublik Deutschland 1955–1975
Cancer Mortality in the States of the Federal Republic of Germany 1955–1975
Von R. Frentzel-Beyme, R. Leutner, G. Wagner, H. Wiebelt
1979. 45 farbige Karten, 15 Abbildungen, 8 Tabellen. VIII, 70 Seiten (15 Seiten in Englisch)
Gebunden DM 88,–
ISBN 3-540-09566-7

Nachsorge beim kolorektalen Karzinom
Herausgeber: W. Stock
Mit Beiträgen zahlreicher Fachwissenschaftler
1979. 124 Abbildungen, 62 Tabellen.
XII, 191 Seiten
DM 56,–
ISBN 3-540-09818-6

W. W. Park
The Histology of Borderline Cancer
With Notes on Prognosis
With the collaboration of J. W. Corkhill
1980. 314 figures, 21 tables.
XIV, 471 pages
Cloth DM 125,–
ISBN 3-540-09792-9
Distribution rights for Japan:
Nankodo Co., Tokyo

Strahlentherapie
Radiologische Onkologie
Herausgeber: E. Scherer
Unter Mitarbeit zahlreicher Fachwissenschaftler
2., neubearbeitete und erweiterte Auflage.
1980. 309 Abbildungen, 149 Tabellen.
XXIX, 1003 Seiten
Gebunden DM 198,–
ISBN 3-540-09780-5

Springer-Verlag Berlin Heidelberg New York

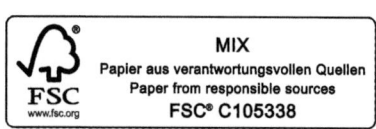

If you have any concerns about our products,
you can contact us on
ProductSafety@springernature.com

In case Publisher is established outside the EU,
the EU authorized representative is:
**Springer Nature Customer Service Center GmbH
Europaplatz 3, 69115 Heidelberg, Germany**

Printed by Libri Plureos GmbH
in Hamburg, Germany